Schönheit *aus dem* Orient

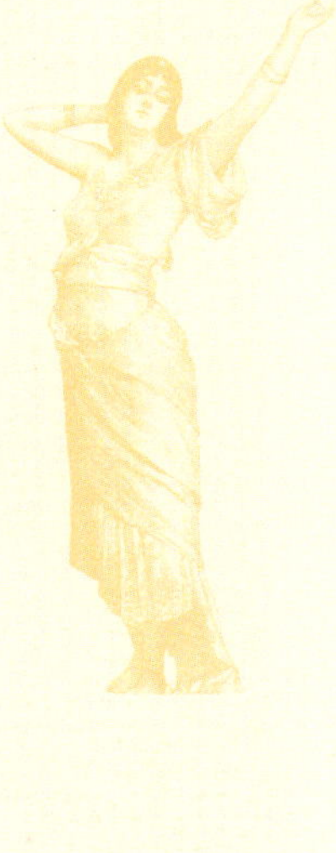

Die Autorin:
Wendy Buonaventura lebt als Tänzerin und Schriftstellerin in Bristol. Durch Publikationen und Aufführungen auf Festivals in Europa und den USA hat sie wesentlich dazu beigetragen, den arabischen Tanz im Westen bekannt zu machen. Ihr Buch »Bauchtanz. Die Schlange und die Sphinx« ist auch bei uns ein Klassiker.

Erste Auflage 1999

Titel der Originalausgabe: Beauty and the East
Satz, Layout und Gestaltung:
Paxmann/Teutsch Buchprojekte, München
Cover: Paxmann/Teutsch Buchprojekte, München
Litho: Reproline, München
Druck & Bindung: L.E.G.O., Vicenza
gedruckt auf chlorfrei gebleichtem Papier
ISBN 3-88897-216-7

Wendy Buonaventura

Schönheit aus dem Orient

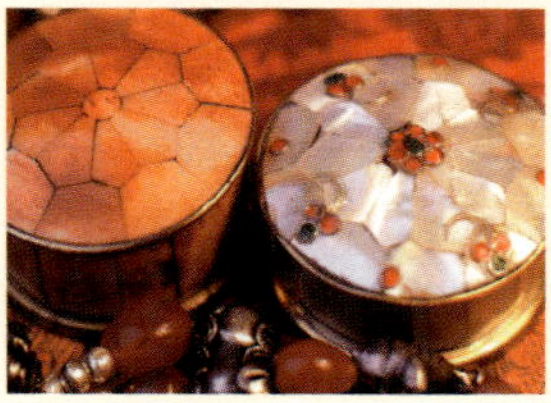

Natürliche Körperpflege zum Wohlfühlen

Aus dem Englischen von Karin Jüchter

Verlag Antje Kunstmann

INHALT

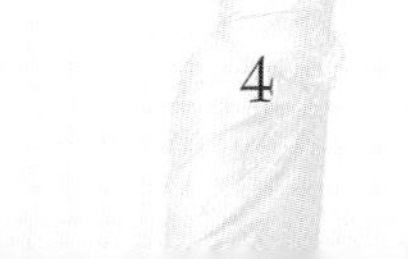

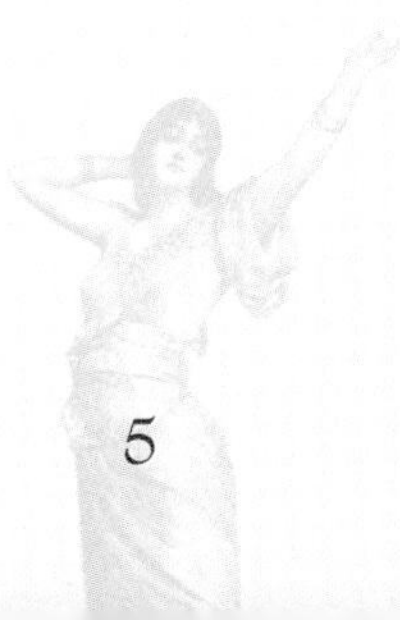

EINFÜHRUNG

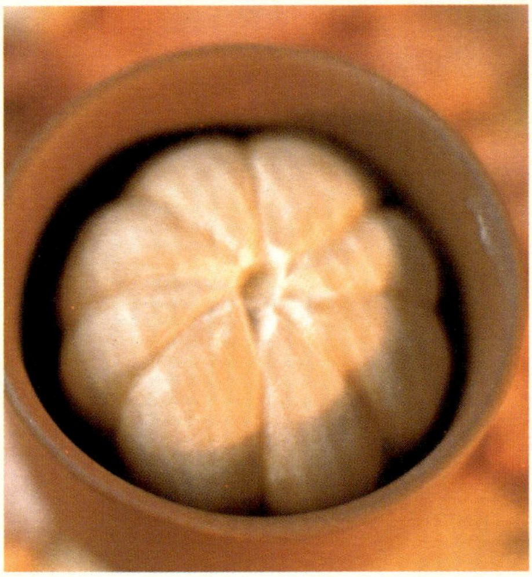

Schönheit liegt ganz im Auge des Liebenden.
(Omar von Makhzum-Koraish)

In einem Gefäß neben meinem Bett bewahre ich ein kleines Stück Ambra auf. Und obwohl ich es vor vielen Jahren auf einem Basar in Marrakesch gekauft habe, ist sein Duft noch genauso kräftig wie damals. Wenn ich damit über meinen Arm fahre und daran rieche, muß ich an die Gewürzmärkte denken: an den süßen Duft der Sandelholz- und Zedernholz-Späne bei den Holzschnitzern und das Rosenwasserparfüm der Frauen, die in den engen Gassen an mir vorbeieilen. An Winterabenden zu Hause, wenn die Luft nach Ruß, Feuchtigkeit und Autoabgasen stinkt, öffne ich den Deckel meines Ambratöpfchens, und schon bin ich auf den Gewürzmärkten Nordafrikas.

In diesem Buch geht es um Sinnesfreuden, um das, was wir tun können, um uns gepflegt und lebendig zu fühlen. Die Bräuche, die auf diesen Seiten beschrieben werden, stammen aus Afrika, Asien und dem Nahen Osten, und wenn sie etwas gemeinsam haben, ist es der

Duft. Blumen, Gewürze und Parfümöle werden im Osten in Hülle und Fülle verwendet. Außer zur Reinigung und Parfümierung des Körpers werden sie eingesetzt, um Speisen zu würzen, Wäsche, Möbeln und Wandbehängen einen Wohlgeruch zu verleihen, und ebenso bei den ausgefeilten Ritualen der Gastfreundschaft, die dort zum Alltag gehören.

Im alten Ägypten bestand die erste Gastgeberpflicht darin, die Perücken der Gäste zu parfümieren und ihnen Blumengirlanden umzuhängen. Fresken aus der Pharaonenzeit von Festmahlen zeigen Frauen mit hohen Talgkegeln auf dem Kopf, die von parfümiertem Wachs durchtränkt waren. Im Laufe des Abends schmolz dieses Wachs, und duftende Tropfen rieselten ins Haar. Diesen Brauch habe ich bislang noch nicht ausprobiert. In diesem Buch sind jedoch viele andere Bräuche beschrieben, die ich vergnüglich gefunden und gesammelt habe, besonders jene, die andere mit einbeziehen und unweigerlich zu einem gelungenen Fest führen.

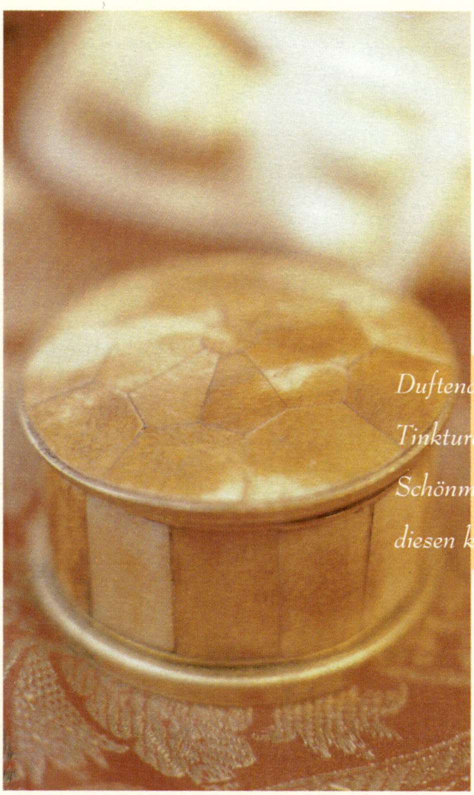

Duftende Salben, wohltuende Tinkturen und geheimnisvolle Schönmacher verbergen sich in diesen kleinen Schildpattdosen.

In vielen vorindustriellen Kulturen, in denen Männer und Frauen einen großen Teil ihrer Zeit getrennt voneinander verbringen, werden aus alltäglichen Verrichtungen leicht Gruppenaktivitäten; dies trifft besonders auf das Waschen und die Pflege zu. Im Westen ist der Großteil unserer Körperpflege, abgesehen von den Besuchen beim Friseur, dagegen höchst privat und wird zudem noch schnell erledigt. Wir sind es nicht gewöhnt, uns etwas zu gönnen, indem wir uns zum Beispiel stundenlang im Dampfbad säubern und pflegen. Immer wenn ich in Europa in ein Türkisches Bad gehe, fallen mir Frauen auf, die leicht verlegen, vielleicht unbehaglich, mit zusammengepreßten Knien am äußersten Beckenrand sitzen und versuchen, ein Buch zu lesen. Andere bleiben so kurz wie möglich und sehen einen Ausflug in die Bäder nur als Reinigungsroutine; sie betrachten ihn nicht als eine Gelegenheit, sich zu entspannen, abzuschalten und in Gesellschaft zu sein. Wenn man jedoch das Erlebnis der Bäder in vollen Zügen genießen möchte, gehört all dies dazu.

Im Nahen Osten und in Nordafrika nahm ein Besuch im Hammam (Türkisches Bad) früher einen ganzen Tag ein, und unter den Reichen war er ein willkommener Anlaß für ein Fest mit Tänzerinnen und Musikern, die man zur Unterhaltung mitbrachte. Heutzutage haben die weltweite Modernisierung und die zunehmende Homogenisierung der Kulturen sowie die Tatsache, daß immer mehr Menschen ein eigenes Bad im Hause haben, zum allmählichen Verschwinden der Hammams im Nahen Osten geführt. Die wohlhabenderen Schichten besuchen die öffentlichen Bäder sicher nicht mehr. In Ländern wie Marokko wird der Hammam jedoch noch ausgiebig genutzt, und hier wurden auch die besten Seiten der traditionellen Frauenkultur beibehalten, bis hin zu dem Brauch, den Körper mit komplizierten Hennazeichnungen zu verschönern.

Das Dampfbad gehörte immer eher zum Stadtleben als zum Landleben, hier fand mehr als eine bloße Körperreinigung statt. Eines der letzten Rituale des Tages war das Auflegen von Make-up, dem man eine magische, schützende Kraft zuschrieb. In der Tat verbindet man auch heute noch mit dem Gebrauch von Kosmetika viele abergläubische Vorstellungen; denn Körperpflege und Gastfreundschaft haben

teilweise mit dem Schutz gegen übersinnliche Kräfte und dem nicht greifbaren Reich der Geister zu tun.
Ebensoviel haben sie mit Identität und Selbstachtung zu tun. Schon immer haben Frauen auf der ganzen Welt ihren Körper eingesetzt, um sich ihrer Identität zu vergewissern. Jahrtausendelang haben Frauen zu den raffiniertesten, ja bizarren Methoden gegriffen, sich zu pflegen und ihre Reize zu unterstreichen.
Wenn ich Bücher über Gesundheit und Körperpflege lese, fällt mir jedoch oft ein masochistischer Unterton auf, so als ob Selbstverleugnung und Schmerz der Weg zum Wohlbefinden seien. Neben den so oft beschworenen Eß- und Tafelfreuden stehen deshalb auch Phänomene wie Magersucht oder Bulimie, und das Geschäft mit Diäten und Schlankheitsmitteln boomt.
Außerdem hat es sich eine millionenschwere, von Männern beherrschte Schönheitsindustrie zur Aufgabe gemacht, falsche Bedürfnisse zu wecken und unsere Unsicherheit zu fördern. Die Geschäftemacher mit der Schönheit sind Meister darin, uns mit übertriebenen Versprechungen zu überreden, unser Geld für teure, angeblich erfolgversprechende Produkte zu verschwenden.
Aber wir brauchen nicht ein kleines Vermögen für Reinigungsmittel und Kosmetik auszugeben. Es gibt einfache Schönheitsmittel, die wir ganz leicht selber herstellen können und die ebenso wirkungsvoll sind wie die aus dem Laden. Keines erfordert stundenlange mühsame Vor-

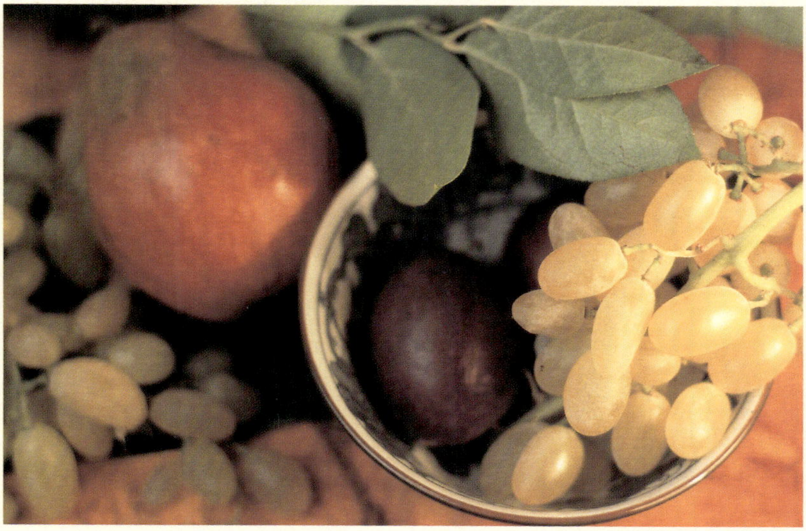

bereitung. (Wer wird sich heutzutage noch die Zeit für solche Dinge nehmen, wenn es so einfach ist, sich schnell ein fertiges Produkt zu kaufen?) Diese alternativen Rezepte verwenden Früchte, Gemüse, Olivenöl, Zitronen und ähnliche Zutaten, die wir höchstwahrscheinlich in unserem Küchenschrank finden. Und es ist ein gutes Gefühl zu wissen, daß wir unseren Körper mit etwas Frischem statt mit Chemikalien pflegen; daß wir uns um Haut und Haare kümmern können, ohne verschwenderisch verpackte Produkte kaufen zu müssen, deren Inhaltsstoffe nur einen Bruchteil ihres Preises ausmachen.

Doch die Schönheitsindustrie überredet uns nicht nur, in überteuerte Kosmetika zu investieren; es ist ihr auch gelungen, uns einen äußerst begrenzten Schönheitsbegriff aufzuzwingen. Wenn wir das weibliche Schönheitsideal in verschiedenen Kulturen betrachten, wird vor allem eines deutlich: Es ist von Land zu Land sehr unterschiedlich. Beim Toposa-Stamm in Afrika sind Frauen mit hervorstehenden Zähnen hoch angesehen wegen ihrer Ähnlichkeit mit Kühen, die in der Toposa-Kultur als Statussymbole gelten. Die Baluba-Frauen im Kongo stoßen sich dagegen, entsprechend ihrer Schönheitstradition, die Vorderzähne aus und feilen die übrigen Zähne zu scharfen Spitzen.

Unseren Körper in manchen Punkten einem kulturellen Ideal anzugleichen ist natürlich nichts Neues, und ebensowenig sind es Schönheitsoperationen. Vor zweihundert Jahren entschied die Herzogin von Marlborough, eine bekannte Schönheit, sich ein griechisches Profil zuzulegen. Man injizierte Wachs in ihren Nasensattel, was ihr die gewünschte gerade Linie von der Stirn bis zur Nase verlieh, und die Operation wurde als großer Erfolg gewertet – bis die Herzogin einen Sommerurlaub in Südfrankreich machte. Dort, in der heißen Sonne, schmolz das Wachs und rann unter der Haut bis zum Kinn, wo es zwei Kehllappen wie beim Truthahn bildete, die von ihrem Kinn herabhingen und sie fortan an ihre Torheit erinnerten.

Dies mag schrecklich klingen, aber es ist sicherlich nicht schlimmer, als wenn wir Silikon in unseren Körper spritzen oder die oberen Schichten unserer Haut durch Dermabrasion entfernen lassen (nach allem, was man hört, eine furchtbar schmerzhafte Prozedur), in der Hoffnung, dadurch zwanzig Jahre jünger auszusehen. Aus dem ver-

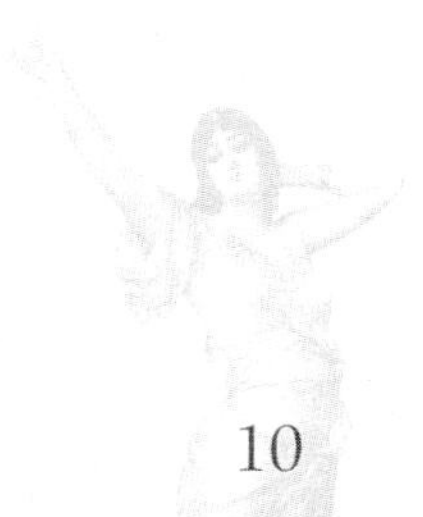

zweifelten Wunsch heraus, den Vorstellungen anderer zu entsprechen, bringen irrationale Überzeugungen und kulturell bedingte Ängste Frauen weltweit dazu, ihre Körper zu verstümmeln und sie allerlei schmerzhaften Prozeduren zu unterziehen. Die Ironie daran ist, daß ein Körpermerkmal, das im Westen als entstellend gelten mag, woanders vielleicht als höchst begehrenswert betrachtet wird.

In einem bestimmten Teil Indonesiens werden Geburtsfehler wie ein Klumpfuß oder ein verkrümmter Arm als Gipfel der Schönheit betrachtet. In Gabun, Westafrika, stehen vor allen anderen Körpermerkmalen große Füße hoch im Kurs, während in Papua-Neuguinea straffe Brüste als häßlich gelten und Mütter an den Brüsten ihrer heranwachsenden Töchter ziehen, um den Hänge-Effekt zu erreichen, der als Voraussetzung dafür gilt, einen Ehemann zu finden. Eine der schrecklichsten Sitten, die kulturelle Tradition zu erfüllen, lassen die Padong-Frauen im Norden Thailands über sich ergehen. Als neunjährige Mädchen erhalten sie ein Messinghalsband, dem bis zu ihrer Heirat jedes Jahr ein weiteres folgt. Diese eng anliegenden Messingreifen verlängern ihren Hals, und wenn sie entfernt würden, wären die Frauen nicht in der Lage, ihren Kopf zu halten, so sehr sind ihre Nackenmuskeln im Lauf der Jahre verkümmert.

Der einzige gemeinsame Nenner in all diesen Fällen scheint zu sein, daß Frauen vor keiner Schinderei zurückschrecken und sich willig jedem Schmerz aussetzen, um das weibliche Schönheitsideal ihrer Gesellschaft zu erfüllen.

Die Modedesigner von heute haben Millionen Frauen überzeugt, daß üppige Formen abstoßend sind, daß wir einen Knabenhintern haben sollten und die ausgezehrten Gesichter unterernährter Schulmädchen anziehend wirken. Aber das war nicht immer so. In Großbritannien war, von der elisabethanischen Epoche bis zur Zeit Edwards, ein gut gepolstertes Hinterteil ein Muß. Unter ihren Röcken trugen weniger gut ausgestattete Frauen Gesäßpolster und Reifröcke, um die Aufmerksamkeit auf ihr Hinterteil zu lenken und das vorzutäuschen, was der Mann von der Straße einen »Prachthintern« nannte. Die Mode, bei der die Röcke vorne eng anlagen und sich hinten hochbauschten, wurde 1858 von dem französischen Schriftsteller Théophile Gautier gelobt, weil sie »einen Sockel für Busen und Kopf« liefere. Jahrhun-

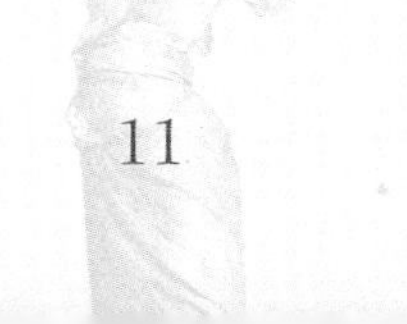

dertelang haben Künstler das weibliche Fleisch gefeiert. Bis in die 50er Jahre hinein machte keine Frau sich Sorgen, wenn sie Kurven wie Marilyn Monroe hatte, die im Jahr 1990 bei einer Meinungsumfrage, welche Frau man gerne kennenlernen würde, den zweiten Platz belegte.

In vorindustriellen Ländern ist das Gewicht ein traditionelles Statussymbol, der Beweis für Wohlstand und Zeit zum Müßiggang. Es wird auch als Gipfel der Schönheit betrachtet. In der arabischen Welt wurde eine Frau, die beim Gehen oder Tanzen auf verführerische Weise ihren Hintern hin- und herschwingen konnte, in den höchsten Tönen gelobt. So schrieb Salahaddin al-Munajjid: »Die Maßstäbe der weiblichen Schönheit erfordern ein üppiges Gesäß. Das Hinterteil muß zart und geschmeidig sein. Seiner Höhe und Weichheit wegen hat man es mit einer Sanddüne verglichen, oder auch mit einem Sandhügel.«

In der antiken arabischen Dichtkunst war der Vergleich einer Frau mit der Sonne oder dem Mond höchst schmeichelhaft. Auf Djerba (Tunesien) pflegte man eine zukünftige Braut monatelang einzusperren und wie eine Gans zu mästen; sie durfte erst wieder auftauchen, wenn ihre Familie sie mollig genug fand. Diese Zwangsernährung wurde schließlich von Präsident Bourguiba nach eingehender öffentlicher Debatte gesetzlich verboten. Aber wenn wir einige Jahrhunderte zurückgehen, zu den Dynastien der Umajjaden und Abbasiden, finden wir ein moderneres Ideal. Brüste, die gerade eine Handvoll ausmachen, waren damals in der arabischen Welt sehr beliebt; selbst eine flache Brust wurde gerühmt, weil sie ein Novum darstellte, ebenso eine schlanke Taille und ein Knabenhintern. Heutzutage, wo die westliche Ästhetik sich immer mehr durchsetzt, hat das füllige, mütterliche Ideal weltweit und mit Sicherheit auch unter den im Ausland lebenden Arabern ausgedient. Trotzdem und auch wenn uns die Mode-Industrie das Gegenteil glauben machen will, erfreuen sich nicht nur in der arabischen Welt Männer heimlich am Anblick eines prallen, wohlgeformten Hinterns.

Kühne, herausfordernde Bewegungen des Beckens und schwingende, geschmeidige Hüften sind das Wesen des Tanzes arabischer Frauen. Sie tanzen privat zu ihrem eigenen Vergnügen, und obwohl dieser

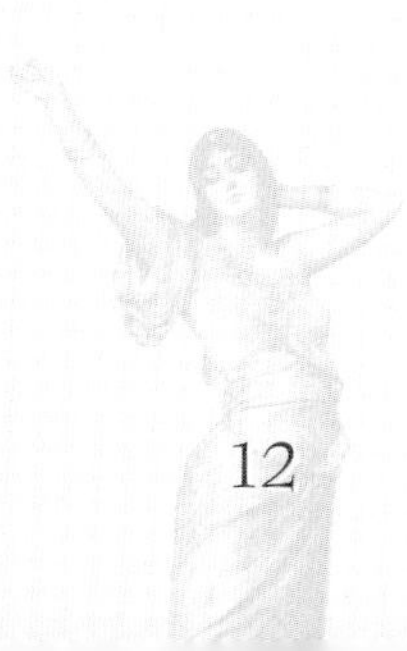

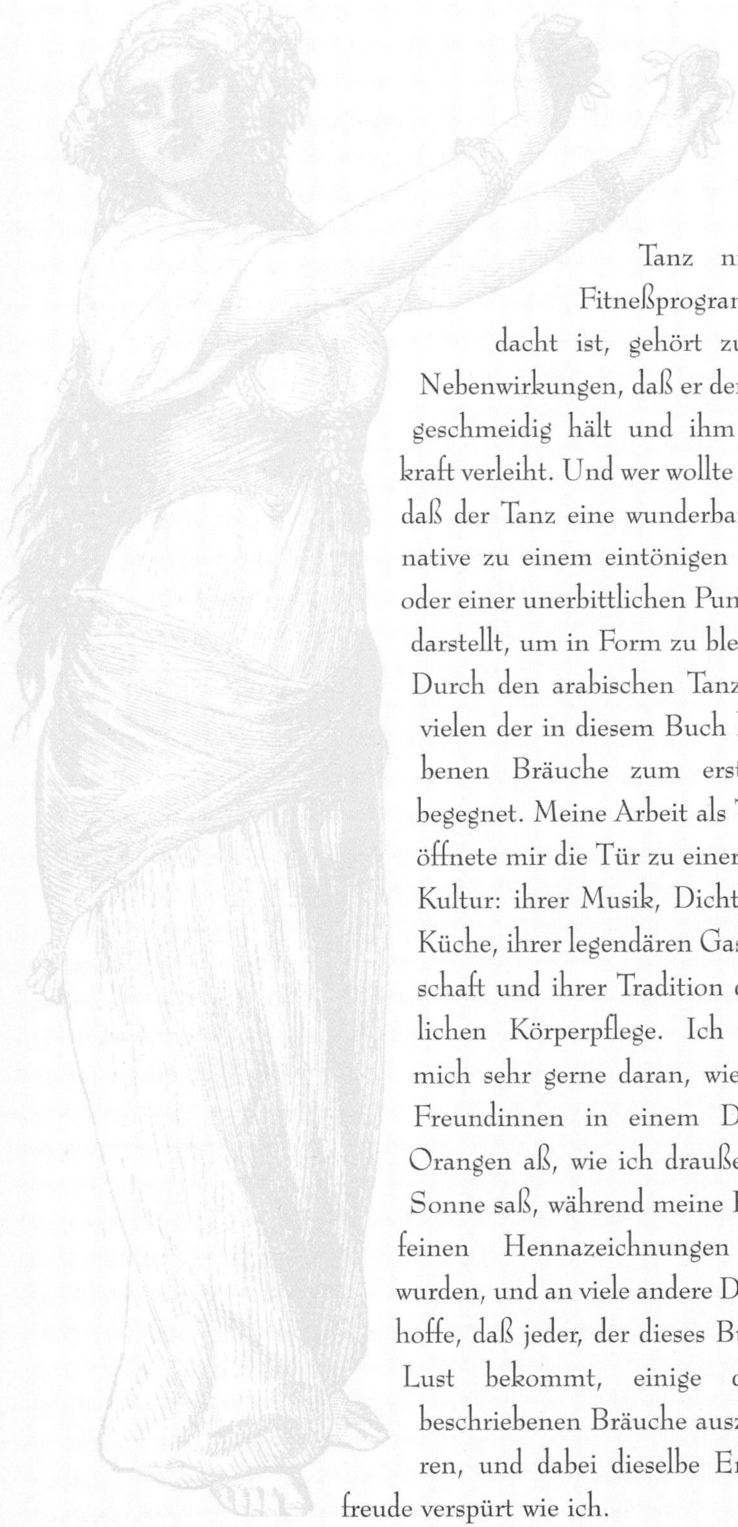

Tanz nicht als Fitneßprogramm gedacht ist, gehört zu seinen Nebenwirkungen, daß er den Körper geschmeidig hält und ihm Spannkraft verleiht. Und wer wollte leugnen, daß der Tanz eine wunderbare Alternative zu einem eintönigen Training oder einer unerbittlichen Punkte-Diät darstellt, um in Form zu bleiben?

Durch den arabischen Tanz bin ich vielen der in diesem Buch beschriebenen Bräuche zum ersten Mal begegnet. Meine Arbeit als Tänzerin öffnete mir die Tür zu einer anderen Kultur: ihrer Musik, Dichtung und Küche, ihrer legendären Gastfreundschaft und ihrer Tradition der weiblichen Körperpflege. Ich erinnere mich sehr gerne daran, wie ich mit Freundinnen in einem Dampfbad Orangen aß, wie ich draußen in der Sonne saß, während meine Füße mit feinen Hennazeichnungen bemalt wurden, und an viele andere Dinge. Ich hoffe, daß jeder, der dieses Buch liest, Lust bekommt, einige der hier beschriebenen Bräuche auszuprobieren, und dabei dieselbe Entdeckerfreude verspürt wie ich.

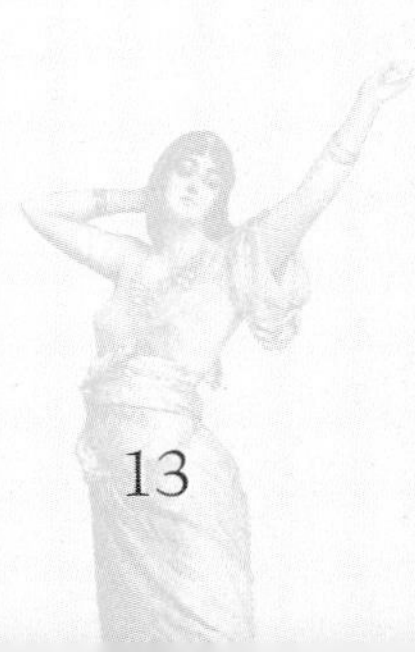

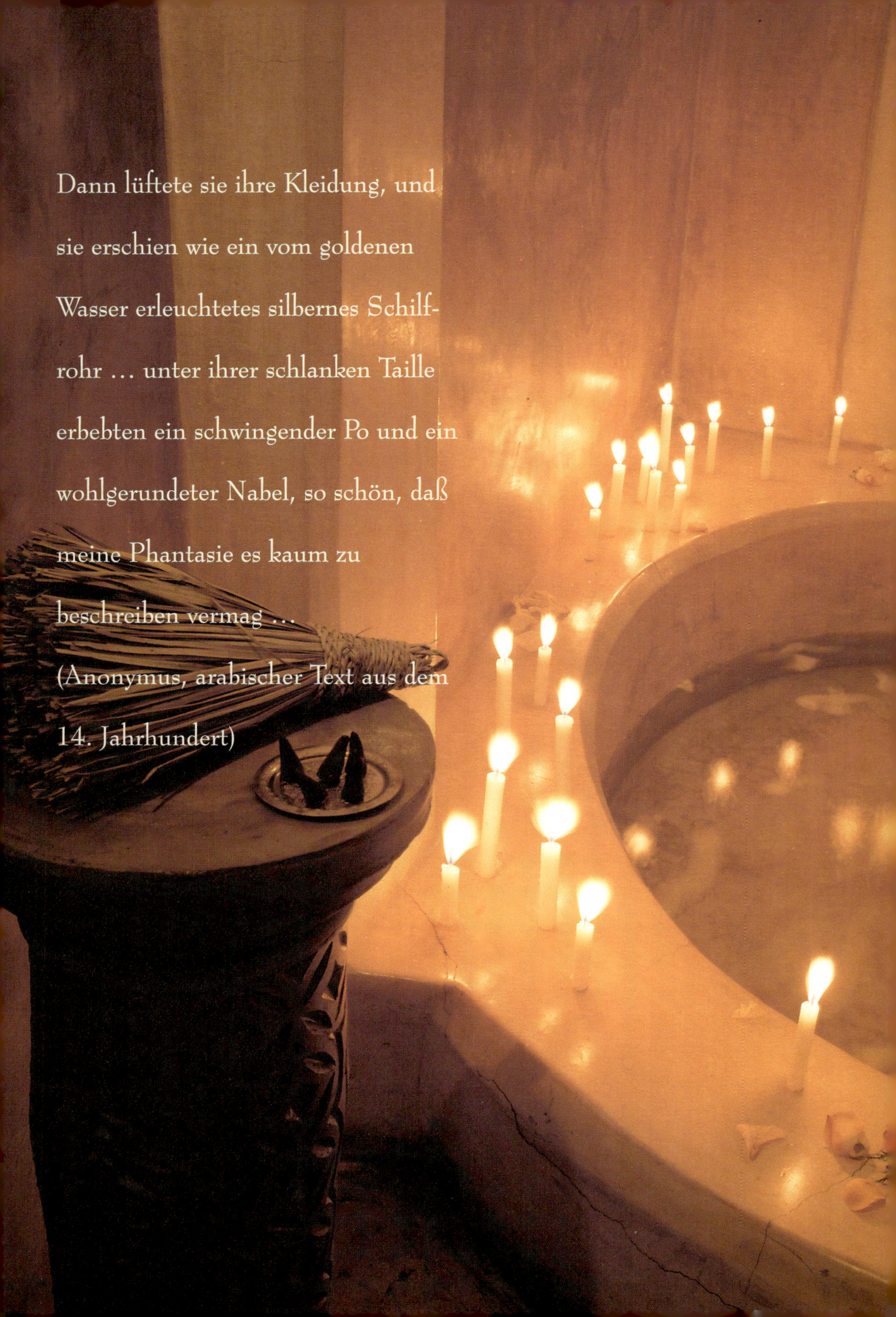

Dann lüftete sie ihre Kleidung, und sie erschien wie ein vom goldenen Wasser erleuchtetes silbernes Schilfrohr … unter ihrer schlanken Taille erbebten ein schwingender Po und ein wohlgerundeter Nabel, so schön, daß meine Phantasie es kaum zu beschreiben vermag …

(Anonymus, arabischer Text aus dem 14. Jahrhundert)

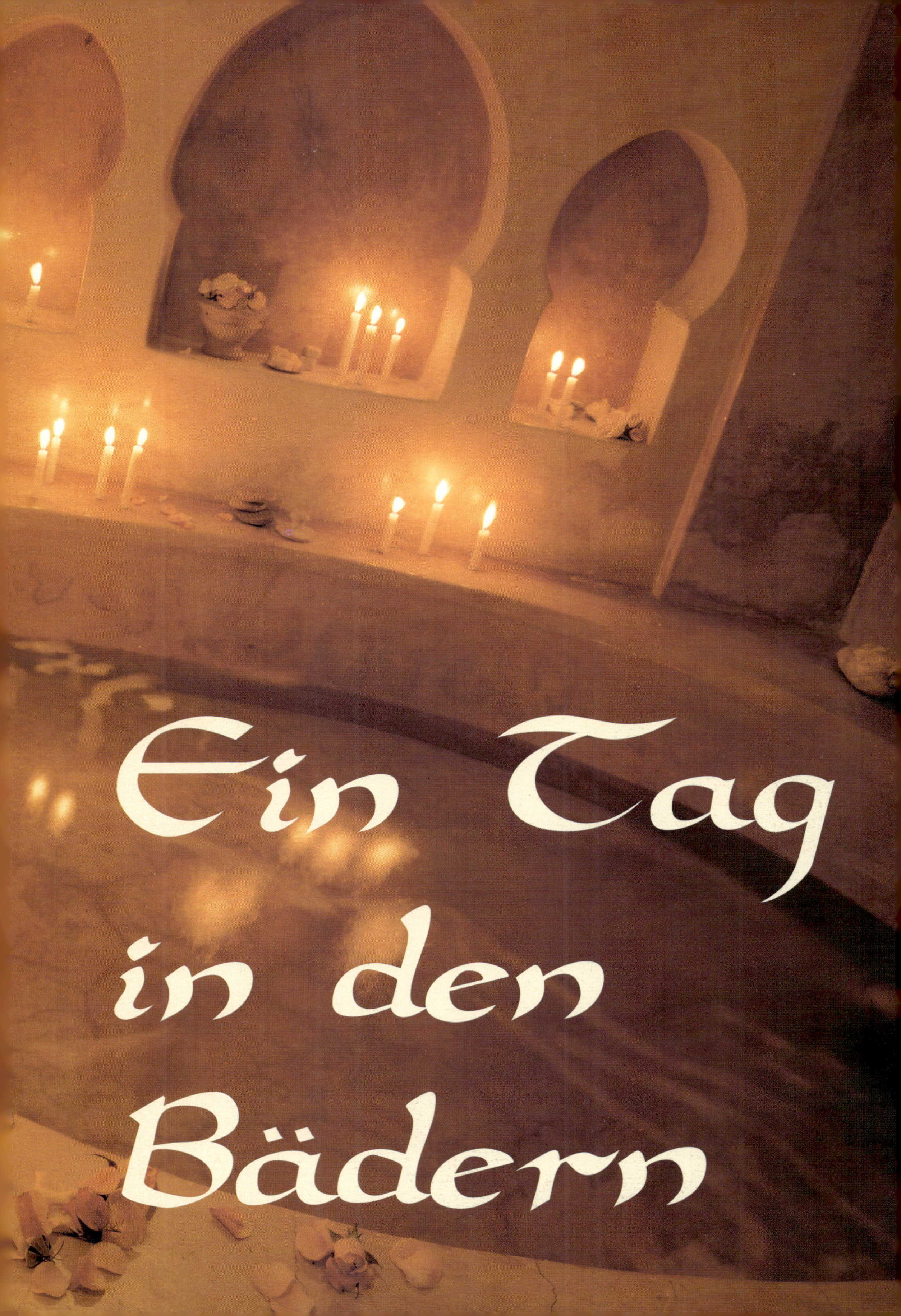

Ein Tag in den Bädern

DANN LÜFTETE SIE IHRE KLEIDUNG...

In den siebziger Jahren ging ich eines Nachmittags in einen Hammam in Istanbul. Es war das erste Mal, daß ich ein Türkisches Bad besuchte, und an dem Tag war ich anscheinend die einzige Touristin. Einige Frauen saßen dort und warteten darauf, daß die alte Badefrau sie auf der riesigen Marmorbank in der Mitte abreiben würde. Wir saßen in Marmorbecken und seiften uns im Dämmerlicht der Hallen ein, von Dampfwolken umhüllt. Durch winzige, sternenförmige Öffnungen in der Kuppel hoch über unseren Köpfen fielen Lichtstrahlen auf uns herab. Es herrschte ein gewaltiger Lärm, die Stimmen der Frauen hallten von den Wänden wider, als sie plauderten und sich von einem Ende der Halle zum anderen Neuigkeiten zuriefen.

Langsam gewöhnten sich meine Augen an den Dunst, und interessiert beobachtete ich die Szene. Rings um mich herum saßen Frauen, die sich und ihre Freundinnen mit rauhen Wolltüchern kräftig abrieben. Einige hatten durchweichte Zigarettenstummel im Mundwinkel hängen, was sie aber nicht daran hinderte, sich weiterhin zu unterhalten und gleichzeitig mit beiden Händen ihrer Freundin die Haare zu waschen.

Plötzlich stellte ich mit Entsetzen fest, daß ich als einzige völlig nackt war. Alle anderen trugen knielange weiße Pumphosen, die vom Dampf durchtränkt waren. Als sie meine Nacktheit bemerkten, entbrannte eine hitzige Diskussion. Einige Frauen zeigten schon auf mich, und ich dachte, es sei sicher zu spät, meinen Fauxpas wiedergutzumachen – am besten blieb ich einfach sitzen. Als jedoch meine Anwesenheit auch weiterhin im Mittelpunkt der allgemeinen Aufmerksamkeit stand, wandte ich mich an eine Französin mittleren Alters im Becken neben mir und fragte, ob ich besser gehen sollte.

»Das ist doch egal«, meinte sie achselzuckend. Offensichtlich war sie eine Stammkundin, denn sie rief beiläufig die alte Badefrau, die sich locker ein Lendentuch um die Taille gebunden hatte. Nachdem die Französin ein paar Worte mit ihr gewechselt hatte, musterte sie mich

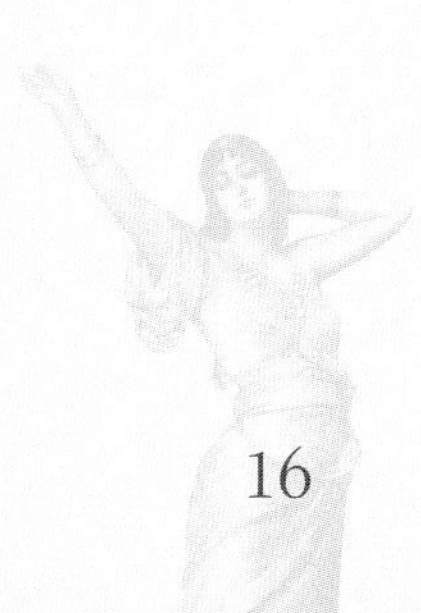

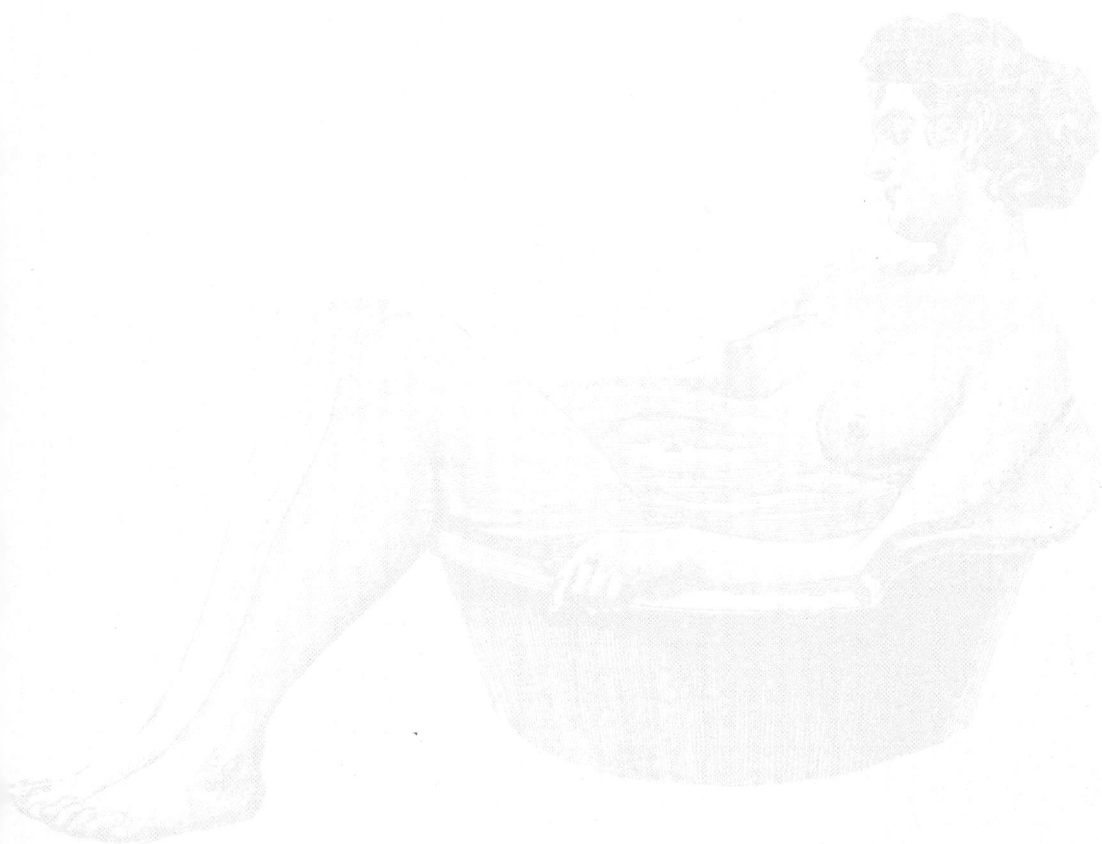

von oben bis unten und brach in heiteres Gelächter aus. Dann hob sie die Arme über den Kopf und begann zu singen und die Hüften kreisen zu lassen. Als sie versuchte, mich hochzuziehen, um mit ihr zu tanzen, hätte ich mir am liebsten mein Handtuch geschnappt und wäre geflüchtet – ich bin froh, daß ich es nicht tat, denn dann hätte ich mich wahrscheinlich nie wieder dorthin getraut und so ein außergewöhnliches Erlebnis versäumt.

Ich weiß noch heute, wie mich die alte Frau bei meinem ersten Dampfbad zu einer Marmorbank führte, wo sie mich der ganzen Palette ihres Könnens unterwarf. Sie tauchte die Hand in einen Behälter mit Olivenölseife, die dickflüssig und dunkel wie Honig war, und schöpfte eine Handvoll heraus. Sie verteilte die Seife auf meinem ganzen Körper und massierte sie mit starken, erfahrenen Fingern ein. Dann rieb sie mich mit einem rauhen Wolltuch ab und übergoß mich

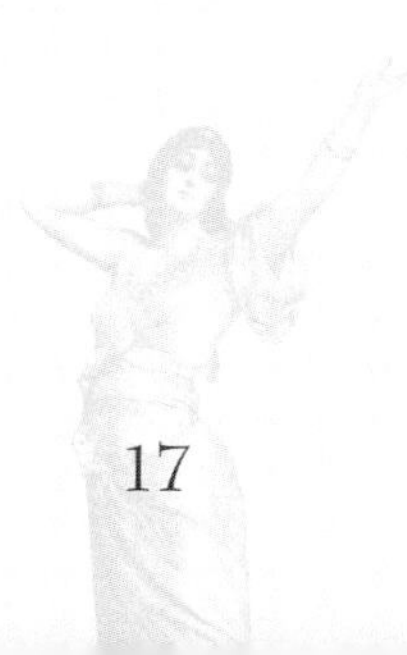

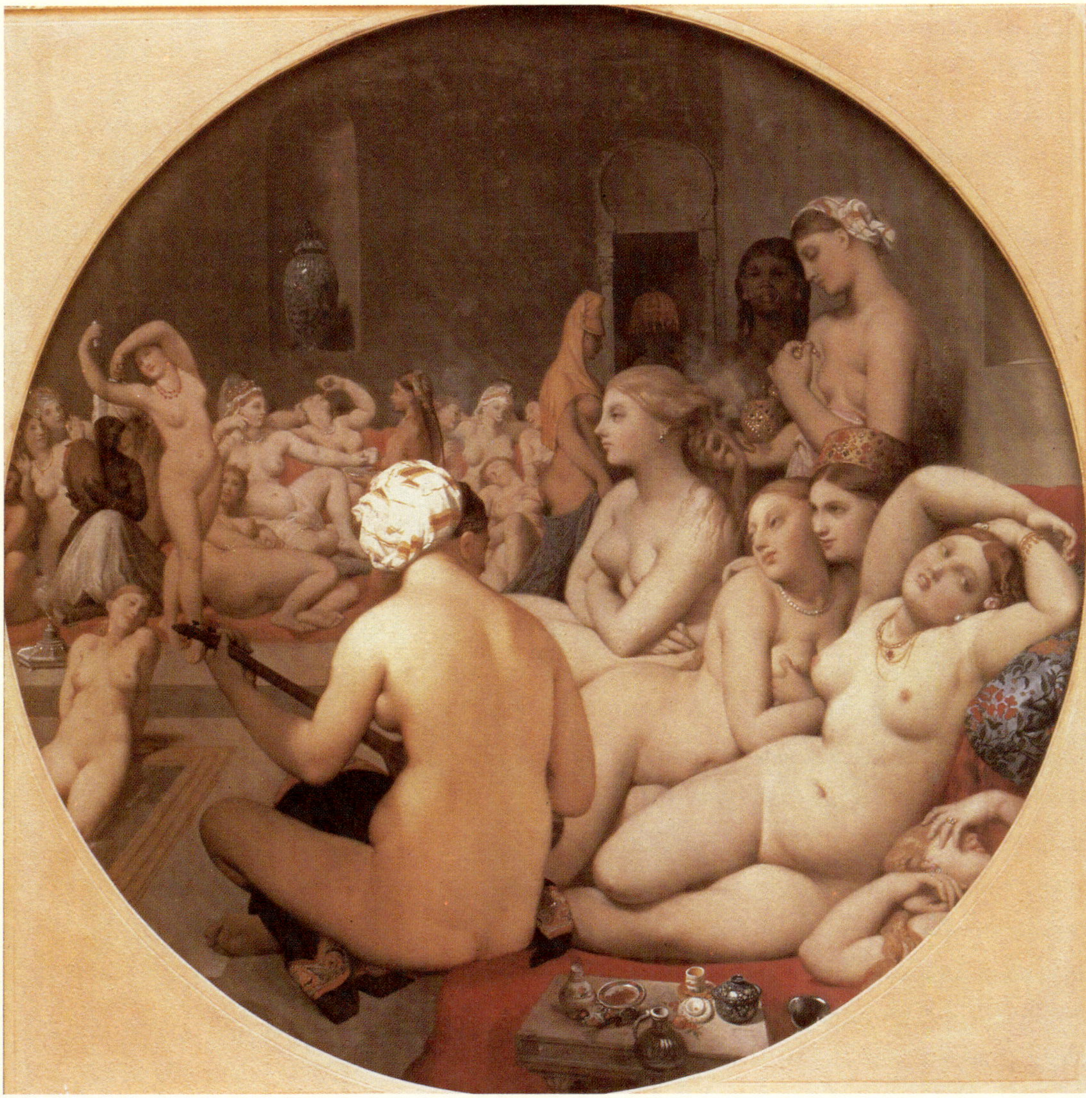

J.A.D. Ingres, »Das türkische Bad« (1862)

mit einigen Eimern lauwarmen Wassers. Ich dachte schon, sie sei fertig, und wollte mich gerade hochrappeln, als ich spürte, wie sich ihre knochigen Finger in die Muskeln meiner Schulterblätter bohrten. Sie trommelte auf mich ein, knetete und walkte mich, als sei ich ein Stück Fleisch auf dem Hauklotz eines Metzgers. Dann versetzte sie mir noch ein paar heftige Schläge, als ob sie ein Filetsteak weich klopfen würde, goß einen letzten Eimer Wasser über mich, und ich war entlassen.

Verglichen mit dem eiligen Duschen und Baden, das ich sonst praktizierte, war das Dampfbad wie eine Offenbarung für mich. Mir selbst überlassen, legte ich mich hin, um mich zu erholen. Ich schloß die Augen, umhüllt von einer feuchten Wärme, wie sie an einem tropischen Strand herrscht. Ich hatte das Gefühl, so sauber wie ein neugeborenes Baby zu sein, und als ich einen Finger über meinen Arm gleiten ließ, fühlte sich die Haut seidig und wohlig an.

Für Menschen, die in einem kalten Klima leben, ist es schwer, sich zu entspannen und sich völlig zu öffnen. Wärme gehört zu den besten Entspannungsmethoden, und ein Dampfbad oder eine Sauna gehören zu den wenigen Plätzen, an denen es warm genug ist, um wirklich loszulassen. Das Bad ist auch ein Ort, an dem wir spüren, daß wir es uns erlauben können, uns einfach zurückzulehnen und rein gar nichts zu tun. Zu Hause gibt es immer etwas, was wir meinen tun zu müssen. Die Bruchstücke freier Zeit, die wir unserem Alltag abtrotzen können, werden wahrscheinlich durch das Telefon oder die Klingel unterbrochen, und viele von uns denken, sie müßten jede freie Minute mit Aktivitäten füllen. Nur wenige von uns haben das Gefühl, daß Nichtstun akzeptabel ist.

Doch in einer angenehmen Umgebung ist gerade das Nichtstun einfach herrlich! Eine Frau aus der Karibik, die regelmäßig das Türkische Bad aus dem 19. Jahrhundert in Harrogate besucht, meinte einmal: »Die Welt da draußen verlangt heute so viel von den Frauen. Ich finde, es ist wichtig, daß wir uns um uns selber kümmern, körperlich und geistig. Und es gibt nicht viele Orte, an denen sich Frauen mit anderen Frauen in einer geschützten Umgebung treffen und nackt herumlaufen können, ohne sich angreifbar zu fühlen. Deshalb gehe

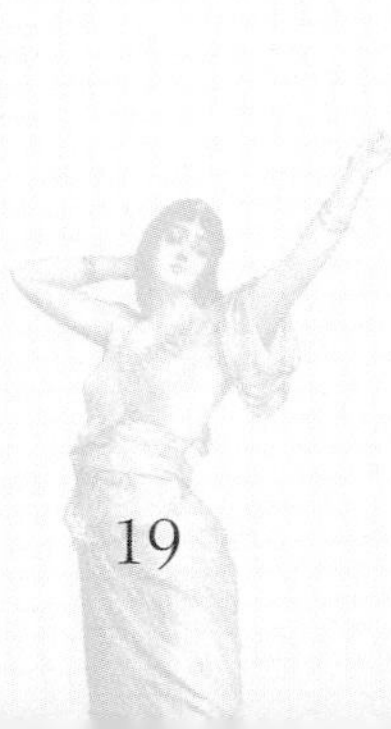

ich in das Bad. Da liegst du einfach herum, die Wärme wirkt auf deinen Geist, und du läßt deinen ganzen Alltag hinter dir.«
Eine andere Frau sagte: »Ich liebe das Geräusch von Wasser. Ich liebe das Gefühl, die Welt abzustreifen, wenn ich hierher komme. Kein Ehemann, keine Familie, die etwas von dir will.« Andere Frauen verglichen den Besuch in den Bädern mit Meditation, mit dem Gefühl, im Urlaub zu sein. Eine von ihnen sagte: »Ich finde es gut, daß die Leute sich keine Gedanken darüber machen, wie ihr Körper aussieht. Alle laufen nackt herum, und keiner denkt, daß er sich an irgendeinem künstlichen Standard messen muß. Keiner fühlt sich gehemmt, weil er nicht perfekt ist.«
Ihre Freundin ergänzte: »Wenn du hierher kommst, merkst du erst, daß du dich nie richtig entspannst, selbst wenn du es dir einbildest. Selbst wenn du beispielsweise fernsiehst, läuft dein Gehirn noch auf Hochtouren, und du wirst mit dem Geschehen auf dem Bildschirm bombardiert, das manchmal ziemlich beklemmend sein kann. Es gibt so viel Druck am Arbeitsplatz, so viel Druck überall, so viele Dinge, die auf dich einprasseln. Für meine Gesundheit ist es wirklich wichtig, ins Bad zu gehen.« Das letzte Wort aber soll eine Frau aus Yorkshire haben, die drei Stunden braucht, um zu den Bädern in Harrogate zu gelangen. Doch das Erlebnis der Bäder wiegt für sie jede Minute der anstrengenden Fahrt auf: »Die Zeit gehört dir, wenn du friedlich in der Wärme liegst. Deine Gedanken werden nicht beansprucht. Es hat nur was mit deinem Körper zu tun. Man kommt sich vor wie ein Tier! Es ist ein Vergnügen, das man nicht beschreiben kann. Man muß es selbst erleben.«

Eine kurze Geschichte des Dampfbads

Wir saßen auf teppichbedeckten Bänken, die ringsum an den Wänden standen, schnatterten wie die Enten und zogen uns aus. Uns wurden Tücher aus gestreifter Seide gereicht, die wir uns um die Hüften schlangen, dann gingen wir in den nächsten Raum hinüber, in dem beheizte Wände ein Becken mit warmem Wasser umgaben.

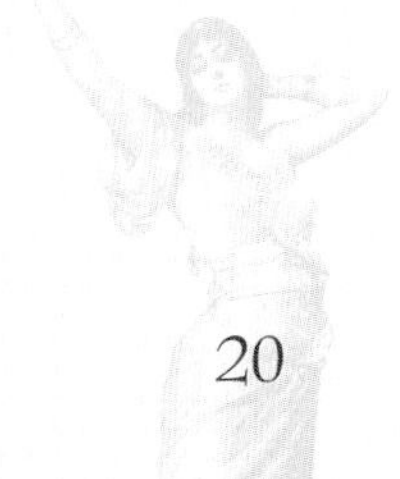

Wir setzten uns an den Rand des Beckens und plantschten mit den Zehen im Wasser, während die Frauen im Bad unser Haar lösten. Dann gingen wir in den nächsten Raum, der so groß wie eine Moschee war. Wir lagen auf mit Teppichen belegten Fliesen unter den Strahlen der Sonne, die golden, grün und rot durch das bunte Kuppelglas drangen, und ließen die Stunden des Tages zwischen unseren müßigen Fingern verrinnen.
(Armen Ohanian, Ich, Tänzerin von Shamahka)

Man nimmt an, daß die Menschen früher verschwenderisch mit Parfüms umgingen, um den stechenden Geruch nach Schmutz und Schweiß zu übertünchen. Das mag stimmen, in vielen Ländern jedoch dient persönliche Reinlichkeit nicht nur dem Wohlbefinden, sondern wird auch von der Religion gefordert.

Aus der Literatur wissen wir, daß sich die Menschen in der Antike nur die Hände, Füße und Gesichter gewaschen haben. Die einzige Ausnahme bildete Ägypten. Dort wuschen die Menschen täglich ihren ganzen Körper, manchmal sogar nach jeder Mahlzeit. In den Häusern der Reichen fand man bei Ausgrabungen primitive Duschen, die aus

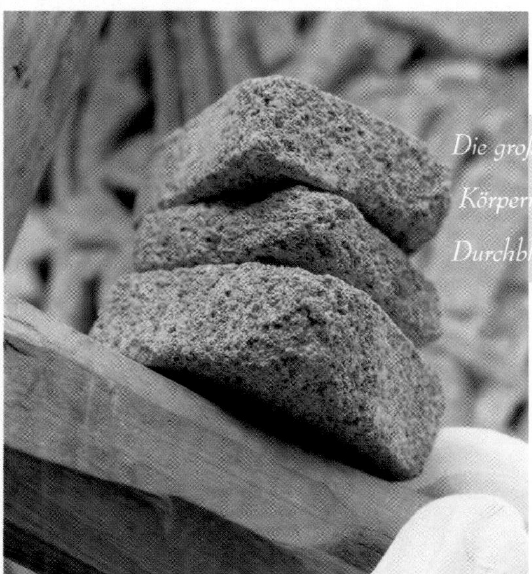

Die großporigen Kalksandsteine zur Körperreinigung fördern auch die Durchblutung.

einer großen Steinplatte bestanden, die neben dem Abfluß über dem Fußboden errichtet wurde. Hier stand der Badende dann, während ein Diener Wasser über ihn goß.

In der Wüste reibt man sich auch heute noch den Körper kräftig mit Sand ab. Seife wurde aus Mesopotamien (dem heutigen Irak) eingeführt; hergestellt aus Soda oder Pottasche und mit Öl oder Lehm vermischt, war sie zwar ein wirksames Mittel gegen Schmutz, reizte jedoch leider auch die Haut. Um diese Schmirgelwirkung zu vermeiden, entwickelte man beruhigende Öle und Salben – die Vorläufer heutiger Feuchtigkeitscremes.

In Ländern, in denen Wasser knapp ist, basiert die Körperpflege oft auf Reinigungsmethoden, bei denen nur wenig von diesem wertvollen Naß benötigt wird. In solchen Ländern ist es immer noch weit ver-

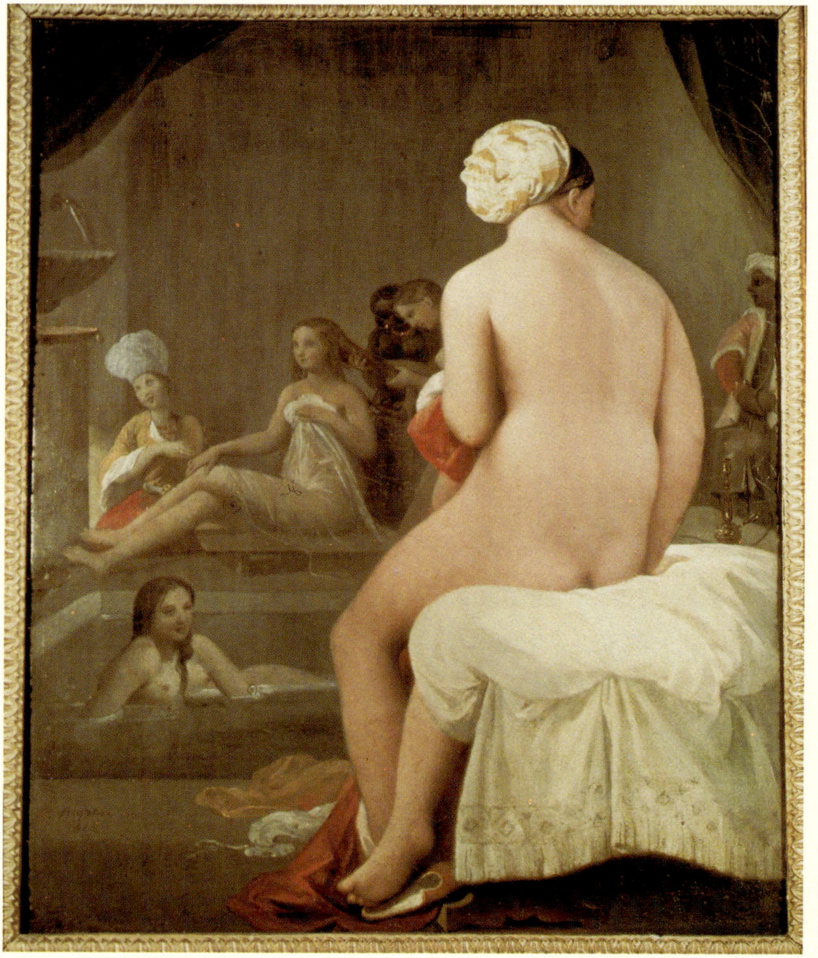

J.A.D. Ingres, »Badende« (1828).

breitet, daß die Frauen sich »waschen«, indem sie ihren Körper einem duftendem Rauch aussetzen.
Im Sudan setzt man einen Tontopf mit brennender Holzkohle in ein Loch im Sand. Stechend riechende Hölzer und Harze werden in diesen Topf geworfen – eine Kombination aus Ingwer, Gewürznelken, Zimt, Weihrauch, Sandelholz und Myrrhe. Die Frau hockt sich dann, nur mit einem Überwurf bekleidet, über das Loch und breitet ihren Umhang aus, um die Dämpfe einzufangen. In diesem »Dampfbad« öffnen sich die Poren, und der Körper schwitzt Schmutz und andere Unreinheiten aus. Bei einem Besuch im Sudan nahm eine meiner Freundinnen an dieser Prozedur teil. Sie erzählte mir, daß die Hitze sehr stark war. Während die Frauen im Sudan es in diesem Dampfbad bis zu einer Stunde aushalten, hatte meine Freundin bereits nach ein paar Minuten das Gefühl zu ersticken und bat darum herauszudürfen!
Mit der Einführung des Dampfbades (auf arabisch *hammam* und in Farsi oder Persisch *andaroon*) kamen ausgefeilte und angenehme Bräuche der Körperpflege auf. Das Dampfbad entwickelte sich aus den byzantinischen Bädern und römischen Thermen und gewann während der Zeit der Ausbreitung des Islams rasch an Bedeutung. Anders als die Thermen, die man nur in großen Städten fand, war der Hammam im Nahen Osten weit verbreitet und stellte in den meisten Kleinstädten und Dörfern einen wichtigen Bestandteil des Lebens dar. Im Bagdad des 10. Jahrhunderts gab es 27.000 Hammams, während in Cordoba (das zu der Zeit, wie ganz Andalusien, unter muslimischer Herrschaft stand) zwischen 5000 bis 6000 dieser Einrichtungen existierten.
In den königlichen Bädern des Topkapi-Palasts in Istanbul hatten die Frauen goldene und silberne Kellen, um Wasser aus den weißen Marmorbrunnen zu schöpfen und über ihre Körper zu gießen. Die Ruheräume waren mit prächtigen Teppichen ausgelegt und die Diwane mit gemusterten Seidenstoffen bespannt. Evliya Celebi, der 1635 das Privatbad eines osmanischen Sultans besuchte, berichtete, daß die Böden mit Mosaiken ausgelegt waren, die Wände nach Rosenwasser, Moschus und Ambra dufteten und ständig Weihrauch verbrannt wurde. Der Hammam galt als Lieblingsstätte lauernder Geister, der

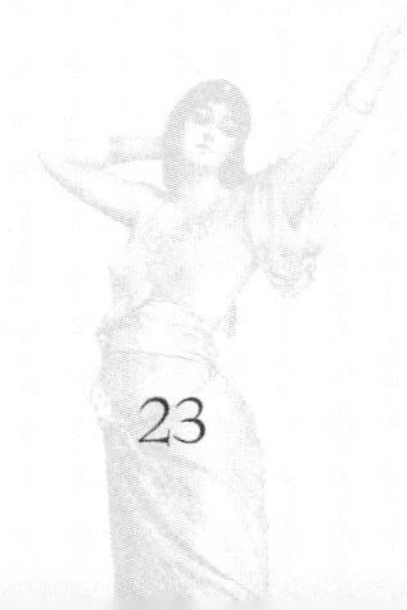

guten (*jinn*) und der schlechten (*afreet*), deshalb wurde am Eingang als eines von vielen Schutzritualen Weihrauch verbrannt.

In den Bädern der Alhambra, dem prächtigsten islamischen Monument ganz Andalusiens, gab es einen Balkon für die Musiker, die (so die Volkslegende) blind waren und somit nicht in der Lage, den Herrscher und seine Familie bei ihren Waschungen zu beobachten.

Obwohl die islamische Welt die Idee des Dampfbades von den Römern übernahm, waren ihre Einrichtungen in vielerlei Hinsicht anders. Zum einen kamen muslimische Männer und Frauen an unterschiedlichen Wochentagen, wogegen in den römischen Bädern die beiden Geschlechter ungezwungen miteinander badeten. Im alten Rom gingen einem Besuch in den Bädern oftmals sportliche Aktivitäten voraus, und Turnanlagen, Geschäfte, Büchereien, selbst Museen waren dem Badekomplex angegliedert. Die Caracalla-Thermen galten als die prächtigsten aller antiken Bäder. Dort hatten die römischen Bürger die Wahl zwischen zwei Dutzend mineralischen, Dampf-, Massage- und Ölbädern, und sie wetteiferten miteinander um die ungewöhnlichsten Duftnoten.

In islamischen Ländern lag das Gewicht eher auf Reinigung und Verschönerung als auf sportlichen Betätigungen. Wer den Hammam betrat, galt zunächst als unrein und somit als schwach und empfänglich für die bösen Geister, die, so glaubte man, in stehendem Wasser lauerten, um Badende zu verführen. Deshalb sprachen die Frauen früher vorsichtshalber ein Gebet, wenn sie über die Schwelle gingen, betraten die Bäder mit dem linken Fuß und verließen sie später mit dem rechten.

Im Gegensatz zu den Thermen lagen einige Hammams nicht zu ebener Erde, man mußte einige Stufen hinuntergehen, zudem wurde der Fußboden zentral beheizt. Es war, als stiegen die Besucher in das Erdinnere hinab, um das Angebot der verschiedenen Räume in der Geborgenheit einer warmen und behaglichen Atmosphäre zu genießen. Masseure, Friseure (die auch verschiedene medizinische Praktiken beherrschten), Kräuterheilkundige und Magier, sie alle betrieben ihr Gewerbe in den Bädern, ebenso Badefrauen, die die Kunden gut einseiften und sie dann kräftig massierten.

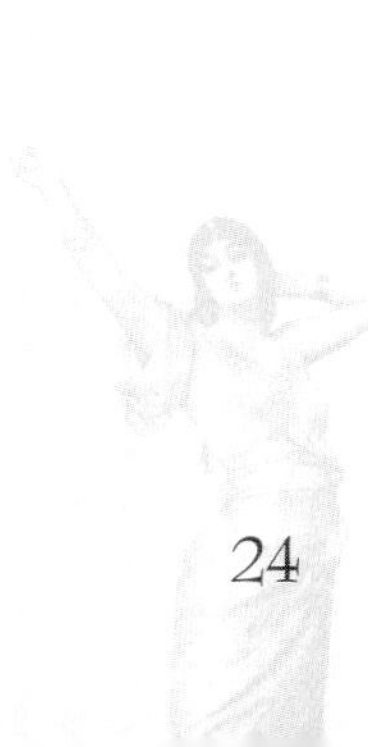

Julia Pardoe, die gegen Ende des 19. Jahrhunderts ein Türkisches Bad besuchte, schilderte das Erscheinungsbild dieser Frauen folgendermaßen:

> *Dadurch, daß sie sich ständig in einer schwefelhaltigen Atmosphäre aufhalten, ist ihre Haut tabakfarben und pergamentartig geworden. Viele Frauen waren schon älter, aber keine von ihnen hatte Falten; anscheinend altern sie wie gefrorene Äpfel.*

In einem gut ausgestatteten Dampfbad stehen unterschiedliche Räume für unterschiedliche Aktivitäten zur Verfügung. Es gibt Räume mit verschiedenen Hitzegraden, um den Schmutz auszuschwitzen, heiße und kalte Duschen und Becken, die mit warmem oder kaltem Wasser gefüllt sind.

In ihrer Beschreibung des Dampfbades eines Paschas erwähnt Pardoe auch die Emporen in der Haupthalle, die den Raum, fast wie Theaterlogen, von allen Seiten umgaben und reich mit Kissen, Matratzen und Teppichen ausgestattet waren. Vor dem beruhigenden Plätschern der Springbrunnen erholten sich die Frauen von den Strapazen des Tages. Sie trugen weiße Leinengewänder mit goldenen Stickereien und Fransen; Dienerinnen frisierten ihnen das Haar. Eine wohlhabende Frau brachte bis zu fünf verschiedene Gewänder zum Wechseln mit, jedes in ein silbernes, perlenbesticktes Bündel geschnürt. Die Dienerinnen trugen Matratzen, Messingschüsseln, Getränke und Essen herbei und all das andere Drum und Dran, was man für den Tag benötigte.

Natürlich waren nicht alle Hammams so prächtig ausgestattet. Und die Bräuche, von denen westliche Orientalisten berichteten, betrafen nur das Leben der Reichen. Über das Leben der Armen schrieben diese Autoren nichts, doch selbst ärmere Frauen gönnten sich zum Beispiel Hennabemalungen. Reinlichkeit ist als wichtiger Aspekt des islamischen Glaubens in der arabischen Gesellschaft nie ein Vorrecht der Reichen gewesen. Ein Hammam, den ich in einem Dorf im Süden Marokkos besuchte, bestand aus einem einzigen Raum mit einer Öffnung, die man in das kuppelförmige Dach gehauen hatte. Durch diese Öffnung fiel ein staubiger Sonnenstrahl in die dämmri-

ge Höhle mit ihren unebenen Platten und feuchten braunen Lehmwänden.

Früher war ein Besuch in den Bädern eine geruhsame Angelegenheit, aus der jedes nur mögliche Tröpfchen Vergnügen herausgequetscht wurde. Für Frauen, die ihr Leben zum großen Teil im Harem verbrachten, war der Hammam vor allem ein Ort, an dem sie mit anderen zusammenkommen konnten und Neuigkeiten und Klatsch aus der Außenwelt erfuhren. Pardoe erinnert sich:

> *In der Mitte sieht es aus wie auf einem Jahrmarkt; Händler marschieren auf und ab und bieten Süßigkeiten, kalte Getränke und Obst feil. Negerinnen gehen mit dem Essen oder den Tschibuks [Pfeifen] ihrer Herrinnen umher; man flüstert sich Geheimnisse zu, vertraut sich einander an; und alles in allem ist die Szenerie so merkwürdig, so neu und obendrein so reizvoll, daß sie gewiß jeden Europäer in ihren Bann schlägt.*

Konzentrische und geometrische Muster, Mandalas und Sternaugen schmücken Wände und Boden vieler orientalischer Bäder und beruhigen die Augen.

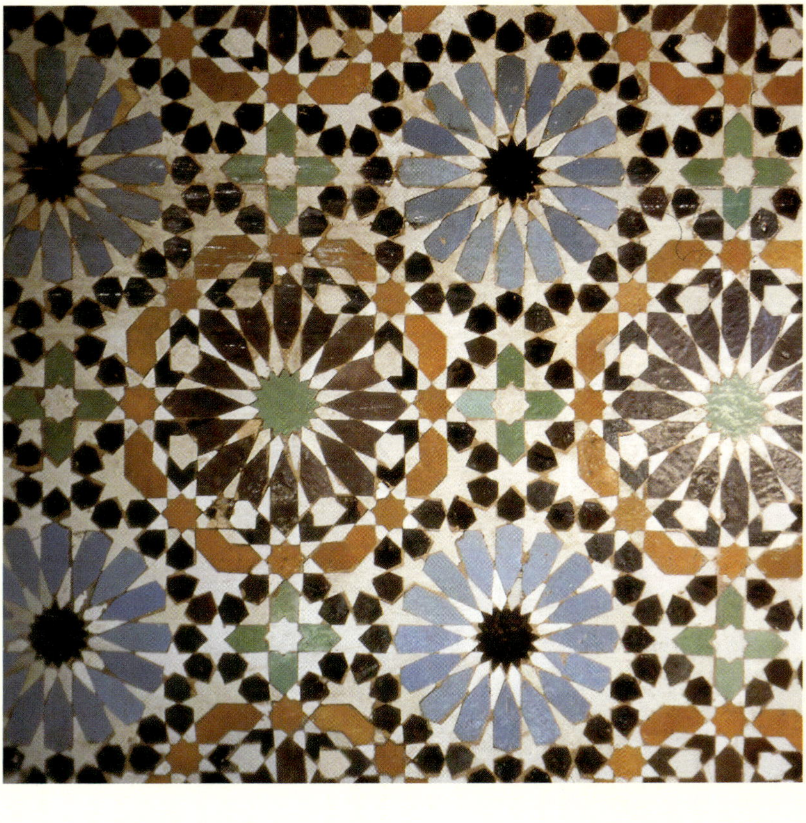

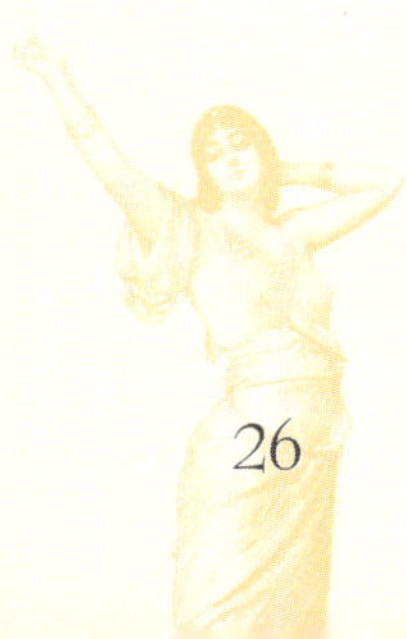

Eine weitere Reisende und Zeitgenössin Pardoes, Isabel Burton, hat ebenfalls einen detaillierten Bericht über einen Tag in den Bädern Istanbuls verfaßt. Nachdem sie ihre Kleider abgelegt hatte, wickelte sie sich in ein Seidentuch und schlang als Schutz gegen die Hitze ein Handtuch um den Kopf. Nach der Rückkehr nach England besuchte sie eines der neu eröffneten Türkischen Bäder in London. In ihren Aufzeichnungen beschreibt sie, wie sie einer Engländerin, die ebenfalls das Bad besuchte, zu Hilfe kam. Diese Frau hatte keine der üblichen Vorsichtsmaßnahmen ergriffen und war, krebsrot angelaufen, am Rande einer Ohnmacht, als Burton sie fand. Sie griff rasch nach einem Handtuch, tauchte es in kaltes Wasser und wickelte es der Frau um den Kopf. In ihren Memoiren vermerkt sie, daß die Atmosphäre in den Londoner Bädern traurig war, es fehlte die Ausgelassenheit und Fröhlichkeit der Bäder in Istanbul. Dort begab sie sich nach der Massage immer in den Ruheraum. Sie schlief ein, umgeben von Frauen, die eine Nargileh (Wasserpfeife) rauchten und im Liegen ihren bitteren Kaffee schlürften. Pardoe beschreibt, wie wunderbar es war, vom Klang der Musik aufzuwachen und junge Mädchen über den blumenübersäten Boden tanzen oder hintereinander herlaufen zu sehen. In Gesellschaften, in denen Frauen die meiste Zeit gemeinsam verbringen, entwickeln sie im allgemeinen ein enges körperliches Verhältnis zueinander. Berichte aus dem 19. Jahrhundert über Türkische Bäder prägten maßgeblich das Bild der Frau im Nahen Osten, die in den Augen eines Außenstehenden ein Leben träger, unverhohlener Sinnlichkeit führte. Für Damen aus der Mittelschicht wie Pardoe war der Brauch des gemeinschaftlichen Badens im Nahen Osten nahezu eine Beleidigung. Zwischen den Zeilen spüren wir bei ihrem und anderen Reiseberichten, daß sie das Erlebnis bei aller Faszination in mancherlei Hinsicht als Kränkung ihres Feingefühls empfanden:

Der schwere, dichte Schwefeldampf, der den Ort ausfüllte und an dem ich fast erstickt wäre; die wilden, schrillen Schreie der Sklaven, die so laut durch die Kuppeln der Baderäume hallten, daß sie den Marmor, mit dem diese ausgelegt sind, zum Leben erwecken könnten; das gedämpfte Gelächter und Flüstern ihrer Herrinnen; der Anblick von fast dreihundert Frauen, die nur teilweise bekleidet waren

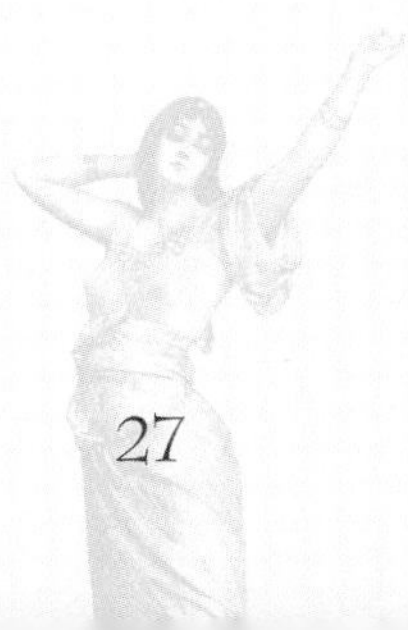

und so feines, von Dampf durchtränktes Leinen trugen, daß ihre Konturen zu erkennen waren; die emsigen Sklavinnen, die nackt von der Taille an aufwärts, die Arme vor der Brust verschränkt, hin und her gingen und auf ihrem Kopf Stapel bestickter oder mit Fransen versehener Servietten balancierten; Gruppen von reizenden Mädchen, die lachten, plauderten und sich mit Süßigkeiten, kalten Getränken und Limonade erfrischten; Scharen ausgelassener Kinder, denen die stickige Atmosphäre, die mich nach Luft schnappen ließ, anscheinend kaum etwas ausmachte, und, als Krönung des Ganzen, das plötzliche Ausbrechen eines Chors von Stimmen in eine der wildesten und schrillsten türkischen Melodien, deren Echo von der riesigen Halle aufgefangen und zurückgeworfen wurde … all das zusammen ergab ein Bild, das so unwirklich war wie ein Trugbild und mich fast daran zweifeln ließ, ob das, was ich da sah, tatsächlich real war oder lediglich das Gespinst eines verrückten Hirns.

Der Hammam war ein beliebtes Thema der orientalistischen Malerei. Mit der Darstellung perfekt geformter, hellhäutiger Frauen schufen Maler das Bild weiblicher schwelgender Sinnlichkeit. Doch die meisten Künstler waren Männer, denen man den Zutritt zum Frauenbad verweigert hätte. Es ist unwahrscheinlich, daß die Frauen völlig nackt waren. Berichten zufolge hatten sie Tücher um die Hüften geschlungen oder trugen einen Überwurf aus ganz feinem Musselin. Die Füße steckten in hölzernen Stelzsandalen, die den Badenden Schutz vor dem heißen Marmor boten und sie vor dem Ausrutschen auf dem seifigen, nassen Boden bewahrten. Die einfachsten waren aus Walnußholz und sicherten den Fuß mit Lederriemen. Aber es gab auch teurere aus Rosenholz, Ebenholz und Sandelholz mit Intarsien aus Schildpatt und Perlmutt. Die luxuriösesten waren mit Türkisen und Perlen besetzt.

Man hat die Orientalisten dafür kritisiert, einen falschen Eindruck einer komplexen Kultur zu vermitteln, indem sie sich nur auf die Sinnlichkeit der Frauen konzentrierten. Aber wie eine Freundin aus dem Libanon bemerkte: »Warum sollte eine unabhängige, starke Frau nicht auch sinnlich sein? Ich befürchte, hier handelt es sich um eine Art asketisch-protestantischer Vorstellung, die in letzter Zeit auch

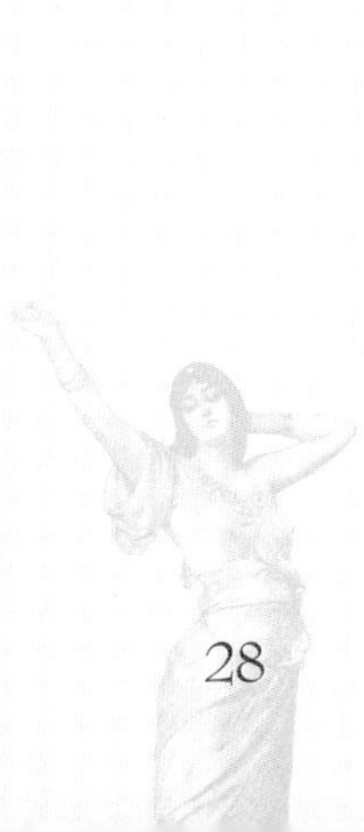

Einzug in die arabische Welt gehalten hat. Einige Araberinnen schämen sich heute für die Bilder vom sinnlichen Orient, all die schönen Dinge, die Parfüms und Stoffe, das Tanzen. Aber ein positiver Aspekt der arabischen Kultur ist, daß diese Dinge in der Vergangenheit nie getrennt wurden; sie alle gehörten zum Leben, das man genoß.«

Westliche Einstellungen zum Baden

Hippokrates, der Vater der Medizin, empfahl täglich ein Bad und eine Massage mit ätherischen Ölen, um den Körper gesund zu halten. Die alten Griechen und Römer gehören zu den größten Liebhabern des Bades, doch je höher wir in den Norden kommen, desto suspekter erscheint den Menschen die Vorstellung, den Körper in Wasser zu tauchen. Im mittelalterlichen England glaubte man, daß das empfindliche Gleichgewicht der vier Körpersäfte im Wasser durcheinandergebracht würde. Darüber hinaus verband man das Waschen mit heidnischen Praktiken. Schon zur Zeit der Kreuzzüge kamen Männer aus dem Heiligen Land zurück, die versuchten, das Dampfbad in Europa einzuführen. Aber diesen Einrichtungen haftete bald ein schlechter Ruf an, und dann schloß man sie wieder. Das totale Eintauchen ins Wasser war in Europa bis vor relativ kurzer Zeit kaum verbreitet und bis zum 17. Jahrhundert praktisch unbekannt, obwohl Königin Elisabeth I. kundtat, daß sie einmal im Monat ein Bad nähme, ob es nötig war oder nicht!

Es fällt uns heute schwer, uns den Körpergestank der Menschen vor einigen hundert Jahren vorzustellen. Und vielleicht überrascht es auch nicht, daß die Menschen dem Wasser nicht trauten und dachten, daß zuviel Kontakt ihrer Gesundheit schaden würde. Im 18. Jahrhundert war die Wasserversorgung in London primitiv. Die meisten Menschen waren auf das verunreinigte Wasser aus der Themse angewiesen. Seife war teuer und für viele unerschwinglich, und so stanken nicht nur ihre Körper, auch ihre Kleidung verströmte einen ranzigen Geruch. Selbst die Reichen starrten vor Schmutz. In ihren Perücken wimmelte es von Läusen, in manchem Haar nisteten Mäuse, und die Frauen trugen in ihrem Korsett antiseptische Säckchen gegen das

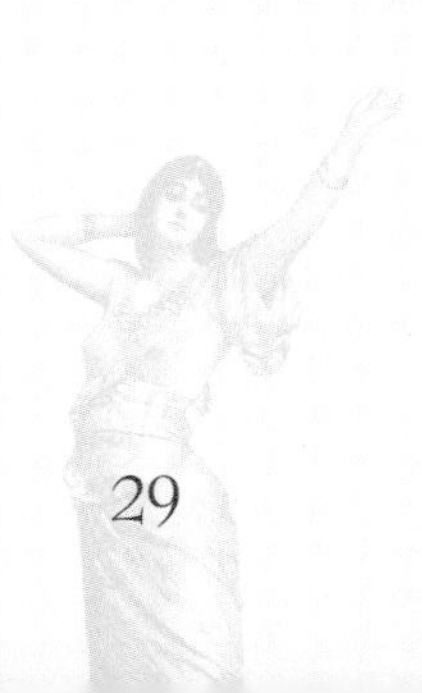

Ungeziefer, das ihnen aus dem Haar fiel. Auf den unbefestigten Straßen schleiften die Kleider der Frauen durch Schmutz und Kot. Die Reichen gaben sehr viel Geld für Düfte aus, vor allem für Zibet und Moschus, um ihren schrecklichen Körpergestank zu übertünchen, und Eau de Toilette wurde zu diesem Zweck großzügig verwendet. Dennoch kritisierten Besucher aus dem Osten auch weiterhin, wie fürchterlich es bei gesellschaftlichen Empfängen in den Hauptstädten Europas stank.

Es ist noch gar nicht so lange her, daß die Europäer ihr Mißtrauen gegenüber dem Baden abbauten und eine verbesserte Wasserversorgung es einem Großteil der Bevölkerung ermöglichte, sich in den eigenen vier Wänden zu säubern. In Skandinavien hat die Dampfrei-

Strenge Architektur und zugleich eine unendliche Vielfalt dekorativen Schmucks kennzeichnen die Innenhöfe großer orientalischer und nordafrikanischer Badehäuser.

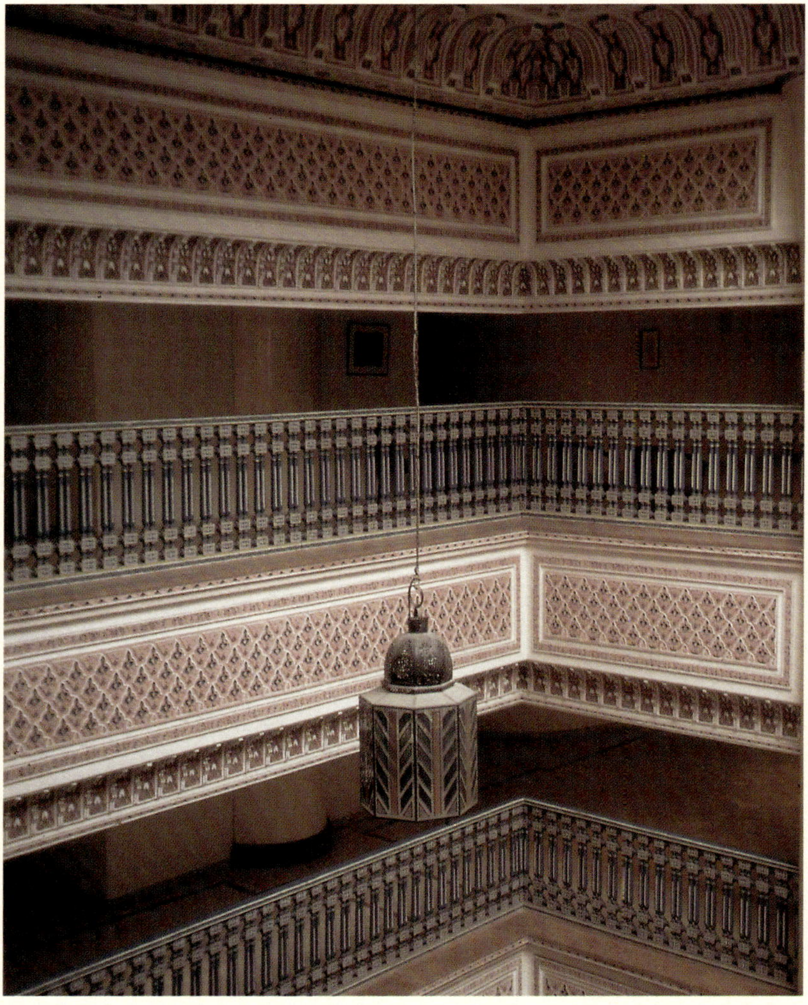

nigung jedoch eine lange Tradition; die Sauna ist ein ritueller Treffpunkt, und früher bekamen die Frauen sogar ihre Kinder dort.

Die Dampfbäder und der Islam

Eine Algerierin, die vor kurzem nach England gezogen ist, war begeistert, als sie das alte Türkische Bad in Harrogate entdeckte. »Wir wollten in einem Land leben, in dem wir uns frei bewegen können«, erzählte sie mir. »Wir haben unter religiösem Druck gelebt, der den Frauen verbot, sich an öffentlichen Orten aufzuhalten, ohne den *hijab* (Schleier) zu tragen. Meine Schwiegermutter, die Muslimin ist, entschied plötzlich, daß der Islam etwas dagegen hat, wenn Frauen in die Bäder gehen, weil sie sich gegenseitig beobachten und anfangen, an Sex zu denken.«

Ihre Freundin aus der Karibik lachte. »Na ja, gerade wenn du so sauber bist, fühlst du dich auch sinnlich. Du fühlst dich von Kopf bis Fuß so lebendig, daß du dich, wenn du nach Hause gehst, sexy fühlst!«

Die Algerierin fuhr fort: »Ich habe zu meiner Mutter gesagt, daß dieses ganze Gerede über Frauen, die sich gegenseitig anschauen, eine Verschwörung der Männer ist, weil sie genau wissen, daß die einzige Freiheit, die den Frauen in Algerien bleibt, der Besuch in den Bädern ist! Es ist der einzige Ort, zu dem wir alleine gehen können. Meine Mutter zum Beispiel verließ kaum das Haus. Sie brauchte immer einen guten Grund dafür. In den Hammam zu gehen war früher nie ein Problem. Ich glaube, die Männer brauchen einen Vorwand, um uns daran zu hindern, uns zu amüsieren. Also haben sie diese Geschichte mit den erotischen Blicken erfunden, damit wir zu Hause bleiben.«

Muslimische Schriftsteller haben den Hammam als einen Ort voller Erotik beschrieben. Kulturen, die die Sinnlichkeit der Frau strikt im Zaum halten wollen, wettern auch weiterhin gegen Nacktheit in den Bädern und ermahnen die Frauen, ihren Körper selbst in Gegenwart anderer Frauen zu bedecken. Der tunesische Soziologe Abdelwahab Bouhdiba beschreibt jedoch in seinem Buch *Sexuality in Islam,* daß der Hammam für die muslimische Gesellschaft ein wertvolles Instrument sei, um den menschlichen Sexualbtrieb zu kanalisieren: Er wird

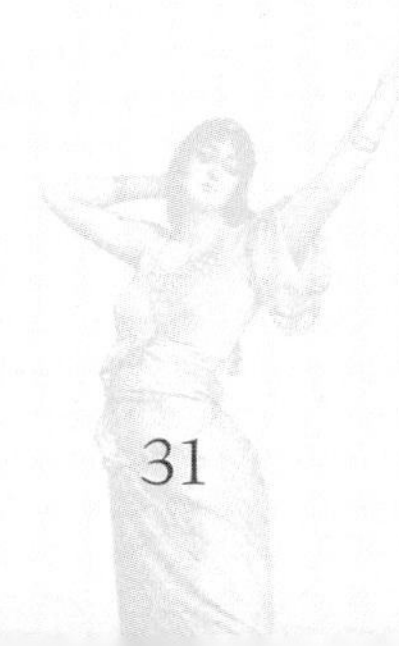

von der Religion zwar akzeptiert, andererseits aber von einem über Jahrhunderte angewachsenen menschenfeindlichen Puritanismus und einer strikten Geschlechtertrennung unterdrückt, die sich ohne dieses Ventil vielleicht als fatal erwiesen hätte.

Im Gegensatz zum Judentum und Christentum, die den muslimischen Glauben anfangs inspirierten, feiert der Islam in seiner religiösen Literatur die Sinnesfreuden. Trotzdem ist der Hammam für die Orthodoxen ein gefährlicher Ort der Verführung. Bis zum heutigen Tag haben fundamentalistische Schriftsteller die Frauen nicht nur dazu ermahnt, in den Bädern ihre Körper zu bedecken, sondern ihnen auch generell von einem Badebesuch abgeraten.

Ironischerweise ist es der Hammam, in dem muslimische Jungen das erste Mal etwas über den weiblichen Körper erfahren. Denn kleine Jungen begleiten nicht ihren Vater, sondern ihre Mutter in den Hammam, bis sie in die Pubertät kommen. Die Badefrauen behalten sie aufmerksam im Auge, und zwangsläufig kommt der Tag, an dem sie bemerken, daß ein Junge die Frauen mit anderen Augen betrachtet. »Von jetzt an«, sagen sie dann zu seiner Mutter, »laß ihn mit seinem Vater herkommen.«

Die umfangreichen Reinigungsrituale, das Enthaaren und das Auftragen von Henna gehören also nicht zu einer geheimnisvollen Frauenwelt; der kleine Junge erlebt sie schon im Kindesalter mit. Der Mann findet im Koran in der schwelgerischen Schilderung des Paradieses also seine Erinnerung an die Wonnen des Dampfbades mit seiner Atmosphäre von umhüllender Wärme und Weiblichkeit wieder. Aber die Vertrautheit mit dem nackten Frauenkörper, die muslimische Jungen, anders als in vielen westlichen Ländern, im Kindesalter genießen, endet abrupt, sobald die ersten Anzeichen der Pubertät auftreten. Von dem Tag an bleibt ihnen die Tür zur Frauenwelt verschlossen. Künftig wird der Junge wenig Kontakt zur weiblichen Hälfte der Menschheit haben – selbst die Frauen in seiner eigenen Familie werden ihm bis zu einem gewissen Grad zu Fremden.

Bouhdiba beschreibt den Hammam als einen mythischen Ort der Geborgenheit, einen Ort voller Rätsel der Weiblichkeit, an dem sich die Männer, die so unsanft daraus verstoßen wurden, zu rächen scheinen:

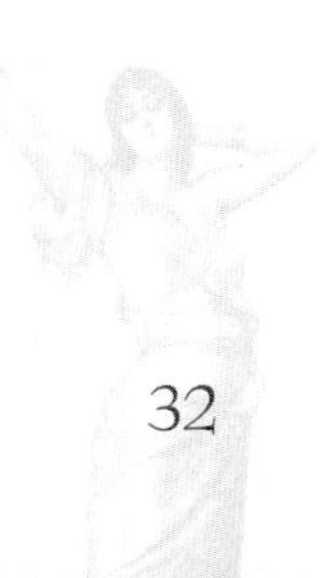

> *In der Pubertät wird die Kluft zwischen den Geschlechtern … besiegelt … Die Welt der Frauen ist eine »Unter-Welt«, die nicht ernst genommen und nur zu gerne mit einer Geringschätzung betrachtet wird, die das männliche Selbstvertrauen stärkt, das Vertrauen des Mannes in sein Wissen, seine Wünsche und seine Kraft.*

Da die Jungen im Osten in größerer Vertrautheit mit der Welt der Frauen aufgewachsen sind als westliche Jungen, ist das Gefühl, ausgeschlossen zu sein, recht stark. Von jetzt an werden die Männer diese ureigene Frauenwelt lediglich in ihren Erinnerungen betreten können und in ihren Träumen von einem mythischen Paradies, dessen größter Reiz in den wunderschönen, gefügigen Frauen liegt und in der zwanglosen, offenen Vertrautheit zwischen den Geschlechtern. Sie gehört laut Koran zu den Freuden des Lebens im Paradies, ist jedoch im irdischen Leben in der islamischen Gesellschaft noch lange nicht zu finden.

Rosen

> *Ich hatte im Sinne, wenn ich zum Rosenstrauch käme, einen Kleidersaum voll mit Rosen zu nehmen und diese meinen Freunden zum Geschenk zu machen. Als ich aber dahin kam, berauschte mich der Duft der Rosen so sehr, daß der Kleidersaum meiner Hand entglitt.*
> *(Scheich Sadi aus Schiras)*

Keine andere Blume ist so oft beschrieben und besungen worden wie die Rose. Es waren die Perser, die die Kunst beherrschten, prächtige Lustgärten anzulegen und Blumen zu züchten. Eines der schönsten klassischen Gedichte Persiens, das *Gulistan* (Der Rosengarten) von Scheich Sadi aus Schiras, wurde als Lob auf die rote Rose verfaßt. Er soll es geschrieben haben, nachdem er mit einem Freund in seinem Garten die Nacht verbracht hatte. Am Morgen pflückte sein Gefährte einige Rosen und steckte sie sich zwischen die Kleider, um sie mit ihrem Duft zu parfümieren. Sadi bat seinen Freund, die Blumen wegzuwerfen, da sie nur einen Tag lang leben würden, wogegen er ein

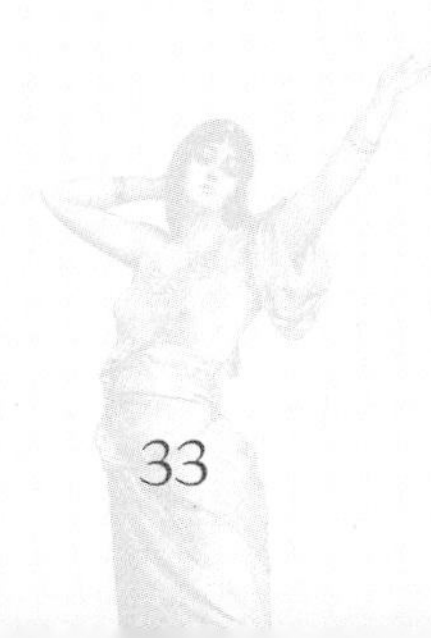

Gedicht über den Rosengarten schreiben würde, das ewig währen sollte. Auch heute noch ist es eines der beliebtesten Gedichte Persiens.
In Syrien (ein Name, der einigen Quellen zufolge von *suri* abstammt, »Land der Rosen«) wächst diese Blume in fast jedem Garten. Damaskus ist immer noch berühmt für den Anbau der Damaszenerrose, die der Stadt und dem seidenen Damast, der dort in der Farbe dieser Rose hergestellt wurde, ihren Namen verlieh. Im 14. und 15. Jahrhundert

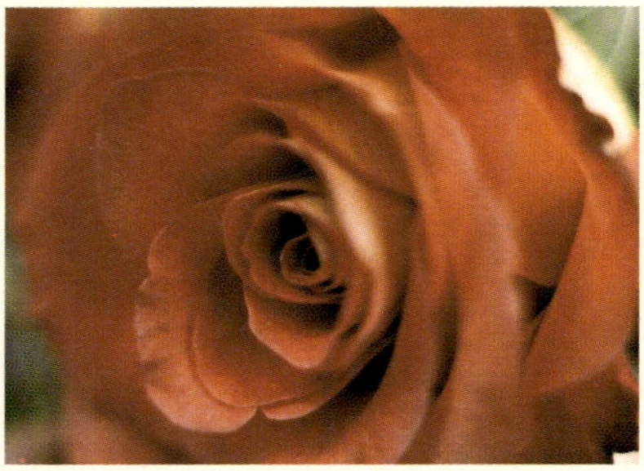

entdeckten die Kreuzfahrer in der Fremde das Rosenwasser, das sie auch »Damaszener-Wasser« nannten.
Eines der beliebtesten Massageöle der Inderinnen, *urgujja,* besteht hauptsächlich aus Rosen- und Jasminöl – den beiden teuersten ätherischen Ölen. Heutzutage ist Marokko der Hauptproduzent von Rosenöl. Die Blumen werden bei Tagesanbruch gepflückt, wenn noch Tau auf den Blütenblättern liegt (der Gehalt an ätherischem Öl nimmt später am Tag rapide ab), und dann sofort destilliert. Um einen einzigen Tropfen Rosenöl herzustellen, sind dreißig Rosen erforderlich, und aufgrund dieser geringen Ausbeute bleibt die Rose eines der kostbarsten ätherischen Öle: fünfzigmal so teuer wie andere. Es fällt bei der Destillation als Nebenprodukt der Rosenwasserherstellung an. Sobald es sich an der Oberfläche absetzt, schöpft man es ab und läßt es fest werden. Ein Persienreisender aus dem 17. Jahrhundert schrieb, das Rosenöl »ist wertvoller als Gold, und kein Duft in der Welt ist so angenehm und süß«.
Heute hat das intensive Züchten von Rosen auf Haltbarkeit und Blütengröße auch dazu geführt, daß der Duft nicht mehr so stark ist. Die Rosen, die wir heute beim Blumenhändler kaufen, sind größer, leuchtender und haltbarer als vor zehn Jah-

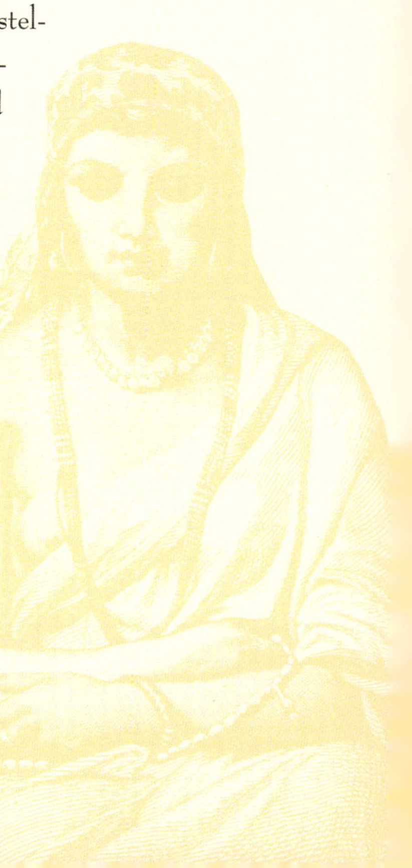

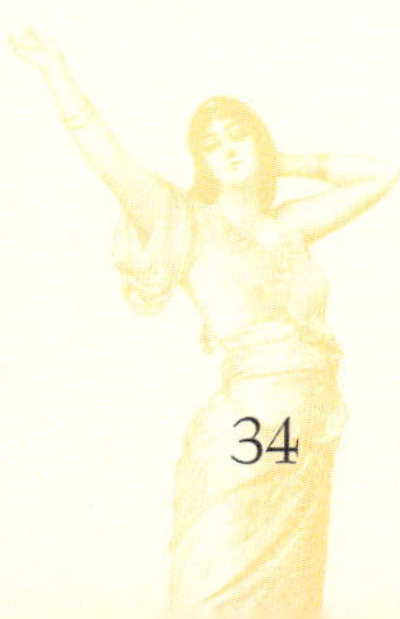

ren. Doch Forscher meinen, daß die Methoden, die benutzt wurden, um dieses Ergebnis zu erzielen, die duftproduzierenden Eigenschaften der Blume beeinträchtigt haben: Die Zellen, die in den Rosenblättern den Duft erzeugen, lassen die Blumen auch schneller welken. Blütenblätter mit einer großen Anzahl dieser Zellen, die also stärker duften, sind dünner und schwächer und fallen schneller ab.
Rosenessenz, die sich heilend auf die Leber auswirkt, wurde in der Vergangenheit benutzt, um Wein Aroma zu verleihen; man glaubte auch, sie könne die Folgen des Alkoholgenusses mindern und einem Kater vorbeugen.
Rosenwasser wird für die Gesichtsreinigung eingesetzt und ist besonders gut bei fettiger Haut.
Ein konzentrierter Sirup, für den man Rosenblätter aufkocht und mit Zucker vermengt, ist verdünnt und eisgekühlt ein wunderbar erfrischendes Getränk. Als Alternative zu diesem zeitaufwendigen Prozeß kann man aber auch in nahöstlichen und asiatischen Lebensmittelläden Fläschchen mit konzentriertem Rosenwasser kaufen und etwas davon ins Wasser geben.

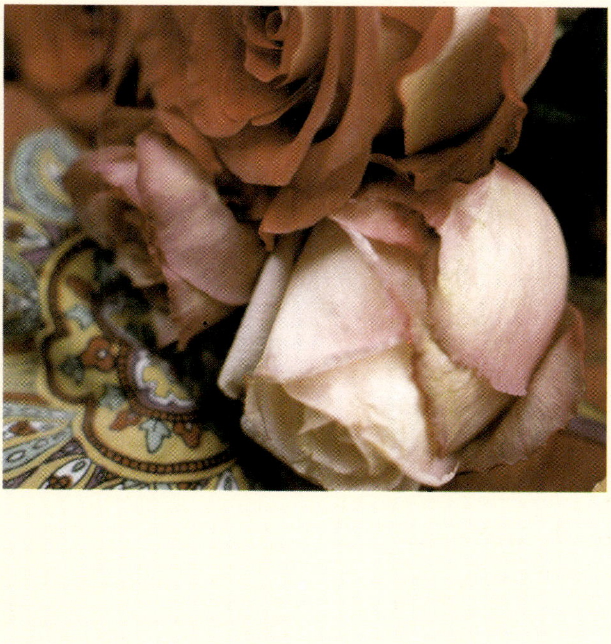

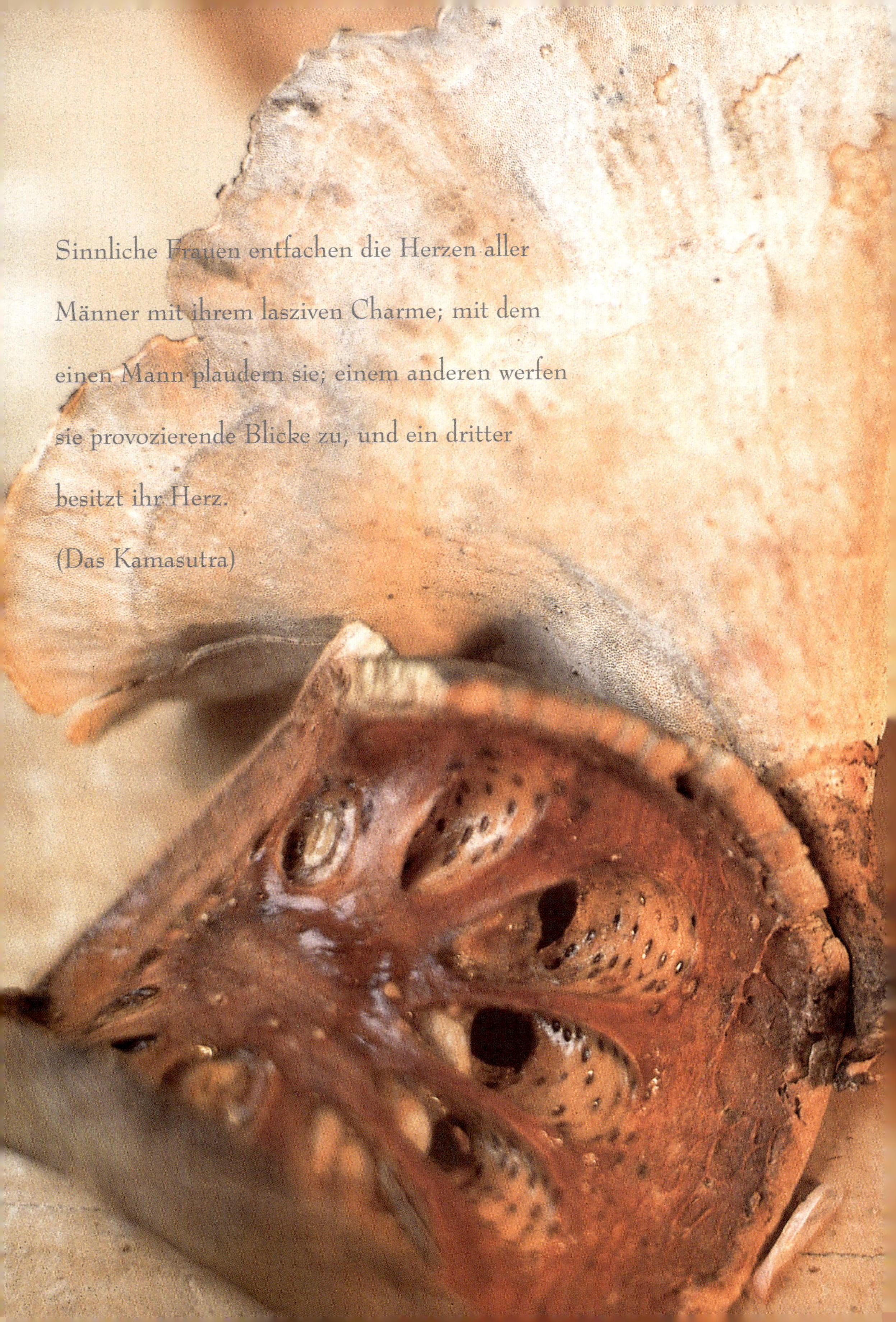

Sinnliche Frauen entfachen die Herzen aller Männer mit ihrem lasziven Charme; mit dem einen Mann plaudern sie; einem anderen werfen sie provozierende Blicke zu, und ein dritter besitzt ihr Herz.

(Das Kamasutra)

Reinigung und Pflege

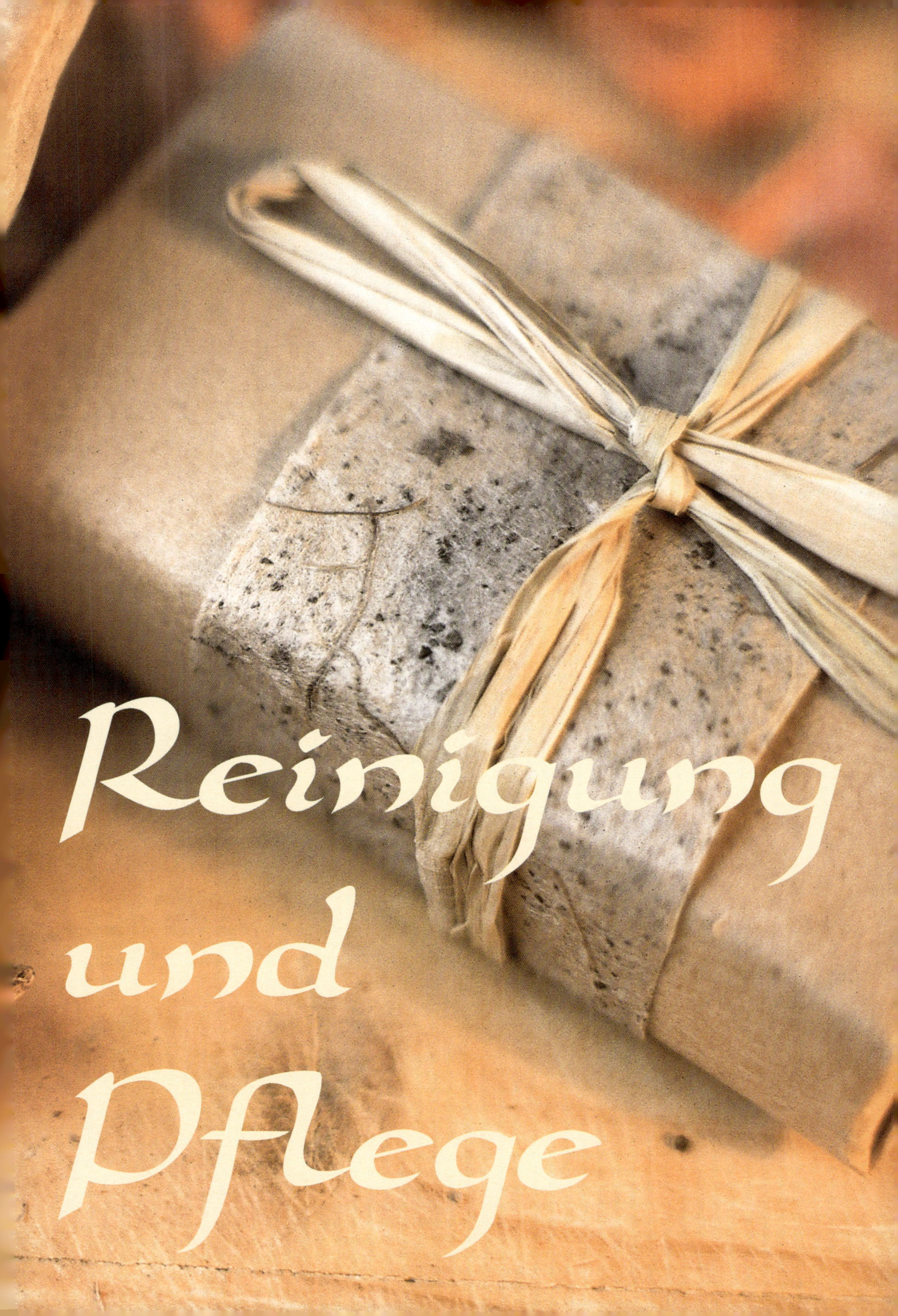

BADEFREUDEN

Viele Türkische Bäder, die im 19. Jahrhundert in Europa gebaut wurden, werden auch heute noch genutzt. Einige von ihnen haben Schwimmbecken, Saunen und Einzelräume mit gestärkten Laken, auf denen man sich hinterher ausruhen kann. Die bestausgestatteten Bäder bieten Erfrischungen, Massage und andere Behandlungen an, und in einigen finden abends Tanz- und Sportveranstaltungen statt. Manche versuchen mit vielen kleinen Extras, das Erlebnis so angenehm wie möglich zu gestalten, zum Beispiel mit Dampfräumen, die nach Duftölen riechen.

Wenn Sie in Erwägung ziehen, sich einmal den Genuß eines Türkischen Bades oder einer Sauna zu gönnen, sollten Sie folgendes bedenken:

Ein wohltemperiertes Bad sollte nicht so heiß sein, daß Sie sich unwohl fühlen. Auf jeden Fall sind einige Vorsichtsmaßnahmen zu treffen. Dampfbäder und Saunen regen die Durchblutung der Haut an und lassen den Puls schneller schlagen. Wenn Sie also Probleme mit dem Herzen haben, sollten Sie zuerst Ihren Arzt konsultieren.

Lassen Sie sich viel Zeit. Denken Sie nur nicht, daß Sie einen Besuch in den Bädern zwischen zwei Termine quetschen können. Wenn Sie in Eile sind, haben Sie längst nicht soviel davon. Sie können sich nicht richtig entspannen, wenn Sie sich nicht mindestens einige Stunden gönnen. Danach sind Sie wahrscheinlich so entspannt, daß es Ihnen nicht im Traum einfallen würde, etwas Anstrengenderes zu tun, als auf dem Sofa zu liegen.

Für Frauen und Männer sind meist unterschiedliche Wochentage vorgesehen, aber einige Bäder haben auch einen »Pärchen«-Tag und einen normalen Gemeinschaftsbadetag pro Woche. Ich würde Ihnen nicht empfehlen, an solch einem Tag alleine ins Bad zu gehen, es sei denn, Ihnen gefällt die Vorstellung, als einzige Frau mitten im örtlichen Rugby-Team zu sitzen. Große Hotels mit Fitneß-Center erlauben oft Gästen von außerhalb, die Einrichtungen gegen eine Gebühr

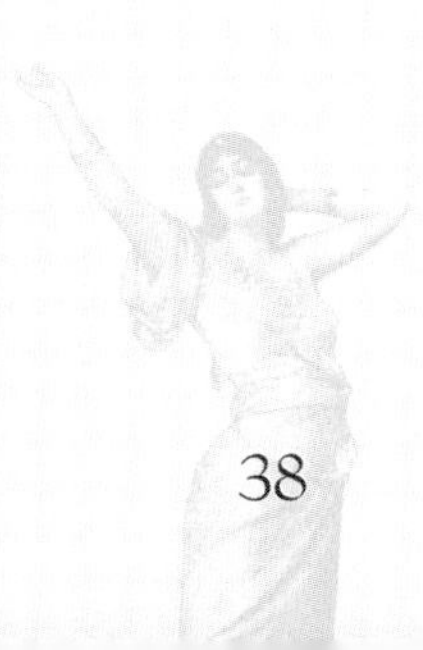

mit zu benutzen. In diesem Fall sind Sauna und Dampfräume in der Regel gemischt, und man muß einen Badeanzug tragen.

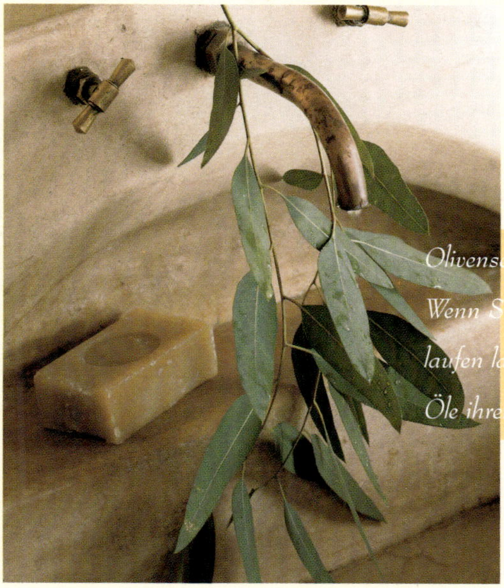

Olivenseife und Eukalyptuszweig: Wenn Sie heißes Wasser über den Zweig laufen lassen, entfalten die ätherischen Öle ihren Duft.

Was man mitnehmen sollte

Es ist eine gute Idee, sich ein kühles Getränk mitzunehmen oder etwas Obst, das man mit anderen teilen kann. Unter Freundinnen verschwindet eine große Tüte Orangen ziemlich schnell und verbreitet einen herrlichen Duft.

Vielleicht nehmen Sie aber auch eine Flasche gewöhnliches Leitungswasser mit, das einige Tropfen ätherisches Öl enthält. Sie können es in der Sauna auf die heißen Kohlen gießen, wenn keiner etwas dagegen hat. Eukalyptus und Rosmarin wirken anregend und sind gut gegen Erkältung. Sie können aber auch Olbasöl benutzen, eine Mischung aus Eukalyptus, Menthol, Minze, Wintergrün, Nelke, Kajeput (ein Myrtengewächs) und Wacholder.

Die meisten westlichen Bäder stellen Schließfächer und Handtücher zur Verfügung, die im Eintrittsgeld enthalten sind, und gegen eine

Extragebühr auch Frotteebademäntel. Manche Frauen nehmen einen Badeanzug mit, aber es ist viel besser für den Körper und hilft beim Schwitzen, wenn Sie sich ganz ausziehen. Im Umkleide- und Duschbereich finden Sie möglicherweise auch Seife, Shampoo, Papiertaschentücher und einen Fön, aber vielleicht verwenden Sie lieber ihre eigenen Produkte oder gönnen sich eine Hennabehandlung oder etwas Ähnliches. Vergessen Sie nicht einen Luffaschwamm oder einen Badehandschuh.

Einige Badetips

Es macht immer mehr Spaß, die Bäder zusammen mit anderen zu besuchen und ein geselliges Ereignis daraus zu machen, als allein zu gehen. Manchmal sehe ich eine Frau allein herumsitzen, die mit angespanntem Gesicht versucht, ein Buch zu lesen. Ich würde Lesen im Dampfraum nicht empfehlen, da es einen davon abhält, sich zu entspannen. Zu den angenehmsten Seiten des Badens zählt es, seinen Kopf frei zu bekommen und sich den Gerüchen, Bildern und Aktivitäten ringsum zu öffnen.

Wenn Frauen mit der Badeprozedur nicht vertraut sind, kann es passieren, daß sie einfach nur duschen, zehn Minuten lang im Handtuch herumsitzen und dann beschließen, daß es an der Zeit ist zu gehen! Hier sind also für jeden, der noch nie in einem Dampfbad war, einige Tips:

Duschen Sie, bevor Sie den Dampfraum oder die Sauna betreten. (In der Sauna herrscht eine trockene Hitze, im türkischen Dampfbad dagegen hohe Luftfeuchtigkeit. Vielleicht sagt Ihnen das eine mehr zu als das andere.) Eine warme Dusche wird Ihre Poren öffnen und helfen, das Schwitzen in Gang zu bringen. Gewöhnlich benutzt man in dieser Phase noch keine Seife.

Wenn man sich länger im Dampf aufhält, werden die Haare in Mitleidenschaft gezogen, also wickeln Sie sich vielleicht ein kühles, feuchtes Handtuch um den Kopf. Falls Sie extrem empfindlich auf Hitze reagieren, hilft Ihnen dieses Handtuch auch, den Kopf kühl zu halten. Sie können es dazu immer wieder neu mit kaltem Wasser anfeuchten.

Begrenzen Sie Ihr erstes Dampfbad auf zehn Minuten. Dann haben Sie wahrscheinlich Lust auf eine kalte Dusche. In der Regel duscht man nach jedem Dampfbad kalt, um die Körpertemperatur für die nächste Runde zu senken. In einer Sauna sind die unteren Bänke die kühlsten. Wenn Sie stärkere Hitze möchten, steht Wasser in einem Eimer bereit, das Sie mit einer Schöpfkelle auf die Kohlen geben können.

Ein Türkisches Bad hat im allgemeinen zwei oder drei Räume mit jeweils höheren Temperaturen, aber man braucht nicht in allen zu sitzen, um zu zeigen, wie zäh man ist. Einige westliche Dampfbäder haben draußen eine heiße Sauna mit Wannen und Fässern, und manche kann man sogar für nächtliche Privatfeiern anmieten.

Nach einem gründlichen Dampfbad wäscht man sich mit Seife. Entweder reiben Sie sich selber mit einem Luffaschwamm oder einem rauhen Wollhandschuh ab, oder Sie lassen sich abreiben (vielleicht zusammen mit einer kräftigen Massage).

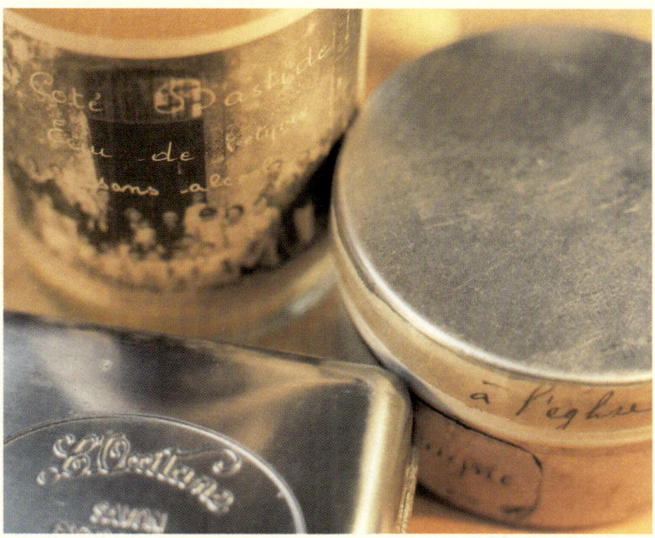

Einige Frauen tragen während des Dampfbads gern eine Gesichtspackung auf, aber man kann dies auch erst nach dem Abreiben und der Reinigung tun.
Die Haarwäsche kommt in der Regel ganz zum Schluß, vielleicht zusammen mit Extras wie Enthaarung oder Henna.
Wenn Sie eine Massage möchten, müssen Sie sich gleich beim Eintritt vormerken lassen. Wenn Sie keine Massage bekommen, suchen Sie am besten den Entspannungsraum auf, wo Sie sich in Ihrem Bademantel zurücklehnen und allmählich an eine kühlere Temperatur gewöhnen können, bevor Sie wieder in die Außenwelt zurückkehren. Einige Bäder stellen Zeitschriften und Spiele zur Verfügung, die meisten bieten Erfrischungen an, und einige haben sogar Einzelräume, die mit kleinen Tischen und Lampen ausgestattet sind.

ZITRONEN

Zitronen sind so vielseitig, daß man sie in der Körperpflege in mannigfaltiger Weise einsetzen kann, entweder allein oder zusammen mit anderen Lebensmitteln. Zitronensaft reinigt die Haut und stellt den Säuremantel wieder her; er wirkt auch antiseptisch und beugt Pickeln vor. Außerdem reinigt er sehr wirksam, man kann mit ihm starke Essensgerüche wie Knoblauch und Fisch nach dem Kochen gut von den Händen bekommen.
Die alten Ägypter benutzten Zitrone als Shampoo, um das Fett zu zersetzen, das den Schmutz im Haar hält. Sie rieben Zähne und Zahnfleisch mit Zitronenschale ab, um frischen Atem zu bekommen, und entfernten damit auch braune Flecken von den Zähnen.
Zitrone ist ein wirksames adstringierendes Mittel, allein oder in Kombination mit Rosenwasser. Ein paar Tropfen Zitronensaft im Fußbad machen die Füße weicher und verschaffen müden Füßen Erleichterung.
Über diese äußeren Anwendungen hinaus sind Zitronen auch noch reich an Vitamin D und C. Ein wenig frischer Zitronensaft, in heißem Wasser vor dem Frühstück eingenommen, regt die Verdauung an.

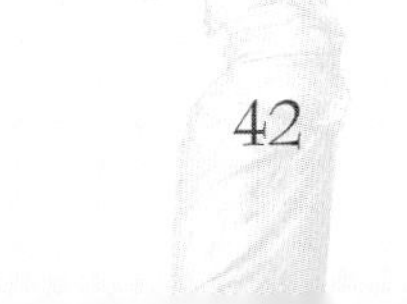

Ein Zitronen-Peeling

Reiben Sie Ihr Gesicht mit leichtem Pflanzenöl oder Nußöl ein. Klopfen Sie dann warmes Wasser, darauf eine Schicht frisch gepreßten Zitronensaft ein. Nach circa einer Minute, bevor das Öl oder der Zitronensaft auf der Haut trocknen kann, reiben Sie diese Emulsion mit kreisförmigen Fingerbewegungen über eine Hautpartie, bis sich ein kleiner Ball formt, den Sie dann wegwerfen können. Behandeln Sie nun das ganze Gesicht und den Nacken auf diese Weise, und die oberste Schicht abgestorbener Hautzellen wird entfernt.

Ein Zitronen-Aufheller

Zitrone wird als mildes Bleichmittel benutzt, und um Sommersprossen heller zu machen – in Gesellschaften, die Sommersprossen als Schönheitsfehler ansehen. Für eine helle Haut mischen Sie Zitronensaft mit Holunderblüten oder Rosenwasser zu gleichen Teilen. Tupfen Sie diese Lotion auf Ihr Gesicht und lassen Sie sie beliebig lange einwirken, von 15 Minuten bis zu ein paar Stunden. Mit lauwarmem Wasser abwaschen. Schließen Sie die Poren mit einem adstringierenden Mittel, und vergessen Sie nicht, Öl oder eine Nährcreme aufzutragen, da alle Bleichmittel aus Kräutern und Nahrungsmitteln die Haut leicht austrocknen können.

Ein Rezept gegen rauhe Ellbogen

Um rauhe Ellbogen weicher zu machen (und dunkle aufzuhellen), schneiden Sie eine Zitrone in zwei Hälften, stechen etwas Fruchtfleisch heraus und stützen Ihre Ellbogen in die Schalen.

Eine Schlußspülung für blondes Haar

Verwenden Sie ausschließlich Zitronensaft, oder mischen sie ihn mit Limonensaft oder Essig. In die Kopfhaut eingerieben, soll er Haarausfall vorbeugen.

Ein Rezept gegen rauhen Hals

Ein altbekanntes Mittel gegen rauhen Hals und Erkältungen ist Zitrone und Honig in heißem Wasser. Achten Sie darauf, daß Sie kein kochendes Wasser nehmen, da sonst das Vitamin C zerstört wird.

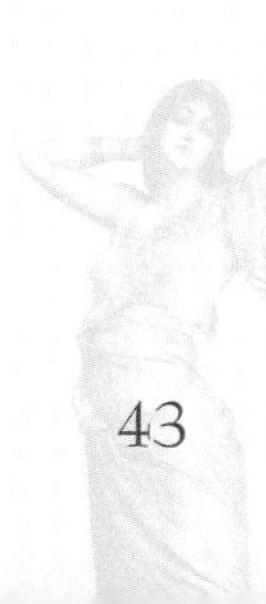

Pflegetips für Gesicht und Hände aus dem alten Persien

Eine tägliche Gesichtsreinigung zur Öffnung der Poren

Mischen Sie im Verhältnis 3:1 Rosenwasser und den Saft von Bitterorangen (man findet sie im Westen in Geschäften, die auf nahöstliche Lebensmittel spezialisiert sind).

Gesichtsreinigung für trockene Haut

Mischen Sie zu gleichen Teilen destilliertes Wasser oder Frischmilch mit frischem Melonensaft.

Einige herrliche Rezepte für zarte Haut

a) Nehmen Sie schwarze Kirschen und Weintrauben zu gleichen Teilen. Vermischen Sie den Saft der zerdrückten Früchte mit Rosenwasser und benutzen ihn zur täglichen Gesichtsreinigung.

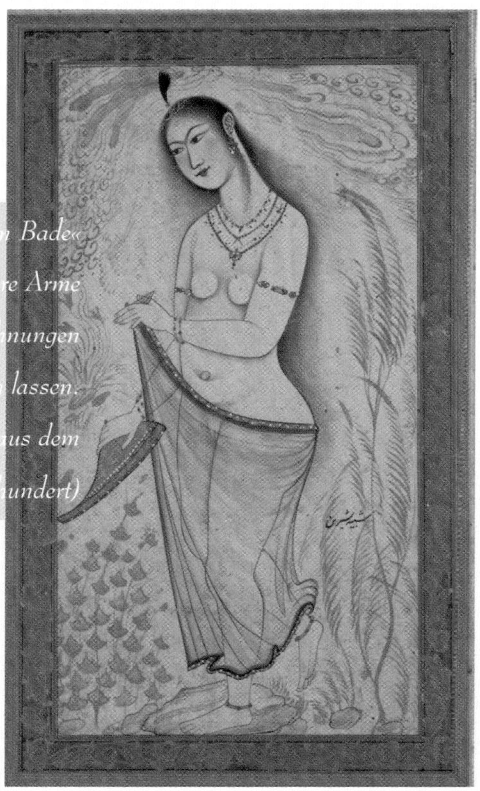

»Schirin vor dem Bade« hat ihr Dekolleté und ihre Arme mit kunstvollen Hennazeichnungen bemalen lassen. (Persische Miniatur aus dem 17. Jahrhundert)

b) Blanchieren Sie Mohnblüten, gießen Sie das Wasser ab, und legen Sie die Blüten direkt auf die Haut.
c) Kochen Sie Petersilie in eigenem Sud zusammen mit einigen Tropfen Wasser (dieses Rezept soll auch bei Akne helfen).
d) Vermischen Sie den Saft von Brunnenkresse mit Honig zu gleichen Teilen, und tragen Sie die Paste auf das Gesicht auf. Wenn sie trocken ist, spülen Sie sie ab.

Ein Peeling für Gesicht und Körper

Im Iran kann man heute noch *sephidob* kaufen, einen weißen Lehm, der Knochenmehl und Tierfett enthält. Um ihn als Körperpeeling zu verwenden, tragen Sie einen dünnen Ölfilm auf Ihre Haut auf, dann befeuchten Sie den Lehm mit Wasser und reiben etwas davon in ein rauhes Badetuch (es sollte mindestens so rauh wie ein Luffa-Handschuh sein). Für das Gesicht reiben Sie einfach etwas *sephidob* auf Ihre nassen Finger und benutzen es zweimal im Monat als Peeling.

Der Mund

Der tintenschwarze Mund
seltsamer und lieblicher Anblick:
Ein Fleck voll Tinte, so rund
Sich formt zu einem köstlichen Mund
Der Wein von süßem Glück.
(al-Barraq)

Der »Balsam«, von dem in der Genesis die Rede ist, soll ein Harz aus der Rinde des Pistacia lentiscus-Baumes sein, das als Mastix bekannt ist. Es soll angeblich die Haut widerstandsfähiger machen und wird auch heute noch benutzt, um Zähne und Zahnfleisch zu stärken. Es wird in Zahncremes verwendet und war früher, mit Honig und Öl vermischt, Bestandteil eines Aphrodisiakums für Männer.
Viele Substanzen, die gekaut wurden, um den Atem zu verbessern, wirkten auch euphorisierend. Vielleicht bestand in einigen Fällen, wie bei Opium, der größte Reiz in ihren berauschenden Eigenschaften.

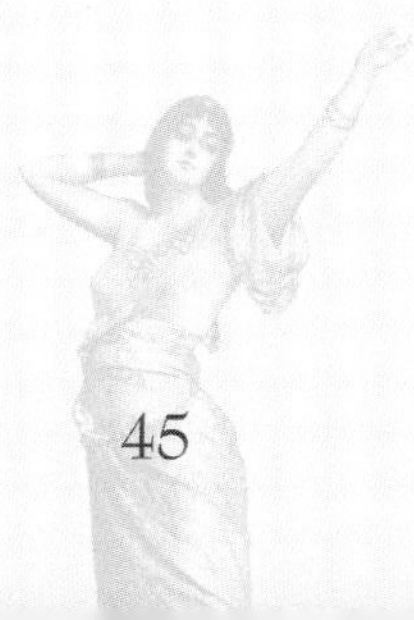

Die ältesten Rezepte für Salben und Reinigungscremes gehen bis ins 2. Jahrhundert v. Chr. zurück. Um den Atem zu erfrischen, vermischte man Myrrhe mit Minze, und in Palästina und Arabien kaute man Mastix. Den gleichen Zweck erfüllten auch Iriswurzel, Zimt und Sandelholz. In indischen Restaurants stellt man dem Gast nach dem Essen oft eine kleine Schale mit Kümmelkörnern zum Knabbern hin. Kümmel hinterläßt einen erfrischenden Geschmack im Mund, doch andere traditionelle Mittel zur Mundpflege, die heute noch verwendet werden, sind weniger reizvoll. So haben die Betel kauenden Inder rote Flecken im Mund und sehen aus, als ob ihre Zähne und Zahnfleisch von Blut trieften, und in Indien sind die Bürgersteige mit den roten Flecken von ausgespucktem Betelsaft übersät.

Ein weiteres Rezept für frischen Atem aus dem Nahen Osten ist das Kauen von Salbei; und in den Basaren kann man kleine Bündel *swek* bekommen, einem weiteren traditionellen Mundpflegemittel. *Swek* ist die äußere Schicht der Walnußwurzel und ähnelt äußerlich der Zimtrinde. Wie bei Betel wird das Zahnfleisch leuchtendrot.

Frische für Zähne und Atem

Es kam mir immer schon merkwürdig vor, daß Produkte, die unsere Zähne vor dem Verfall schützen sollen, Zucker enthalten. Einige handelsüblichen Zahnpastamarken sind unerträglich süß, und es ist eine erfrischende Abwechslung, eine selbstgemachte Alternative auszuprobieren.

Eine der ältesten und besten Zahncremes ist eine leichte Paste aus Salz und Wasser. Salz wirkt antiseptisch, und das Gurgeln mit Salzwasser ist ein gängiges Mittel gegen Halsschmerzen. Salz entfernt Nikotin- und Beerenflecken von den Zähnen, und wenn Sie Ihr Zahnfleisch damit einreiben, verhindern Sie die Neubildung des gefährlichen Zahnbelags.

Eine wohlschmeckendere Alternative zu Salz ist eine frische Erdbeere, die im Mund gegen die Zähne gedrückt wird.

Indische Yogis benutzen morgens einen Spatel, mit dem sie auf der Zunge von hinten nach vorne fahren, um die Ablagerungen der Nacht abzukratzen. Ersatzweise kann man auch die Innenseite eines Teelöffels nehmen.

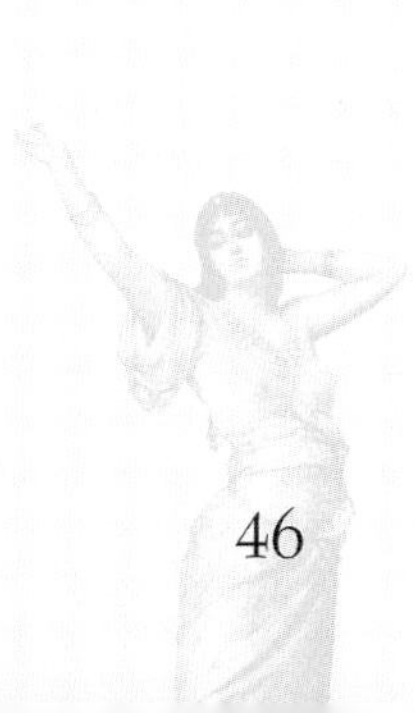

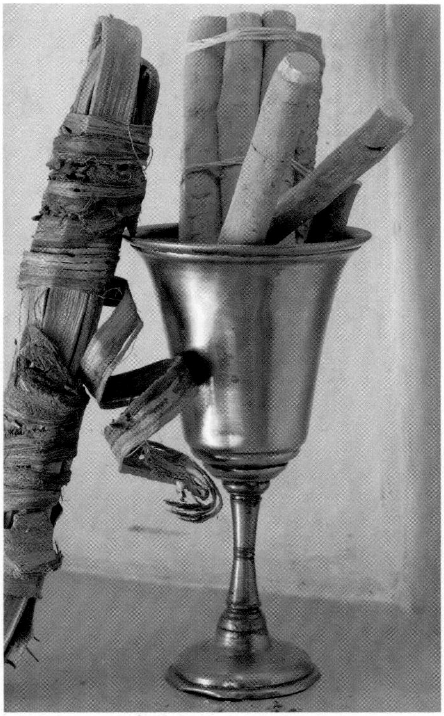

Die »Zahnbürste des Propheten«

Ein altes Mittel gegen Zahnfleischbluten ist eine Mundspülung mit dem Sud aus Brunnenkresse. Das Kauen von roher Petersilie ist eine beliebte Methode, um Knoblauchgeruch loszuwerden, die rund ums Mittelmeer und im Nahen Osten praktiziert wird. Wenn man in einem libanesischen Restaurant Platz nimmt, stellt einem der Kellner daher oft ein Schälchen mit Petersilie auf den Tisch.
Wirksame Mundwässer sind Pfefferminztee, Lavendelwasser, Nelkentee und Rosenwasser, die im Kühlschrank aufbewahrt werden sollten.

Persische und arabische Enthaarungsmethoden

Eine iranische Freundin, die im Westen aufgewachsen ist, erzählte mir, daß ihre Mutter sie jedesmal, wenn sie zu Besuch kommt, wegen ihrer Achselhaare ausschimpft. »Sie hat mir gesagt, ich solle nie ärmellose Kleider tragen, weil die Achselhaare wie Schamhaar wären.

Fremde Leute würden etwas Unanständiges über mich denken, besonders Männer!«

In islamischen Ländern wird großer Wert auf die Enthaarung gelegt, und so fällt meine Freundin aus der Reihe, wenn sie sich nicht die Achselhaare entfernt. In den Dörfern ist es immer noch üblich, jede Spur eines Haars vom Körper zu entfernen, die Schamhaare eingeschlossen; und eine vollständige Enthaarung gehört zum aufwendigen Reinigungsritual der Braut vor der Hochzeit. Heutzutage verzichten jedoch jüngere, westlich beeinflußte Frauen darauf, sich vollständig zu enthaaren.

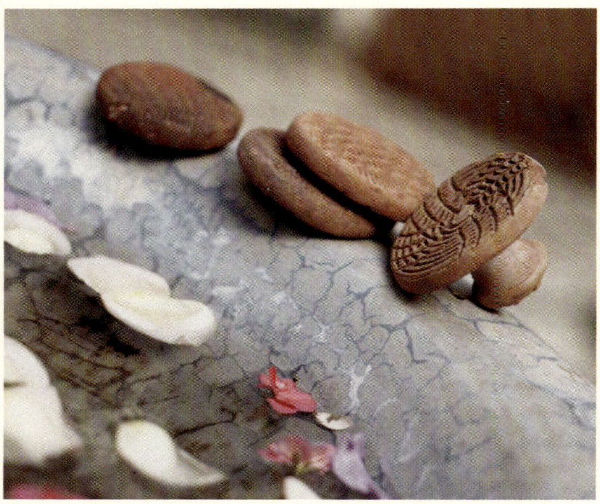

Kleine Tonscheiben zum Körperpeeling. Die eingeritzten Muster stimulieren die Haut angenehm.

In vielen Kulturen hat Haar große sexuelle Bedeutung und angeblich magische Kräfte. Ein vollständig unbehaarter Körper ist der Körper eines Kindes, und so liegt der Gedanke nahe, daß die vollständige Enthaarung der Frau etwas von ihrer sexuellen Macht nehmen soll. Zu den Riten der Hochzeitsvorbereitungen der chassidischen Juden gehört es, daß die Frau sich den Kopf schert und eine Perücke trägt, damit ihr natürliches Haar nicht ihren Mann verhexen kann. Im Westen neigen wir dazu, die Enthaarung auf unsere Beine und Achseln zu beschränken, obwohl einige sich nicht einmal dazu gezwungen sehen. So würden die meisten Italienerinnen nicht im Traum daran denken, sich die Achselhaare zu entfernen. Vor vielen hundert Jahren wurde Körperbehaarung mit Hilfe einer arsenhaltigen gelben Paste entfernt. Glücklicherweise wurde diese Methode seit langem durch andere, weniger gefährliche ersetzt. Eine weitere nahöstliche alte Methode der Haarentfernung bestand darin, die Schamhaare mit übelriechendem Wacholderharz aufzulösen, das fast genauso wirkte wie manche moderne Enthaarungprodukte.

Angesichts der angeführten Beispiele erscheint es merkwürdig, daß im Iran und in der Türkei ein leichter Schnurrbart bei Frauen als Schönheitsmerkmal gilt, doch Ästhetik hat schließlich wenig mit Logik zu tun.

Band Andazi

Band andazi ist eine persische Methode der Haarentfernung, bei der Zwirn verwendet wird. Man bestäubt die Stelle, die enthaart werden soll, leicht mit Talkumpuder. Dann wird ein Faden um beide Zeigefinger und Daumen geschlungen, so daß sie sich in der Mitte kreuzen und eine Schlaufe entsteht (ähnlich wie beim Fadenspiel von Kindern). Wenn man nun mit dem Faden rasch über die Stelle fährt, die enthaart werden soll, werden mehrere Haare auf einmal unglaublich schnell herausgerissen. Bei einem professionellen *band andazi* wird ein Bein in drei Minuten enthaart! Manchmal sieht man Frauen, die sich den Faden um den Nacken gehängt oder zwischen die Zehen geschlungen haben, während sie mit beiden Händen weiterarbeiten, wobei sich ihr Körper rhythmisch vor und zurück bewegt. Man tupft etwas Wachs auf den gedrehten Teil des Fadens, damit er nicht verklebt. Das Haar muß bei dieser Enthaarungsmethode trocken sein, deshalb gelingt *band andazi* zu Hause leichter als in den feuchten Bädern.

Halawa oder Sukkar

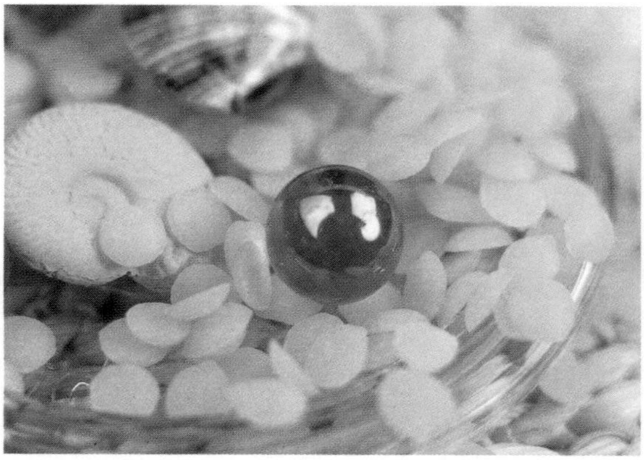

Die beliebteste Enthaarungsmethode im ganzen Nahen Osten und in Nordafrika ist *halawa* (Zuckern). Gelegentlich verwendet man auch erwärmtes Bienenwachs, in der Regel besteht *halawa* aber aus einer Mischung aus Zitronensaft und Zucker. Es handelt sich um eine Gemeinschaftsunternehmung, bei der die Frauen abwechselnd die Zuckerlösung für die ganze Gruppe vorbereiten; und wenn mehrere Frauen zugegen sind, kann immer jemand aufpassen, daß sie nicht anbrennt! Manchmal lädt man eine Expertin ein, die den *sukkar* zubereitet, dann folgt dem *halawa* eine Maniküre. Eine Freundin aus dem Libanon erinnert sich, wie sie und ihre Freunde früher den Müttern bei der Herstellung der Karamel- bzw. Zuckerlösung zuschauten. Die Kinder wußten, daß sie nach dem Abkühlen ein kleines Stück probieren durften: »Unsere Mütter trafen sich einmal im Monat zum *halawa;* es war ein richtiges Fest für uns, für die Jungen und die Mädchen. Am *halawa*-Tag haben wir unsere Mütter angefleht: ›Wartet damit, bis wir aus der Schule kommen!‹ Es war faszinierend anzusehen, wie die Masse wunderschön golden aus der Pfanne herausfloß. Wir mußten warten, bis sie abgekühlt war. Dann wurde ein Stück für uns abgeschnitten, und wir wurden hinausgeworfen, während unsere Mütter sich weiter an die Arbeit machten. Einige Frauen haben ein Geschäft mit dem Verkauf von fertigem *sukkar* in kleinen Töpfchen gemacht. Trotzdem hört man noch manchmal reiche Frauen sagen: ›Wollen wir uns nicht treffen und den *sukkar* selbst machen?‹ Weil es Spaß macht.«

Nichts ist einfacher und billiger, als den *sukkar* selbst herzustellen. Mischen Sie Zucker und Zitronensaft zu gleichen Teilen, und fügen Sie eine Prise Salz hinzu (sie soll die Enthaarungsprozedur weniger schmerzhaft machen). Rühren Sie diese Mischung ständig bei niedriger Hitze, bis sie anfängt zu karamelisieren, brodelt und eine beige Farbe annimmt. Nehmen Sie sie vom Herd, und testen Sie die Konsistenz, indem Sie ein kleines Kügelchen in ein Glas Wasser tropfen lassen. Wenn es kristallisiert, ist die Lösung fertig; wenn nicht, muß sie weiter gekocht werden. Dies ist der einzige etwas schwierigere Teil beim Herstellen einer Zuckerlösung: die richtige Konsistenz zu finden. Sie darf weder zu flüssig werden noch anbrennen.

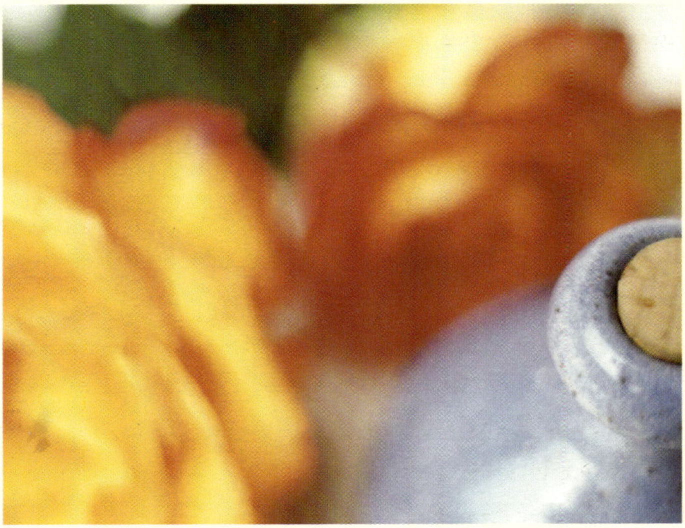

Wenn die Lösung fertig ist, gießen Sie sie zum Abkühlen auf eine Marmorplatte oder ein leicht eingefettetes Backblech. Sie können die Mischung in größeren Mengen herstellen und sie dann in kleinen Portionen einfrieren. Sie kann leicht wieder aufgetaut werden, wenn man den Gefrierbeutel über einen Topf heißes Wasser hängt.
Wenn der *sukkar* abgekühlt ist, feuchten Sie Ihre Finger an, brechen ein Stück ab und kneten es wie einen Teig, um es geschmeidig zu machen. Legen Sie ein nasses Tuch neben sich, und wenn der *sukkar* trocken wird und sich nicht mehr gut verarbeiten läßt, feuchten Sie einfach Ihre Finger wieder am Tuch an und arbeiten weiter. Gießen Sie bloß kein Wasser in den *sukkar,* sonst ist er ruiniert.
Tragen Sie die Masse auf den Körper auf, indem Sie einen Streifen davon mit den Daumen von oben nach unten auf die Stelle streichen, die enthaart werden soll. Dann ziehen Sie ihn (entgegen der Wuchsrichtung) mit einem Ruck wieder ab, dabei werden die Härchen mit herausgerissen. Sie können einen einzigen Zuckerstreifen mehrere Male benutzen. Wenn Ihre Haut sehr empfindlich ist und rot wird, reiben Sie etwas unverdünnten Zitronensaft oder Talkumpuder darauf. Nachdem Sie diese Methode das erste Mal angewendet haben, wachsen die Haare vielleicht schneller nach als sonst, sind aber etwas feiner, und mit der Zeit dauert es immer länger, bis sie nachwachsen.

Schlamm aus dem Toten Meer

Um einen zarten, faltenfreien Teint zu bekommen, haben sich Frauen seit jeher alle möglichen tierischen und pflanzlichen Substanzen auf den Körper geschmiert. Schon so manch seltsamer Brauch, der ewige Jugend versprach, erfreute sich eine Zeitlang großer Beliebtheit; und vermutlich war es nicht nur eine bloße Laune, die Kleopatra dazu brachte, in Eselsmilch zu baden. Zu den extremeren Beispielen gehört der Ratschlag eines syrischen Medizinbuchs aus dem 4. Jahrhundert, sich die Lunge eines Kamels aufs Gesicht zu legen. Im alten Rom brachte Neros Frau Poppäa die Mode auf, vor dem Schlafengehen eine Packung aus parfümiertem Brotteig aufs Gesicht aufzutragen. Bis zum Tagesanbruch war der Teig hart geworden und hatte Risse bekommen, und sie sah wie eine verschrumpelte alte Hexe aus. Im

16. Jahrhundert wurde in Europa das »Soliman-Wasser« hergestellt, ein berühmtes Mittel gegen Pickel, Sommersprossen und Warzen – doch das war nicht alles, was es entfernte. Sein Hauptbestandteil war ein Quecksilbersublimat, das die ganze äußere Hautschicht mit ablöste. Bei längerer Anwendung zerstörte es nach und nach das darunter liegende Fleisch, und schließlich fielen den Frauen wahrscheinlich die Zähne aus. Hundert Jahre später glaubten die Frauen in Europa, daß das Schlafen mit einer Nachtmaske aus Seide, Leinen oder gar Leder, die eng über das Gesicht gezogen wurde, die Fältchen glätten und schließlich ganz zum Verschwinden bringen würde. Aber ein solches Strecken und »Liften« ließ die Haut zusammenfallen, wenn sie von ihrem nächtlichen Korsett befreit war.

Wir mögen darüber lachen, aber es gibt auch einige alte Hausmittel, die jetzt das wissenschaftliche Gütesiegel erhalten haben. Vor einigen Jahren war ich in Israel an einer Stelle des Toten Meeres, die von kahlen braunen Hügeln umgeben ist, hinter denen sich bis zum Horizont die Wüste erstreckt.

An diesem kurzen Küstenstreifen zogen Scharen von Männern und Frauen, von Kopf bis Fuß mit dickem, glänzendem schwarzen Schlamm bedeckt, hinunter zum Meer, um sich im flachen Wasser zu baden.

Es war ein merkwürdiges Gefühl, sich in so salzigem Wasser zu befinden, daß man weder untergehen noch darin schwimmen konnte. Als ich versuchte, mich auf dem Wasser zurückzulehnen und mich treiben zu lassen, wurde ich immer wieder in die Senkrechte gedrückt, so sehr ich auch dagegen ankämpfte. Nachdem ich den Schlamm abgewaschen hatte, tauchte ich kurz in den schwefelhaltigen Quellen unter, die den See speisen, und hinterher war ich so erschöpft, daß ich im Bus auf der Rückfahrt nach Jerusalem einschlief.

Der Schlamm aus dem Toten Meer enthält, wie sich herausgestellt hat, viele Mineralien und andere wertvolle Bestandteile, und man hat das Gefühl, sie saugen jede Unreinheit aus dem Körper. Heutzutage kann man ihn in Naturkostläden und Drogeriemärkten finden, Sie brauchen also nicht bis ins ferne Israel zu fahren, wenn Sie ihn ausprobieren möchten. Falls Sie jedoch die Möglichkeit dazu haben, ergreifen Sie sie, es ist ein außerordentliches Erlebnis.

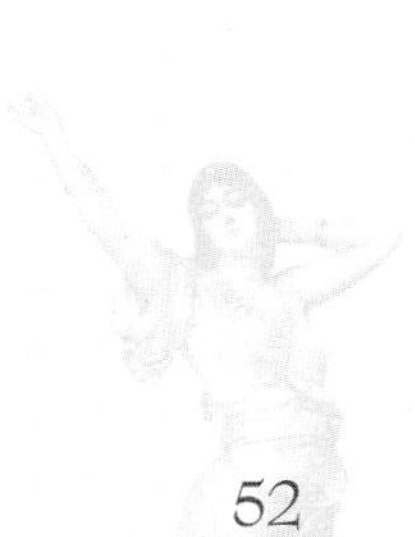

Heller Teint

Der Wunsch nach goldener Bräune ist ein jüngeres Phänomen, das man ausschließlich im Westen findet. Früher war Sonnenbräune ein Zeichen dafür, daß man zu den Armen gehörte, zur Arbeiterklasse. Eine Frau, die sich draußen auf dem Feld abmühte, hatte keine Zeit, ihre Haut zu verwöhnen und sie vor der Sonne zu schützen; folglich galt ein zarter, milchiger Teint als Zeichen eines gehobenen Lebensstils und als Schönheitsmerkmal.

Ein assyrisches Bleichmittel der Antike bestand aus einer Mischung aus Bleiweiß und Eiweiß, die die Frauen über Nacht auf ihrem Gesicht einwirken ließen. Dieser Brauch breitete sich über Griechenland und Rom bis nach Europa aus und hielt sich bis zum Ende des 18. Jahrhunderts. Oftmals waren Verunstaltung und Tod durch Vergiftung die Folge.

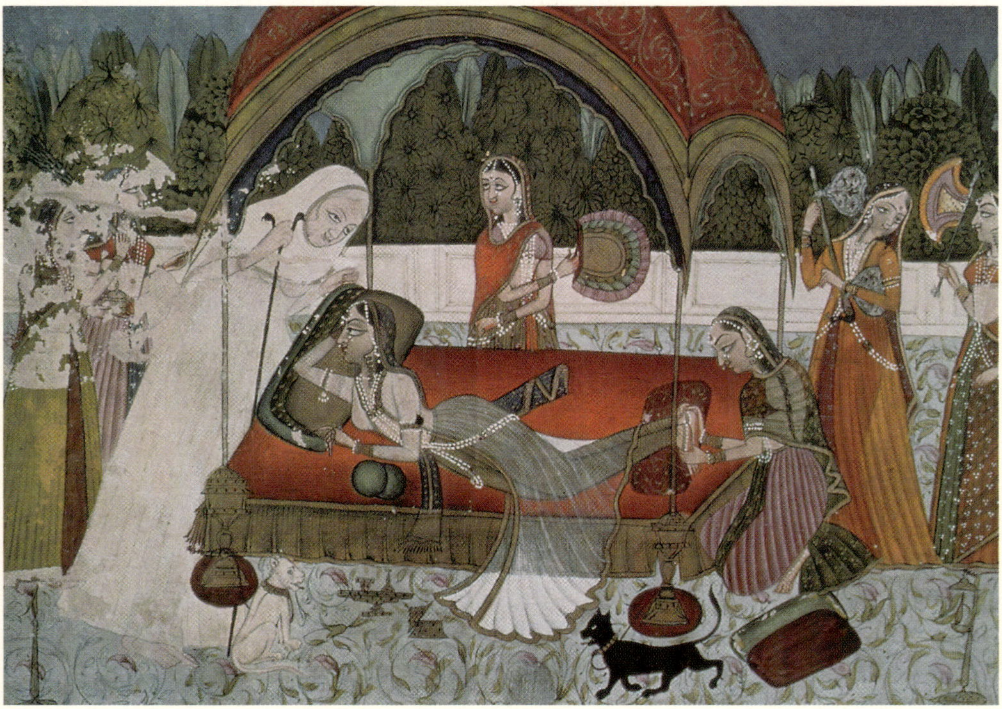

Die Schönheitsvorbereitungen zu einer indischen Hochzeit können sich über Tage hinwegziehen. Mehrere Frauen, meistens enge Verwandte, bemühen sich, die Braut zu schmücken, wie hier auf einer indischen Miniatur aus dem 18. Jahrhundert.

Ein weniger drastischer Aufheller war *batikha*. Dafür zerstieß man die Gehäuse von Kaurischnecken, Borax, weißen Marmor, Reis, Eier, Zitrone und einen Samen namens *helbas*. Diese Zutaten mischte man in einer Melone und fügte noch zermahlene Erbsen, Bohnen, Linsen und Fruchtfleisch hinzu. Dieser Brei wurde dann ein paar Tage zum Trocknen in die Sonne gelegt, bis er sich in einen feinen weißen Puder verwandelt hatte.

Heutzutage können Inderinnen, die in Heiratsannoncen ihren »weizenfarbenen Teint« anpreisen, mit einem weitaus größeren Interesse potentieller Ehemänner rechnen als ihre dunkelhäutigen Schwestern. Dunkle Hautfarbe gilt auf dem indischen Heiratsmarkt tatsächlich als ein ebenso großes Handikap wie Unfruchtbarkeit und kann sich nachteilig auf die Höhe der Mitgift auswirken. Zu den Hochzeitsvorbereitungen einer indischen Braut gehört sehr oft das Auftragen einer leuchtend gelben Paste, die aus einer Mischung aus gemahlenem Kurkuma, Milch, Joghurt oder Wasser und Duftöl besteht. Diese Mischung wird über das ganze Gesicht, den Nacken, die Arme und Beine bis zu den Oberschenkeln gerieben. Manchmal wird dieses Verfahren an jedem der sieben Tage vor der Hochzeit wiederholt. Die Braut läßt die Paste über Nacht einwirken, und nach dem Abspülen soll die Haut samtweich und um mehrere Nuancen heller sein.

OLIVEN

Wenn ein sizilianisches Baby zum ersten Mal gebadet wird, gibt man einige Tropfen Olivenöl ins Wasser, damit das Baby immer eine schöne weiche Haut hat. Oliven sind im Nahen Osten und in Nordafrika beheimatet, sie produzieren ein Öl, das für seine Reinheit bekannt ist. Das Überreichen eines Olivenzweiges galt als ein Symbol des Friedens und guten Willens, und aus diesem Grunde wurden auch die Sieger bei den Olympischen Spielen im alten Griechenland mit Olivenzweigen gekrönt. Die *savon baladi* des Nahen Ostens und Nordafrikas, die sowohl als Seife als auch als Shampoo verwendet wird, besteht aus den Rückständen der Olivenölherstellung. Dieser Brei hat die Konsistenz von dickem schwarzen Honig, der erst fest werden muß, bevor er in Blöcke geschnitten werden kann.

Eine wöchentliche Pflegespülung fürs Haar

Massieren Sie warmes Olivenöl ins Haar und in die Kopfhaut ein. Bedecken Sie ihren Kopf mit einer Plastikhaube und einem warmen Handtuch, und lassen Sie die Packung ein paar Stunden, oder, wenn es Sie nicht stört, über Nacht einwirken.

Eine Kur gegen Schuppen

Massieren Sie Olivenöl in die Kopfhaut ein, und versuchen Sie, die Haare dabei auszulassen. Lassen Sie das Öl ungefähr eine halbe Stunde einwirken, und waschen Sie es dann heraus.

Eine Gesichtsmaske aus Persien

Verquirlen Sie 1 Teelöffel Olivenöl mit einem Eigelb. Tragen Sie die Maske aufs Gesicht auf, und waschen Sie sie nach 20 Minuten mit lauwarmem Wasser ab.

Eine Oliven- und Honig-Behandlung für Hände und Nägel

Weichen Sie Ihre Hände in einer Schale mit warmem Wasser ein und schrubben Sie die Nägel sauber. Nach dem Trocknen tauchen Sie die Nägel 5 Minuten in warmes Oliven- oder Mandelöl; dann massieren Sie das Öl in die Hände, wobei Sie vor allem den Handrücken und die Finger berücksichtigen. Wenn Sie eine reichhaltigere Variante wünschen, geben Sie einen Teelöffel Honig zum Öl. Wickeln Sie Ihre Hände 5 Minuten in ein warmes Handtuch, danach massieren Sie die Hände noch einmal mit Öl ein. Falls Sie Ihre Hände am Abend behandeln, ziehen Sie am besten ein Paar Baumwollhandschuhe an und lassen die Mischung über Nacht einwirken.

NAHRUNG FÜRS GESICHT

Eine libanesische Freundin erzählte mir im Rückblick auf ihr Leben in Beirut vor 40 Jahren: »Ich erinnere mich an eine alte Frau, die immer beim Kochen, wenn sie Früchte oder Gemüse zerteilte, etwas davon auf ihr Gesicht auftrug. Wenn sie also eine Gurke oder eine Kartoffel zerschnitt, rieb sie sich etwas von dem Saft aufs Gesicht.

Sie benutzte auch Erdbeeren, Bananen und Joghurt. Diese Frau hat die schönste, weichste Haut, die ich jemals gesehen habe, selbst in hohem Alter. Als ich ihr neulich ein Päckchen mit Naturkosmetik aus London mitbrachte, rümpfte sie nur die Nase!« Jede Nahrung, die dem Körper guttut, hat wahrscheinlich eine ähnliche Wirkung, wenn sie äußerlich aufgetragen wird. Einige Lebensmittel bieten sich jedoch weniger als Kosmetikum an als andere (wie die Zwiebel, die wunderbar Falten mildern soll).»Ich erinnere mich an meine Ururgroßmutter«, fuhr meine libanesische Freundin fort. »Sie sammelte immer Eierschalen. Sie wusch und trocknete sie, machte einen Puder daraus und fügte Wasser hinzu. Sie benutzte diese Paste als Reinigungs- und Feuchtigkeitscreme und auch als Bleichmittel für die Haut.«

In ihrer Jugend benutzte meine Freundin eine Reinigungscreme aus natürlichem Lehm, der in den Bergen des Libanons gefunden wird. Als sie einmal eine Knieverletzung hatte, entdeckte sie eine weitere Verwendungsmöglichkeit des Lehms. Die Wunde war angeschwollen, und nachdem sie verschiedene moderne Produkte, die ihr der Arzt verschrieben hatte, erfolglos ausprobiert hatte, schlug eine Freundin vor, den Lehm zu verwenden. »Ich holte mir den Lehm und ließ ihn draußen in der Sonne trocknen. Dann machte ich daraus einen Brei und legte ihn wieder ein paar Stunden in die Sonne. Ich verteilte ihn über mein ganzes Knie, legte die Füße hoch und ließ ihn ein paar Stunden einwirken. Du wirst es vielleicht nicht glauben, aber als ich mein Knie abgewaschen hatte, war es völlig abgeschwollen! Der Lehm hatte die ganze Feuchtigkeit aufgesogen!«

Indische Frauen benutzen Buttermilch und Ziegenmilch zur Reinigung und Pflege des Gesichts. Ein anderes indisches Mittel ist *gram* (Kichererbsenmehl mit Wasser oder Öl vermischt). Eine Frau, deren Mutter ihr ganzes Leben lang *gram* verwendet hat, berichtet: »Wenn ich mit ihr unterwegs bin, denken die Leute oft, daß sie meine Schwester ist, so zart und weich ist ihre Haut!« In vielen Ländern des Nahen Ostens wird Joghurt als Basis für eine Gesichtsmaske verwendet, vor allem bei trockener Haut. Wenn Sie Olivenöl, Zitronen, Joghurt, Eier, Früchte, Honig und Hafermehl in Ihrer Speisekammer haben, haben Sie schon alles, was Sie für eine zarte, gut genährte Haut brauchen, und müssen nicht auf teure Produkte zurückgreifen.

Früchte und Gemüse sind reich an Spurenelementen, Enzymen und Vitaminen. Sie sind die nährstoffreichsten und aufbauendsten Lebensmittel, und viele Ernährungswissenschaftler sind der Meinung, daß die beste Ernährung aus einem großen Anteil roher Pflanzennahrung und Säften besteht.

Wenn man Früchte und Gemüse äußerlich aufträgt, reagiert die Haut manchmal sauer, manchmal alkalisch. Unsere Haut wird durch einen Säuremantel vor Infektionen geschützt, und wenn wir gesund sind, stellt unsere Haut ihren eigenen Säuremantel innerhalb weniger Stunden nach dem Waschen auf natürliche Weise wieder her. Aber durch die Hautalterung, durch Schwimmen und zu häufiges Waschen kann der Säuremantel zerstört werden.

Feuchtigkeitsspender aus Früchten

Frischer Frucht- und Gemüsesaft, der direkt auf das Gesicht getupft wird, spendet sofort Feuchtigkeit. Früchte, die am neutralsten wirken: Salatgurke, Wassermelone, Feige und Banane. Früchte bei trockener Haut: Kantalup-Melone und Honigmelone, Olive, Kopfsalat und Karotte. Früchte, die die Säurebildung unterstützen: Limone, Zitrone, Weintraube, Erdbeere, Ananas, Pampelmuse und Apfel.

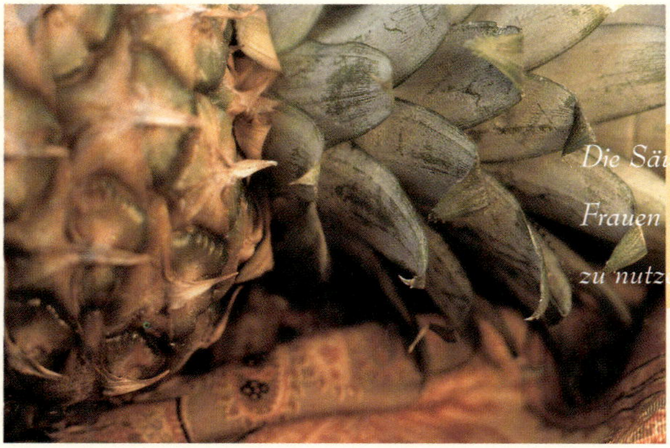

Die Säure der Ananas wußten die Frauen schon früher für die Hautpflege zu nutzen.

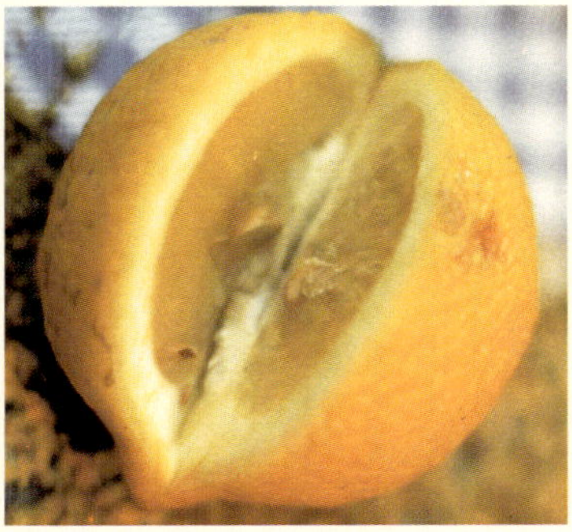

Zitrone macht die Haut hell und reinigt.

Zerdrücken Sie die Früchte und tragen Sie sie aufs Gesicht auf. Lassen Sie den Brei trocknen und waschen Sie alles mit lauwarmem Wasser ab. Oder mischen Sie 2 Teelöffel Frucht mit einer neutralen Substanz, beispielsweise Honig.

Gesichtsmasken

Gesichtsmasken läßt man am besten 20 bis 30 Minuten einwirken. Entspannen Sie sich, legen Sie die Füße auf ein Kissen, so daß sie höher liegen als Ihr Kopf, und legen Sie eine Gurkenscheibe auf jedes Augenlid. Bei fettiger Haut nehmen Sie Buttermilch, Joghurt, geschlagenes Eiweiß, Lehm und Heilerde. Bei trockener Haut nehmen Sie Banane, saure Sahne oder Eigelb und vermischen dies mit 5 oder 6 Tropfen Apfelessig oder einem Schuß Öl. Ebenso wirkungsvoll ist eine Mischung aus Hafermehl und dem Saft einer Pampelmuse.

Eine reichhaltige Avocado-Maske

Zerdrücken Sie die Hälfte der Frucht, und fügen Sie 4 Dessertlöffel Mandelöl hinzu sowie den Inhalt einer Vitamin E-Kapsel. Dann geben Sie 6 Dessertlöffel Schlagsahne hinzu. Sparen Sie beim Auftragen der Maske die Augenpartie aus. 10 bis 15 Minuten einwirken lassen, mit warmem Wasser abwaschen.

Eine Melonen-Maske aus Tunesien

Höhlen Sie das Innere einer Honigmelone aus (die Kerne und das faserige Mark) und zerstoßen es im Mörser. Aufs Gesicht auftragen und trocknen lassen, dann abwaschen.

Eine persische Erdbeer-Packung

Dabei handelt es sich um die köstlichste aller Gesichtsmasken, ein altes Mittel, das auch Falten zum Verschwinden bringen soll. Zerdrücken Sie frische Erdbeeren und vermischen Sie sie mit geschlagenem Eiweiß und Rosenwasser. Tragen Sie diese Paste aufs Gesicht auf und lassen Sie sie trocknen, dann waschen Sie sie mit Petersilien- oder Brunnenkressesud ab. Diese wunderbar duftende Gesichtspackung verleiht dem Gesicht eine rosige Farbe.

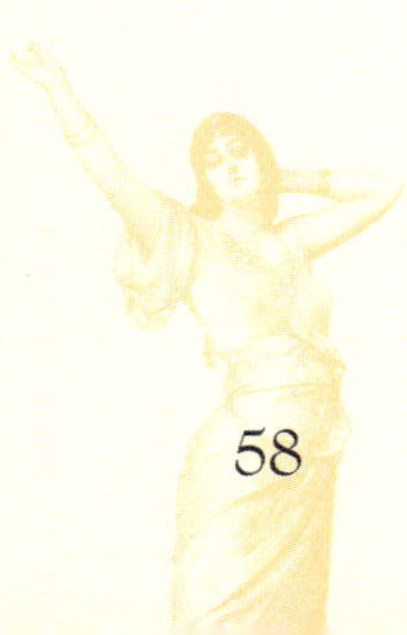

Gurken-Rezepte

Scheiben einer geschälten Salatgurke auf den Lidern beruhigen die Augen. Die Gurke besitzt ein Hormon, das die Fältchenbildung reduziert; außerdem hat diese einfache Gemüsepflanze gute porenschließende und reinigende Eigenschaften. Sie kann nach einem Gesichtsdampfbad oder davor zur Reinigung verwendet werden.

Wenn Sie Ihre Haut tönen möchten, zerdrücken Sie eine geschälte Gurke. Fügen Sie 1 Teelöffel Hamamelis hinzu, 1 Teelöffel Rosenwasser und das schaumig geschlagene Weiß eines Eis. Bewahren Sie diese Masse im Kühlschrank auf. Sie können auch ¼ Teelöffel Honig hinzufügen, der antiseptisch wirkt und die Haut reinigt und nährt, sowie die gleiche Menge Joghurt.

Adstringierendes Blütenwasser

Nach einer Gesichtspackung können Sie ein adstringierendes Blütenwasser verwenden, das die Poren der Haut zusammenzieht, wie Rosenwasser, Orangenblütenwasser oder eine Mischung aus Rosenwasser und Zitronensaft. Preisgünstige Fläschchen mit Blütenwasser kann man in Läden bekommen, die Lebensmittel und Kosmetik aus dem Nahen Osten verkaufen. Es wird nicht nur zur Hautreinigung, sondern auch bei Ohnmacht und Übelkeit und als Aromastoff in

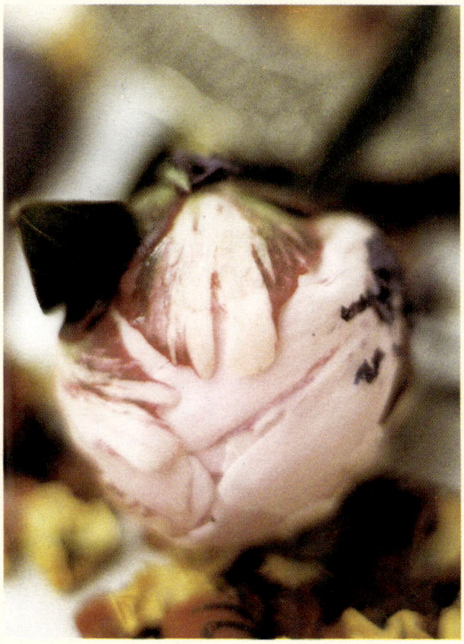

Speisen und Getränken verwendet. Sie können Ihr eigenes Blütenwasser herstellen, indem Sie 10 Tropfen ätherisches Öl (entweder einen Duft oder mehrere) in 50 ml abgefülltes Quellwasser geben. Bei trockener Haut verwenden Sie Geranie und Lavendel, bei fettiger Haut Bergamotte und Lavendel.

Mittel gegen kleinere Beschwerden

Verbrennungen

Der Aloe Vera-Kaktus, der in Ost- und Südafrika und auf den Westindischen Inseln wild wächst, hat dicke Blätter, die schräg halbiert und dann in dünne Streifen geschnitten werden. Dazwischen befindet sich ein klebriges Gel; und wenn man diese Streifen auf sonnenverbrannte Haut und Wunden legt, lindert dies den Schmerz und fördert die Heilung.

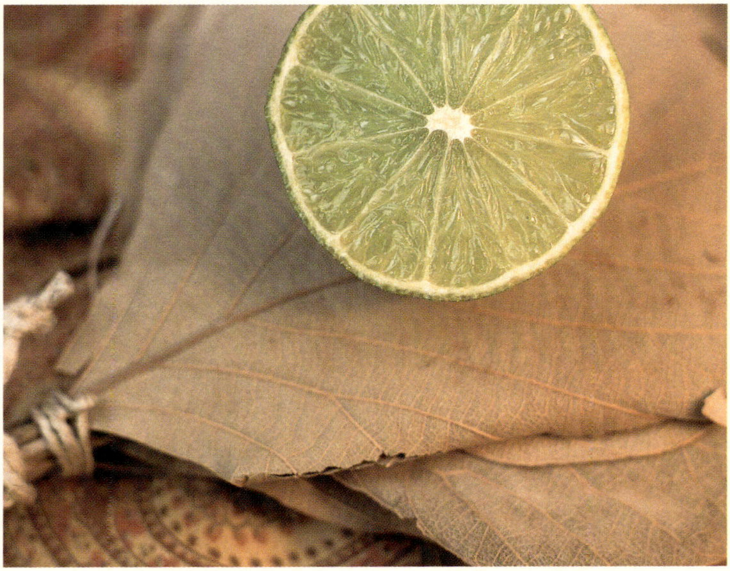

Anti-Mücken-Mittel

In der Karibik reiben sich die Frauen den Saft frischer Limonen auf den ganzen Körper, um die Moskitos fernzuhalten.

Halsschmerzen

Schneiden Sie eine Zwiebel in Scheiben, die Sie mit Honig bedecken. Lassen Sie diese Mischung über Nacht ziehen, und es bildet sich eine Flüssigkeit, die Sie morgens einnehmen können. Es ist ein ausgezeichnetes Mittel gegen Halsschmerzen.

Verstopfte Nase

Bei dem indischen Yogi-Brauch *neti* handelt es sich um ein Verfahren, das den Körper von Giftstoffen reinigen und die Gesundheit fördern soll. *Neti* ist eine Art Spülung, die die Nasenschleimhäute reinigt und einfach durchzuführen ist. Es ist sehr wirksam bei einer verstopften Nase und hilft Ihnen, wieder frei atmen zu können.
Füllen Sie eine kleine Schüssel mit lauwarmem Wasser und fügen Sie 1 Teelöffel Salz hinzu. Gießen Sie etwas von dieser Lösung in Ihre Handfläche, mit der anderen Hand halten Sie sich ein Nasenloch zu. Ziehen Sie die Lösung mit Hilfe kleiner Saugbewegungen im Rachenbereich in das offene Nasenloch hoch. Das Wasser sollte durch die ganze Nase bis hinunter in den Rachen fließen, also bis Sie das Salz hinten im Mund schmecken können. Jetzt spucken Sie das Wasser aus (zusammen mit dem angesammelten Schleim) und wiederholen das ganze mit dem anderen Nasenloch. Danach schnauben Sie einmal kräftig, und Sie werden feststellen, daß Ihre Nasenlöcher vollständig frei sind.

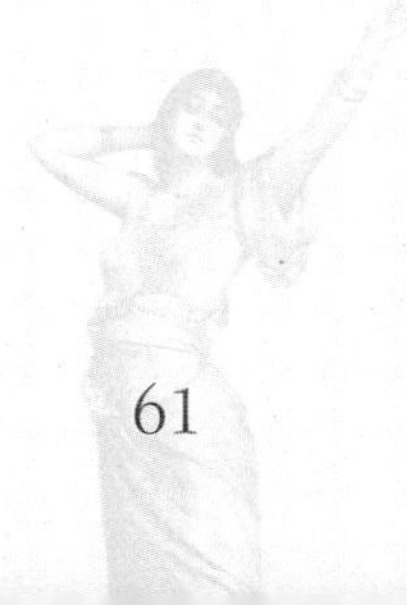

Durch den Duft wird meine Seele betört.

(Scheich Sadi aus Schiras)

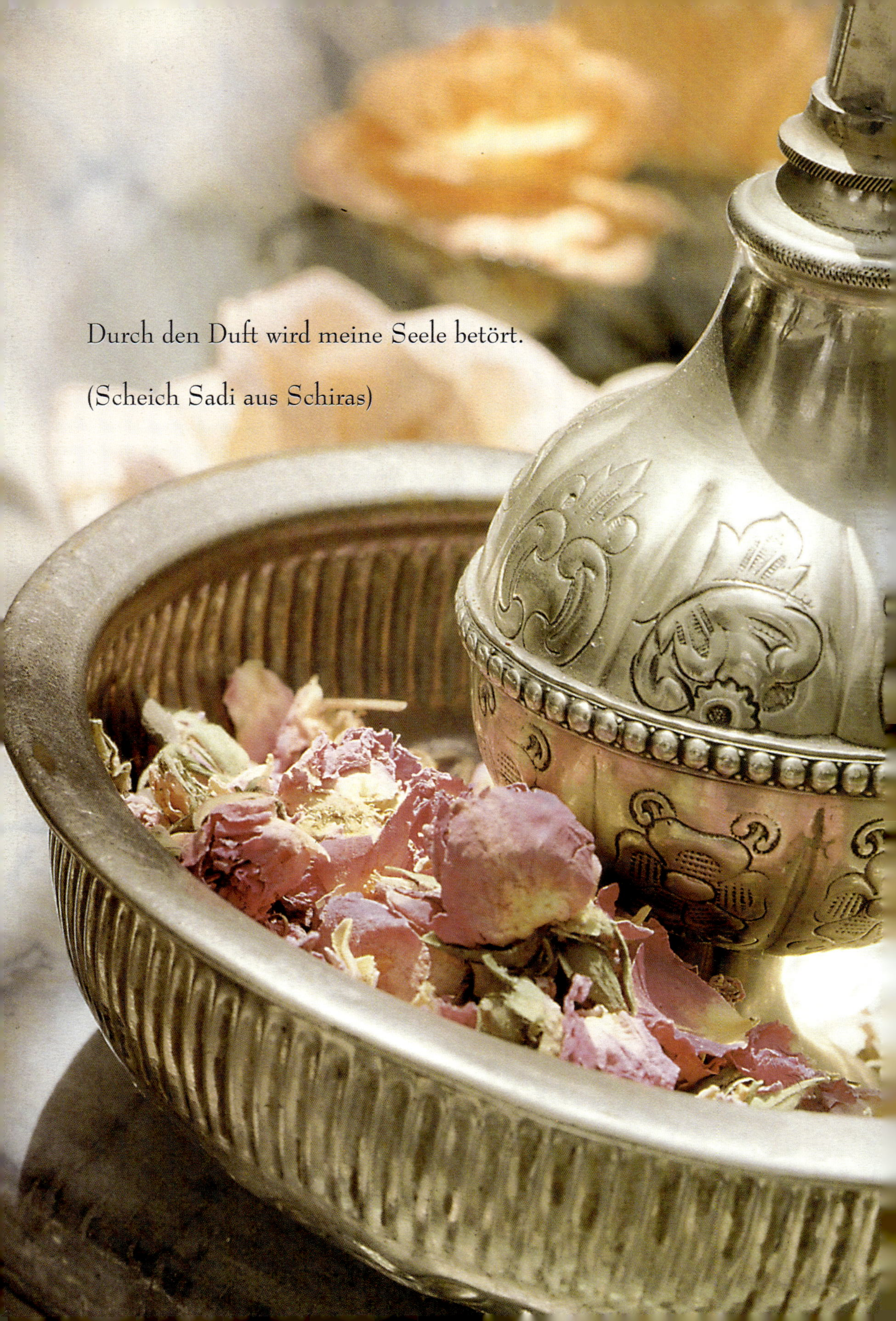

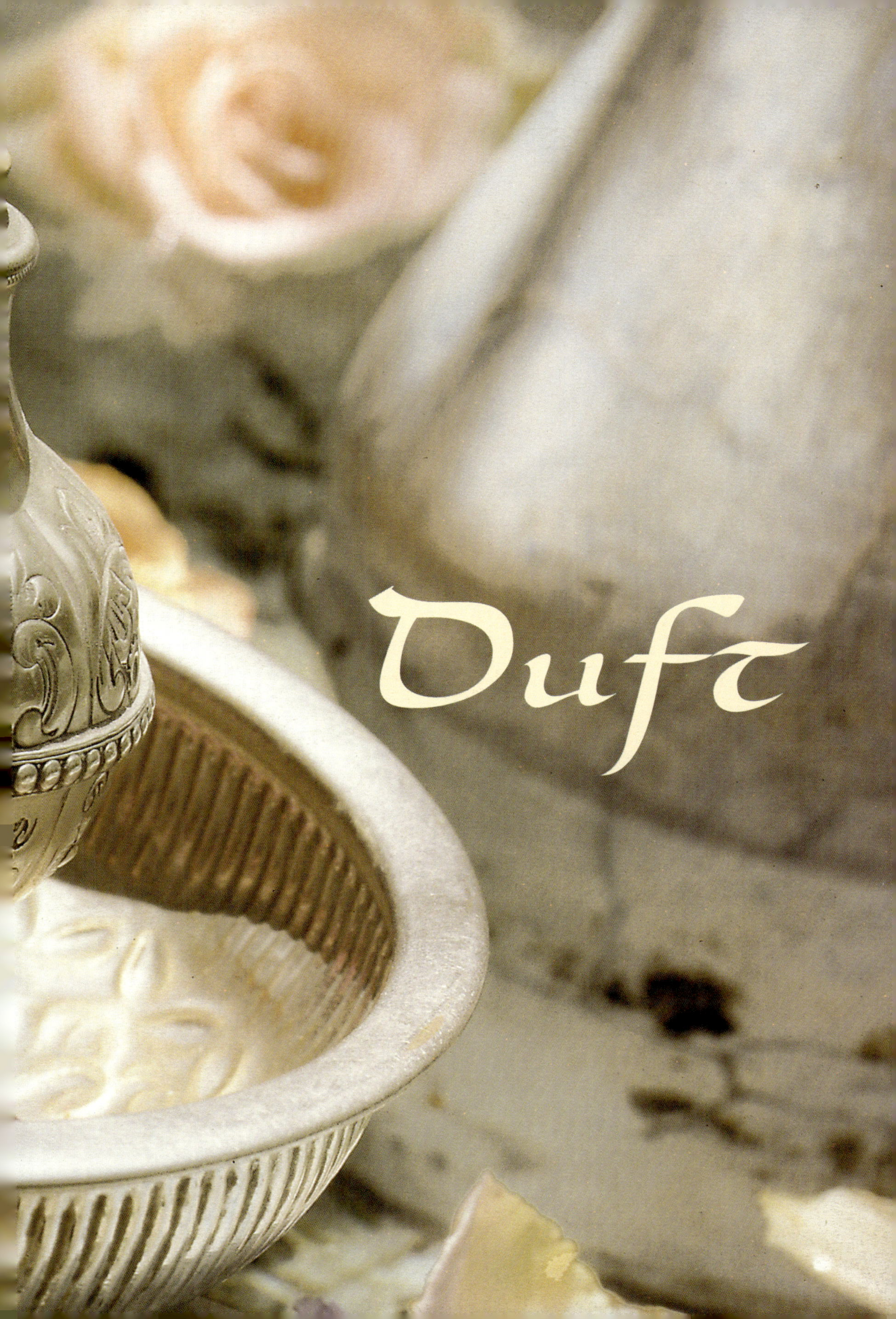

Duft

Möge dein Tag duften…

In Ägypten gibt es eine kleine weiße Blume namens *full*, die nachts verschwenderisch ihren Duft verströmt. Der Geruch nach Geißblatt, Banane, Ananas und Süßmandel, ebenso wie andere undefinierbare Düfte – sie alle sind in dieser unscheinbar wirkenden weißen Blume vereint. Am Morgen werden *full* auf dem Markt verkauft, und Männer wie Frauen stecken sie sich hinters Ohr oder ins Haar. Der ägyptische Ausdruck für »Guten Morgen«, *Sabah al-full*, bedeutet wörtlich übersetzt: »Möge dein Tag so süß duften wie diese Blume.«
Es gibt Sprachen, in denen »Kuß« und »Geruch« mit demselben Wort ausgedrückt werden. Das Begrüßungsritual, bei dem wir uns auf die Wange küssen oder sie kurz aneinanderlegen (in einigen Ländern einmal auf jede Wange und einmal fürs Glück), ist auch nur eine Art, unseren Kopf vorzustrecken, um uns zu beschnuppern. Wir unterscheiden uns schließlich nicht sehr von den Tieren, die sich beim

Aromatische Blüten und Trockenpflanzen schaffen entspannende Atmosphäre.

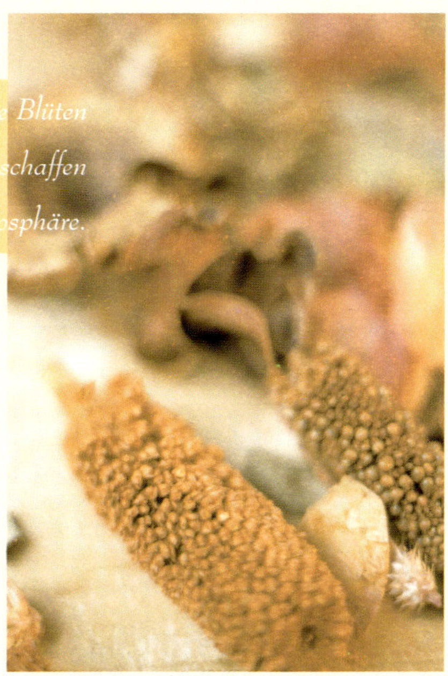

ersten Zusammentreffen gegenseitig beschnüffeln, um die Gefahr einzuschätzen. Es gibt einen Stamm in Neuguinea, dessen Angehörige sich beim Verabschieden gegenseitig die Hand in die Achselhöhle stecken und sich dann mit dem Arm über den ganzen Körper streichen, um von dem Geruch des Freundes umgeben zu sein.
Gerüche sind für unsere Sinne noch schwerer faßbar als Klänge, wirken aber intensiv auf unser Unterbewußtsein und können angenehme Gedanken und Stimmungen wecken. Das limbische System, das den Geruch erkennt, hat sich als erster Teil unseres Gehirns entwickelt; es ist zwar der primitivste, in gewisser Hinsicht aber auch der komplexeste Teil. Geruchsrezeptoren sind die einzigen Nervenzellen im Gehirn, die sich selbst reparieren und erneuern können. Im Gegensatz zu den Tieren, bei denen der Geruchssinn der am feinsten entwickelte Sinn ist, besitzen wir sehr wenige davon. Ein Kaninchen kann Gerüche durch jeden Teil seines Körpers wahrnehmen, und eine männliche Seidenraupe kann den Geruch eines Weibchens auf acht Kilometer Entfernung erkennen. Aber wir Menschen können nur mit einem winzigen Teil unserer Körpers, unserer Nase, Gerüche wahrnehmen.
Der Geruch ist der schärfste und subtilste aller Sinne, der letzte, den wir beim Sterben verlieren, und der am schwersten zu bestimmende. Wer von uns hat nicht schon in fremder Umgebung einen plötzlichen Schock verspürt, als er nach Jahren einen Geruch wiedererkannte, der eine ganze Flut an Erinnerungen auslöste? Und wer hat noch nicht erlebt, daß er sich heftig zu jemandem hingezogen (oder von ihm abgestoßen) fühlte nur aufgrund seines natürlichen Geruchs? Es gibt nämlich bestimmte Zeiten, in denen jeder von uns einen individuellen Duft ausströmt, der auf andere unwiderstehlich anziehend wirken kann. Er ist jedoch so schwach, daß er nur demjenigen auffällt, der davon beeinflußt wird. Wahrscheinlich weiß er gar nicht, daß gerade dieser Geruch so anziehend wirkt.
Ärzte entwickeln durch ihren Beruf oft einen ausgeprägten Geruchssinn und verlassen sich auf ihre Nase, um bestimmte Krankheiten zu erkennen. (So soll die Pest nach Äpfeln riechen, Masern nach frisch gerupften Federn und Typhus nach Mäusen und frisch gebackenem Brot.)

In hochzivilisierten Gesellschaften gilt der Intellekt als der wichtigste Teil des Gehirns, wogegen unsere Sinne beträchtlich unterschätzt werden. Es gibt jedoch Kulturen, die dem limbischen System den höchsten Stellenwert beimessen. Einige bringen Geruchssinn und Gehör miteinander in Verbindung und verwenden einen einzigen Ausdruck für beide Sinne. Die Dogon in Mali »hören« Gerüche und teilen Wörter nach ihrem Geruch ein: Gute Wörter riechen süß und schlechte stinken. Bestimmte Stämme verbinden Geruch und Gehör etwa so, wie Parfümeure Musik und Geruch verbinden, wenn sie die »Duftnoten« neuer Mischungen beschreiben.

Einige Wissenschaftler vertreten die Ansicht, daß sich unsere Sinne im Mutterleib vermischen. So sehen wir Berührungen, hören Gerüche und fühlen Licht, wie es auch unter dem Einfluß psychedelischer Drogen möglich ist. Dieser Theorie zufolge lernt unser Gehirn allmählich, die Sinne zu trennen, um eine Reizüberflutung zu vermeiden. Dennoch bleiben sie voneinander abhängig, wobei ein Sinn oftmals einen anderen erst mobilisiert. Unsere Fähigkeit, die ganze Geschmackspalette von pikant bis süß zu unterscheiden, hängt eng mit unserem Geruchssinn zusammen.

In der Tat ist es der Geruch der Speisen, der es uns ermöglicht, sie zu schmecken; wenn wir erkältet sind, nehmen wir den Geschmack der Speisen kaum wahr.

Das Sehvermögen und das Gehör arbeiten, indem sie Wellen analysieren, die auf unsere Augen und Ohren prallen. Der Geruchssinn hingegen funktioniert über chemische Prozesse innerhalb unseres Körpers und ist deshalb weit individueller. Meistens sind wir uns nicht bewußt, wie sehr wir von Gerüchen abhängen. Dennoch resultieren all unsere extremen Stimmungen – von Euphorie über sexuelles Verlangen bis zu Angst, Schmerz, Wut und Ekel – aus unserem Geruchssinn.

Bestimmte Duftstoffe in Blumen sind als chemische Substanzen auch im menschlichen Körper zu finden. So sind etwa die starken Düfte von Moschus, Ambra und Sandelholz in den menschlichen Pheromonen vorhanden. Gerade diese besonderen Noten gehören zu den ältesten und beliebtesten Düften, die sowohl zum persönlichen Wohlbefinden wie bei religiösen Zeremonien verwendet wurden.

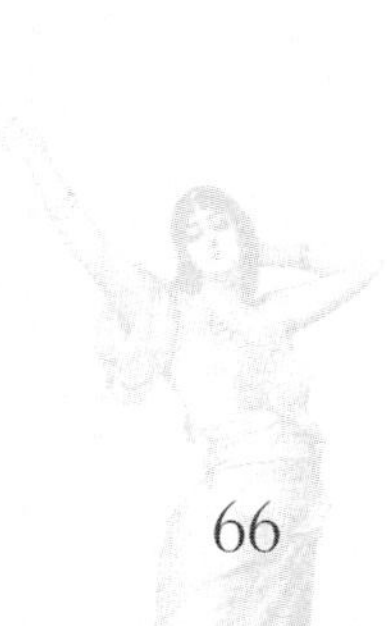

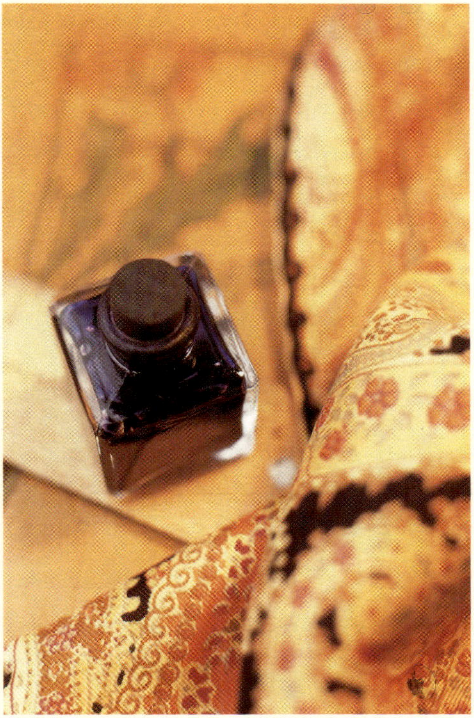

Die Viktorianer hielten Parfüm für sexuell so anregend, daß sie nur ein leichtes Eau de Toilette direkt auf die Haut gaben. Sie hoben die stärkeren Düfte für ihre Kleidung auf. Im Westen bevorzugen wir traditionellerweise leichte, blumige Düfte und gehen sparsam mit Parfüm um, tupfen es hinters Ohr und auf den Puls. Für andere Zwecke verwenden wir es so gut wie gar nicht. In Asien und östlichen Kulturen kann es jedoch vorkommen, daß die Frauen für jeden Teil des Körpers ein anderes Parfüm verwenden, ihre Wände mit Düften parfümieren und ihre Betten mit duftendem Grün schmücken.
Wärme steigert unser Wahrnehmungsvermögen, besonders den Geruch, und je heißer das Klima, desto mehr sehnen wir uns nach Düften und bevorzugen ein schweres Parfüm. Zimt, Nelken, Myrrhe und Griechisches Heu verbreiten einen berauschenden Duft und zählen zu den beliebtesten Duftstoffen des Orients, wo aromatische Substanzen herrlich verschwenderisch benutzt werden.

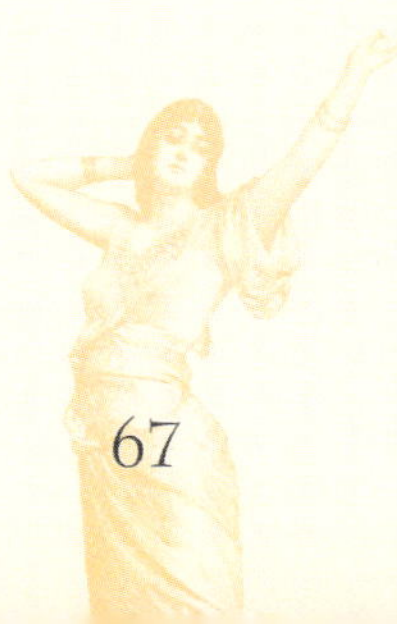

Indische Paisleyschals waren im Großbritannien des 19. Jahrhunderts besonders beliebt. Für den Transport nach Europa legte man zwischen die Schals Patschuli-Blätter, die ursprünglich Motten fernhalten sollten. Die Exporteure erkannten jedoch recht bald, daß sie die Schals nur verkaufen konnten, wenn sie von diesem starken, schweren Duft durchdrungen waren, der einen Teil ihres Reizes ausmachte.

Eine kurze Geschichte des Duftes

Duft verhüllt den Geruch nach Verfall und Tod, und es ist kein Zufall, daß ausgerechnet das alte Ägypten für die Herstellung feiner Parfüms berühmt war – eine Kultur, die sich intensiv mit Tod und Unsterblichkeit auseinandersetzt. In pharaonischen Zeiten wurden die Ägypter per Volkserlaß aufgefordert, Parfüm zu benutzen. Dies war nicht, wie man vielleicht vermuten könnte, nur ein Luxus für die Reichen oder für die Frauen. Ein Parfüm verstärkt immer die Präsenz seines Trägers und damit sein Territorium. Die Männer in der Antike waren große Liebhaber von Parfüm. So wurden etwa während der Regierungszeit von Sethos I. Duftöle an das Heer ausgegeben. Berichten zufolge kam es unter Ramses III. sogar zum Streik, als man den Totengräbern von Theben die Parfümration kürzen wollte. Bei Abendgesellschaften wurde ägyptischen Männern zur Begrüßung eine Auswahl an Parfüms angeboten, oder man überreichte ihnen Blumengirlanden, die sie sich um den Hals hängten. Kretische Athleten salbten sich vor den Spielen mit besonderen Ölen ein, und Homer überliefert uns die freundliche Geste, Besuchern ein Bad mit wohlriechenden Ölen anzubieten. Im alten Rom tränkten die Reichen ihre Tücher in Parfüm und salbten ihre Haustiere damit ein, und selbst Gladiatoren benutzten duftende Lotionen, bevor sie zum Kampf in die Arena stiegen.

Aufgrund ihrer emotionalen und stimulierenden Eigenschaften wurden aromatische Substanzen in religiösen Ritualen eingesetzt, lange bevor sie dem persönlichen Wohlbefinden dienten. Indische Yogis lehrten über Jahrtausende, daß Weihrauch und Duftöle die Kreativität anregen und das spirituelle Bewußtsein schärfen. Auch in vielen ande-

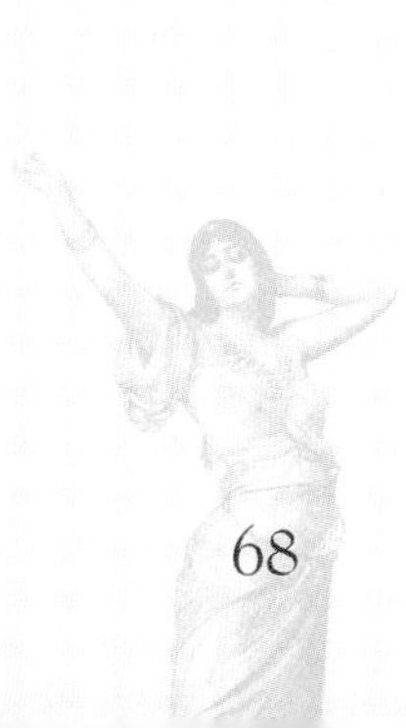

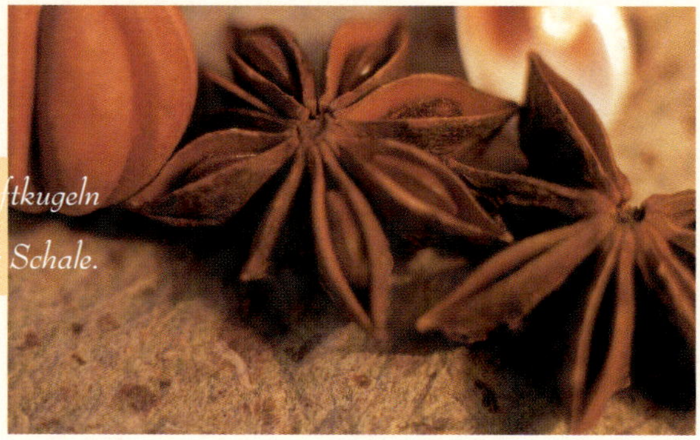

Sternanis und Duftkugeln in einer Schale.

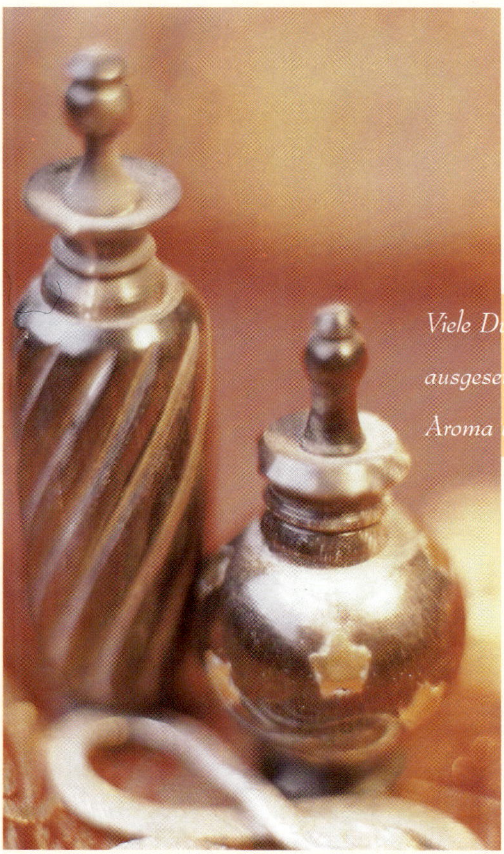

Viele Duftwässer dürfen nicht dem Licht ausgesetzt werden, da sie sonst ihr Aroma verändern.

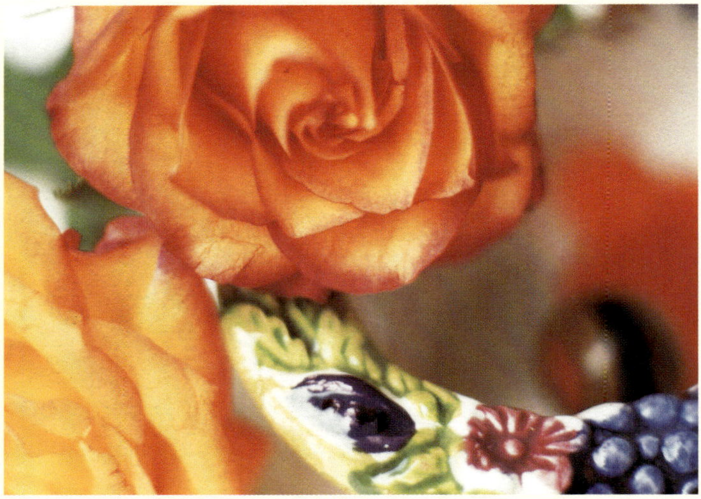

ren Gesellschaften hat man versucht, über Aromaöle eine Verbindung zwischen der körperlichen und geistigen Welt herzustellen. Die alten Ägypter benutzten duftende Öle für Massagen. Zu ihren berühmtesten Duftrezepten zählte das auch bei den Griechen und Römern beliebte *kyphi,* eine Mischung aus sechzehn Kräutern und Baumharzen. Man nimmt an, daß sie folgende Zutaten enthält: Kassie, Zypresse, Kalmus, Myrrhe, Indische Narde, Mastix, Henna, Zimt, Wacholder, Terebinthe und Rosinen. Man konnte auch Safran und Weihrauch hinzufügen. All diese Zutaten wurden zerstoßen und gesiebt, mit Wein versetzt und zu einem Brei geschlagen, den man dick werden ließ. Diese Paste wurde dann mit Honig vermischt und in Tongefäßen aufbewahrt. Die Römer gingen am verschwenderischsten mit Parfüm um. Jeder Körperteil wurde mit einem anderen Duft versehen, und bei einem Festessen salbten sie die Füße der Gäste mit duftenden Ölen.

Gewürze und aromatische Substanzen gehörten zu den wichtigsten Produkten und waren äußerst beliebte Handelsartikel, fast so wertvoll wie Gold und Silber. Tatsächlich verdankten manche Staaten ihren Aufstieg zur Macht in erster Linie der Kontrolle über den Gewürzhandel und die damit verbundenen Steuern und Zölle; zum Beispiel Ägypten. In ihrer Vormachtstellung in diesem Handelszweig wurden

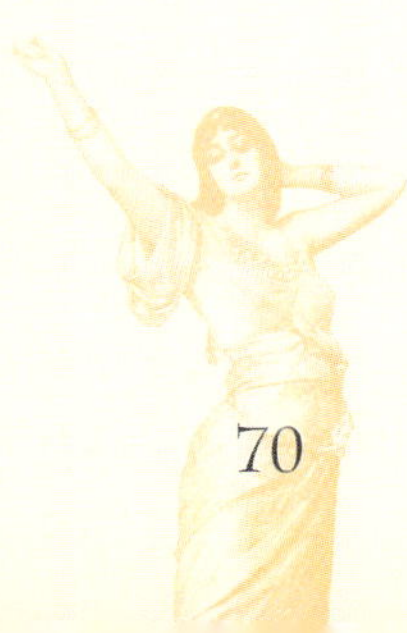

die Ägypter später von Griechenland und Rom abgelöst und vom 7. Jahrhundert an von den arabisch-islamischen Ländern. Sie übernahmen die Kontrolle über Gebiete, die die Rohmaterialien für aromatische Substanzen lieferten, und über die geheimen Handelsrouten, die durch Indien, Äthiopien und Somalia führten. In den Häfen des Roten Meeres wurden die Handelsschiffe mit dieser unschätzbaren Ware beladen, und fast jeden Tag zogen Karawanen an der Küste entlang, die aufgrund ihrer wertvollen Fracht stets den Angriffen plündernder Stämme ausgesetzt waren. Die Art und Weise, wie Parfüms in der antiken Welt hergestellt und verwendet wurden, ist uns durch ägyptische Handschriften und Darstellungen auf Grabreliefs überliefert. Um das Aroma von Wurzeln freizusetzen, brauchte man sie nur zu zerdrücken. Bei Blüten, Blättern und Hölzern war die Herstellung des Dufts allerdings schon schwieriger. Zuerst weichte man sie in Öl und Wasser ein. Die daraus gewonnene Essenz wurde abgeschöpft und mit einem Basisöl kombiniert, zum Beispiel Oliven-, Mandel- oder Sesamöl. Salben hingegen stellte man her, indem man eine Pflanze in Öl oder Fett legte und dann ein paar Tage draußen in der Sonne ließ; in der Zeit nahm die Trägersubstanz den Duft der Pflanze an.

Erst im 11. Jahrhundert wurde der Destillationsprozeß entdeckt, der es ermöglichte, starke, lang haftende Parfüms herzustellen, ohne ein schweres Basisöl zu verwenden. Die Entdeckung der Destillation schreibt man dem persischen Arzt und Philosophen Avicenna (Ibn Sina) zu, der im 11. Jahrhundert lebte; später wurde sie von den Arabern verfeinert, die auch entdeckten, wie man Alkohol herstellt. Die Kreuzritter brachten ätherische Öle aus dem Nahen Osten mit nach Hause, die bald so beliebt waren, daß man im 12. Jahrhundert in Europa selbst damit begann, Parfüm herzustellen. Doch auch ohne die Vorteile der Destillation haben sich die Parfüms der alten Ägypter als erstaunlich haltbar erwiesen. Als im Jahre 1922 das Grab von Tutench-Amun geöffnet wurde, fanden Archäologen einige Salbgefäße. Als zum ersten Mal nach Tausenden von Jahren die Deckel entfernt wurden, entströmte den Gefäßen ein lange angestauter zarter Duft.

Unsere Vorfahren glaubten, daß aromatischen Pflanzen ein göttlicher Geist innewohnt. Da Rauch zum Himmel steigt, so dachten sie, könne der Duft von Weihrauch ihre Gebete mit zu den Göttern neh-

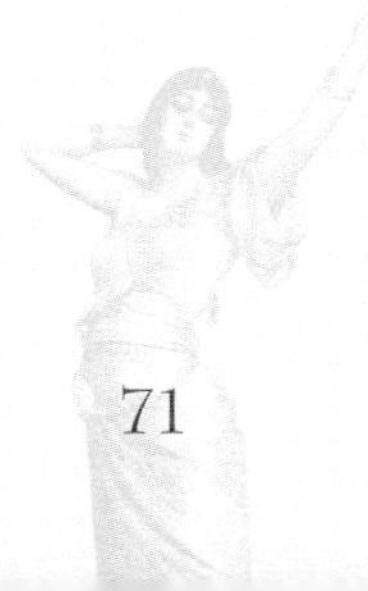

men. Diese seien durch ihren Wohlgeruch nur um so willkommener, zumal der Rauch auch als Götternahrung diente. Unser Wort »Parfüm« (vom Lateinischen *per fumum*, »durch Rauch«) spiegelt diesen ursprünglichen Glauben wider.

In Babylon entstand vor Tausenden von Jahren die Idee, für die Errichtung von Gebäuden Duftöle in den Mörtel zu mischen; am Tag sollte dann ein zarter Duft aus dem Mauerwerk strömen. Für religiöse Prozessionen wurden in Konstantinopel (dem heutigen Istanbul) die Straßen gereinigt und mit duftenden Bündeln von Myrte, Rosmarin, Efeu und Buchsbaum bedeckt. Den ganzen Prozessionsweg entlang standen Räuchergefäße in Fenstern und Türen, und die vorbeigehenden Würdenträger wurden mit süßen Parfüms besprengt. *Kyphi* wurde für religiöse Zwecke benutzt und abends im Hause verbrannt, damit man besser einschlief und angenehm träumte. Ihre möglichen betäubenden Eigenschaften stammten vom Kalmus, einer giftigen, sehr beruhigenden Substanz, die Halluzinationen hervorrufen kann.

Moschus

Sie stürmt dein Herz mit dem Glanz ihres Lächelns,
Ihr Mund so süß zu küssen, so süß zu schmecken,
Wie der Hauch von Moschus aus den Gewürzen des Händlers.
(Antarah, al-Muíallaquat)

In der Welt der Antike mischte man Moschus in den Mörtel für die Errichtung von Palästen und Moscheen (einmal wurden 1000 Säcke für ein einziges Minarett verwendet). Die Moschee von Kara Ahmet Pasha in Istanbul ist als »Iparie« (was Moschus bedeutet) bekannt, weil für ihren Bau eine so große Menge dieses kostbaren Duftstoffs eingesetzt wurde, daß ihre Mauern, wenn die Sonne am höchsten steht, bis zum heutigen Tag einen moschushaltigen Duft abgeben. Moschus ist ein angenehmer Duft, der in Parfüms einerseits als Fixativ verwendet wird und andererseits, um den leichteren Duftnoten eine Schwere zu verleihen.

Im Koran steht, daß das Wasser in den Gärten des Paradieses nach Moschus duftet und für alle Zeit den Durst löschen wird. Moschus ist im Paradies in solcher Fülle vorhanden, daß eine Huri nur auf den Boden zu spucken braucht, und schon verwandelt sich die Stelle in duftenden Moschus. Zu den größten Freuden des islamischen Paradieses zählen die Nymphen und Huris. Diese weiblichen Geister, die teilweise aus diesem süßen, schweren Duft bestehen, sind für die Männer, die ins Paradies kommen, die größte Belohnung. (Der Koran sagt uns jedoch nicht, womit die Frauen nach ihrem Tode belohnt werden.)

Moschus soll die Libido stimulieren, und für die Viktorianer roch er förmlich nach Ausschweifung. Echter Moschus hat einen männlichen Geruch und stammt aus einem Drüsensekret des Moschushirsches. Obwohl er auch gewonnen werden kann, ohne den Hirsch zu verletzen, wird das Tier dabei gewöhnlich getötet. Heutzutage wird statt dessen meistens synthetischer Moschus benutzt. Ähnlich wie Weihrauch, sollen moschusartige Düfte die religiöse Ekstase befördern.

Napoleon war vom natürlichen Geruch Kaiserin Josephines so fasziniert, daß er ihr einmal schrieb: »Ich werde in drei Tagen zurück sein. Wasch dich nicht.« Unglücklicherweise schwärmte Josephine jedoch für Moschus. Selbst die Tapeten in ihrem Schlafzimmer dufteten danach. Doch statt Napoleon bei der Rückkehr aus dem Krieg in Liebeslaune zu versetzen, bescherte ihm der schwere Moschusduft leider nur rasende Kopfschmerzen. (Napoleon soll angeordnet haben, die Wände mit Limonenduft zu besprühen, um den Moschusgeruch loszuwerden.)

Wie man ein Duftöl herstellt

Füllen Sie Kräuter oder Blüten in eine Glasflasche, die Sie mit einem leichten neutralen Öl auffüllen und verstöpseln. Lassen Sie die Flasche ein paar Wochen an einem warmen Ort stehen.

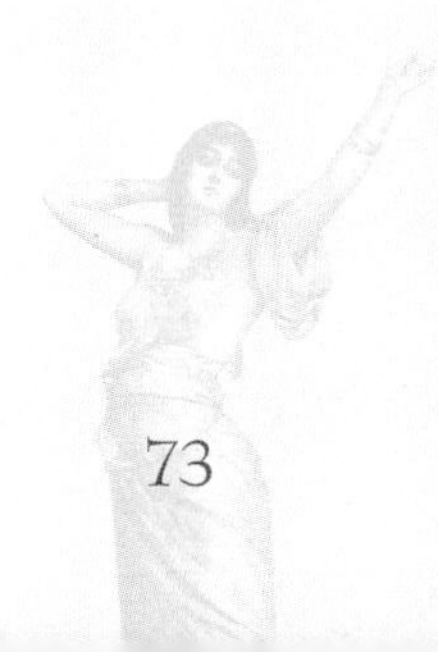

ÄTHERISCHE ÖLE

Zu meinen schönsten Entdeckungen der letzten Jahre gehören die ätherischen Öle. Man kann sie beim Baden verwenden und bei der Massage, sie helfen gegen Einschlafstörungen, wenn Sie nicht zur Ruhe kommen und Ihnen Gedanken im Kopf herumschwirren, und man kann Räume mit ihnen leicht parfümieren. Wenn ich schreibe und mich nicht mit unzähligen Tassen Kaffee aufputschen will, lasse ich einige Tropfen Basilikumöl in einer Duftlampe auf meinem Schreibtisch verdunsten. Dabei entsteht ein belebender, frischer Duft, der mein Gehirn auch ohne den K.o.-Effekt wachhält, der sich nach dem Genuß von zuviel Kaffee einstellt. Manchmal verschenke ich ätherische Öle und finde es wunderbar, wenn eine Freundin anruft und sagt: »Diese Öle sind das beste Geschenk, das ich je von dir bekommen habe.«

Eine der Wirkungsweisen ätherischer Öle besteht darin, daß sie langsam von der Haut absorbiert werden und in die Blutbahn gelangen, etwa bei Massagen oder beim Baden. Wenn sie direkt auf den Körper aufgetragen werden, brauchen die verschiedenen aromatischen Substanzen unterschiedlich lange, um ihre Wirkung zu entfalten. In letzter Zeit nimmt die moderne Medizin die möglichen Vorzügen der ätherischen Öle etwas genauer unter die Lupe. Experimente haben gezeigt, daß Zimtöl nur zwölf Minuten braucht, um den Typhus-Bazillus zu töten, Nelkenöl 25 Minuten und Geranienöl weniger als eine Stunde.

Die Verwendung von Düften zu Heilzwecken ist ein Teil des Erfahrungsschatzes der Antike, den wir heute gerade wiederentdecken. Ätherische Öle können unsere Energien ankurbeln und uns innerlich stärken. Die Forschung hat ihre Wirksamkeit als Entspannungsmittel nachgewiesen und als Mittel, um Blutdruck und Streß zu senken. Ein französischer Psychologe arbeitete mit Patienten, die Schwierigkeiten hatten, sich lang unterdrückte Erinnerungen wieder ins Gedächtnis zu rufen. Er fand heraus, daß sie wieder an die Oberfläche kamen, wenn die Patienten den Duft von bestimmten ätherischen Ölen einatmeten, die man auf Wattebäusche gegeben hatte. Als Alternative zu rezeptpflichtigen Medikamenten haben sich diese Öle auch bei bestimmten Beschwerden als effektiv erwiesen. Außerdem haben

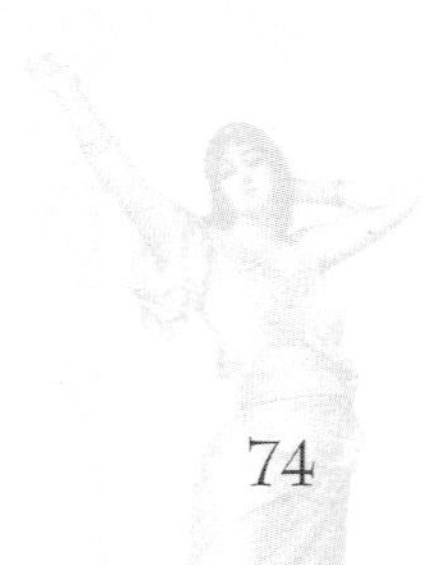

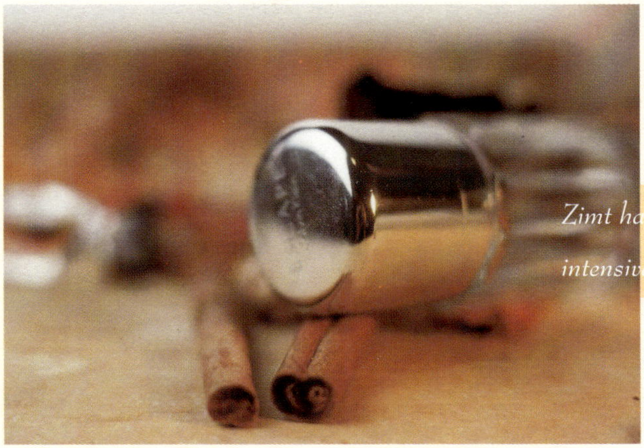

Zimt hat ein besonders intensives Aroma.

die Öle im Gegensatz zu allopathischen Arzneimitteln keine Nebenwirkungen, die mit der Zeit das Immunsystem schwächen und den Körper immer unsensibler machen.

Im Gegensatz zu synthetischen Arzneimitteln wirken ätherische Öle nicht gezielt auf bestimmte Körperorgane, in denen sie dann gespeichert werden. Man vermutet vielmehr, daß die Organe selbst diese Öle anziehen und absorbieren, wie andere Nährstoffe auch. Offenbar ziehen bestimmte Körperteile bestimmte Öle an, so scheint sich Sandelholz in der Blase festzusetzen (und hat deshalb eine starke Wirkung auf sie), während Neroli und Ylang-Ylang stärker auf das Nervensystem wirken.

Einige Öle haben eine entspannende, beruhigende, sogar aphrodisische Wirkung; andere sind stimulierend und belebend. In bestimmten Kombinationen können die jeweiligen Eigenschaften stärker zur Wirkung gebracht werden, als wenn man die Öle einzeln benutzt.

Wie man ätherische Öle anwendet

Ätherische Öle sind siebzig mal so konzentriert, wie sie in der Pflanze, aus der sie gewonnen werden, vorkommen; man braucht davon also nur eine sehr kleine Menge. Und man erzielt auch keineswegs ein

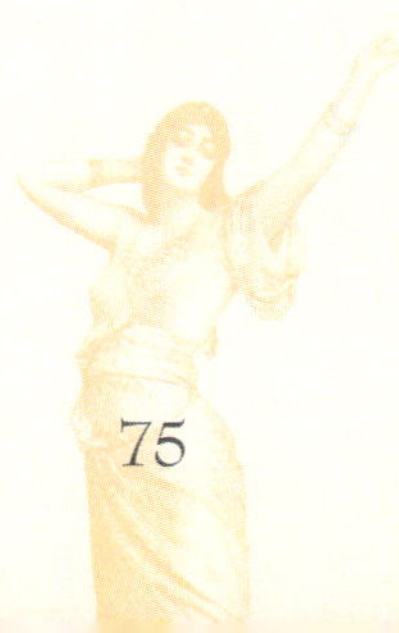

besseres Ergebnis, wenn man mehr davon nimmt; tatsächlich kann auch das Gegenteil der Fall sein. Einige Öle sind giftig und können zu Hautreizungen führen. Wenn Sie auf ein bestimmtes Öl empfindlich reagieren, benutzen Sie es einfach nicht mehr.

Es lohnt sich, echte ätherische Öle zu benutzen, selbst wenn man die billigere synthetische Variante kaufen kann. Synthetische Öle sind vielleicht preiswerter, jedoch mit Ölen aus natürlichen Kräutern und Blüten nicht zu vergleichen. Bis jetzt können Wissenschaftler nämlich nur ganz bestimmte Komponenten eines Dufts analysieren und identifizieren. Doch es gibt immer Elemente im Duftspektrum, die sich nicht definieren lassen, und erst die gesamte Palette erzeugt die einzigartige Wirkung eines bestimmten Öls.

Einige Produkte werden als reine ätherische Öle verkauft, obwohl sie mit Basisölen wie Mandelöl oder Traubenkernöl verdünnt wurden. Man kann anhand eines simplen Vergleichs erkennen, ob ein ätherisches Öl auf diese Weise gestreckt worden ist. Man gibt von dem mutmaßlich gestreckten Öl und einem reinen ätherischen Öl jeweils einige Tropfen auf ein Löschblatt: Die Basisöle bilden einen Fettfleck, während die reinen ätherischen Öle vom Löschpapier aufgesogen werden und dann verdunsten, ohne einen Fettfleck zu hinterlassen.

Baden mit ätherischen Ölen

Geben Sie 10 Tropfen ätherisches Öl ins Wasser. Das Öl wird von der Haut absorbiert und gelangt in den Blutkreislauf.

Beruhigende Öle sind zum Beispiel Lavendel, Bergamotte, Sandelholz. Anregende Öle sind Rosenholz, Orange, Geranie.

Parfüm und Eau de Cologne selbstgemacht

Ungefähr neunzig Prozent des Preises für eine Flasche Parfüm zahlen wir für Verpackung, Werbung und den Profit des Kosmetikunternehmens. Von unserem Geld werden also gerade mal zehn Prozent für die Rohstoffe ausgegeben, die den eigentlichen Duft ausmachen. Außerdem werden heute immer mehr Parfüms aus synthetischen Duftstoffen und nicht mehr aus natürlichen Ölen hergestellt. Dies hat zu einer stetig steigenden Anzahl neuer Produkte geführt, einer unübersichtlichen Palette von Parfüms, die in den höchsten Tönen angeprie-

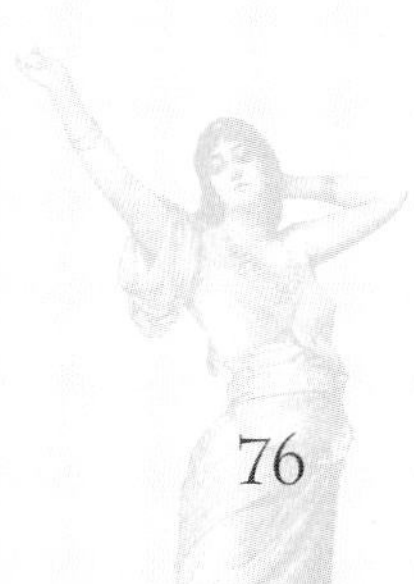

sen werden, von denen viele für mein Empfinden jedoch unverkennbar nach WC-Reiniger riechen.
Während viele handelsübliche Parfüms eine Mischung aus hundert oder mehr Düften darstellen, bestehen einige der beliebtesten Parfüms aus höchstens drei oder vier Duftnoten. Obwohl es kaum möglich ist, ein komplexeres Parfüm zu Hause herzustellen, können wir ein einfaches durchaus selbst machen. Dabei können wir einige unserer Lieblingsöle verwenden und wissen zudem, daß wir uns natürliche statt synthetische Gerüche auf den Körper sprühen. Viele meiner Freundinnen aus dem Nahen Osten und Indien tragen tatsächlich nur einen Duft; Rose und Jasmin rangieren dabei ganz oben.
Gewöhnlich wird bei der Herstellung von Parfüm und Eau de Cologne als Träger reiner Alkohol verwendet; 98%igen vergällten Alkohol gibt es in Apotheken. Notfalls kann man statt dessen auch den relativ geruchlosen Wodka nehmen, oder, wenn einem der leichte Alkoholgeruch nicht zusagt, ein Parfüm auf einer Jojoba-Basis herstellen. (Pflanzliche Öle sind für die Parfümherstellung nicht so gut geeignet, da sie ranzig werden können; Jojobaöl hingegen ist ein flüssiges Wachs und kann daher nicht oxidieren.)
Geben Sie 20 Tropfen ätherische Öle auf 10 ml Jojobaöl.
Als Alternative können Sie ein Verhältnis von 15 bis 30 Prozent ätherischer Öle zu 70 Prozent Wasser verwenden.
Sie können auch Parfüm und Eau de Cologne herstellen, indem Sie ätherische Öle mit destilliertem Wasser (in der Drogerie erhältlich), Quellwasser oder Mineralwasser mischen oder mit einer Kombination aus Quellwasser und Wodka. Das Verhältnis ist 30 ml Wasser zu 70 ml Alkohol.
Nehmen Sie eine sterilisierte Flasche aus dunklem Glas, da der Inhalt dann nicht so schnell verdunstet.
Geben Sie die ätherischen Öle zum Alkohol und schütteln Sie die Flasche, damit sie sich lösen. Dann lassen Sie sie ein paar Tage stehen, fügen das Wasser hinzu und schütteln abermals, damit sich die Zutaten gut vermischen. Danach lassen Sie die Flasche ruhen, am besten einige Wochen.
Düfte: Die individuelle Vorliebe ist hier so entscheidend, daß es meiner Meinung nach mehr Spaß macht zu experimentieren, als einer

vorgegebenen Rezeptur zu folgen. Bestimmte ätherische Öle werden jedoch besonders häufig verwendet.
Zur Herstellung eines berauschenden Dufts mischt man Rose und Geranie oder Rosenholz und Sandelholz, da sie gut zueinander passen.

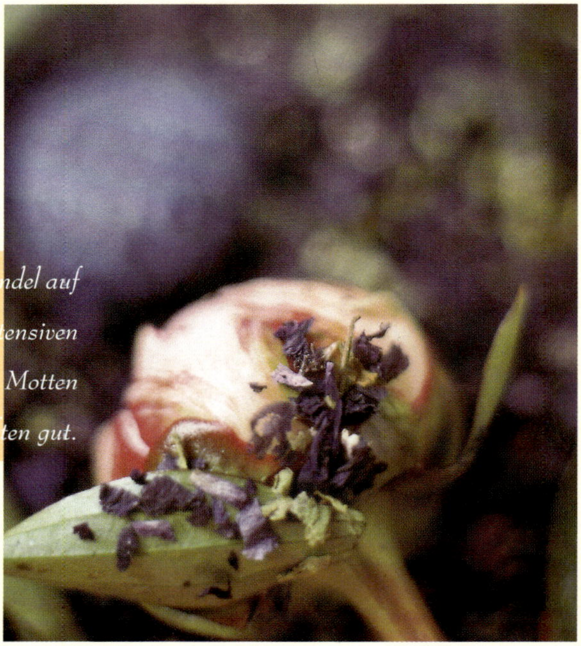

In einer Schale verströmt Lavendel auf einer Päonienknospe seinen intensiven Duft. Kleider werden so vor Motten geschützt und duften gut.

Für einen leichteren kann man eine Kombination aus Bergamotte, Zitrone, Rosenholz und Orange wählen.
Vanille, Benzoe und Lavendel liegen vom Duft her angenehm zwischen Blütenessenzen und Essenzen aus Zitrusfrüchten.
Wenn Sie die teuersten Öle verwenden, so wie Rose oder Jasmin, brauchen Sie nur 2 bis 4 Tropfen.
Weitere Öle, die in beliebten handelsüblichen Parfümmarken enthalten sind: Ylang-Ylang, Vetiver, Nelke, Zimt, Ingwer, Neroli, Weihrauch, Iris, Mandarine und Tuberose.

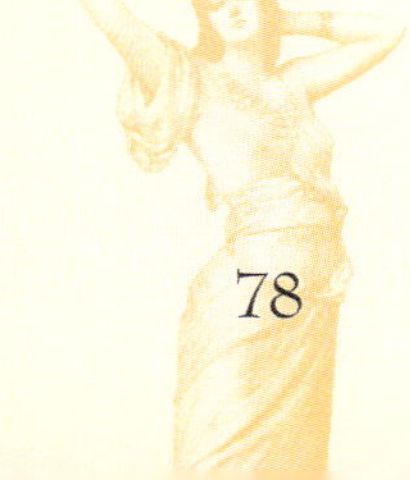

Massage mit Duftölen

Geben Sie maximal 24 Tropfen ätherisches Öl auf 50 ml Trägeröl. Die besten Trägeröle sind leicht, geruchlos und klar. Aus diesem Grund ist Olivenöl trotz seiner vielen Vorzüge nicht so gut geeignet; sein schwerer Duft wird jeden anderen Duft überlagern. Ideale Trägeröle sind süßes Mandelöl, Aprikosenkernöl, Traubenkernöl, Sonnenblumenöl und Avokadoöl. Das ursprünglich aus Ägypten kommende Ringelblumenöl ist ausgezeichnet, aber teuer. In Indien bevorzugt man Senfsamenöl.

Babyöl ist für die Massage ungeeignet. Es ist ein Mineralöl – im Gegensatz zu Pflanzenöl – und hat eine geringe Tiefenwirkung. Statt vom Körper absorbiert zu werden, bleibt es als leichter Film auf der Hautoberfläche.

Stellen Sie Ihre eigene Mischung zusammen, und verwenden Sie ätherische Öle, die zu der Art von Massage passen, die Sie geben möchten – beruhigend oder belebend.

Ein beruhigendes Massageöl:

15 Tropfen Sandelholz
5 Tropfen Ylang-Ylang
5 Tropfen Geranie oder Lavendel
50 ml Trägeröl.

Ein Massageöl, das Streß abbauen hilft:

10 Tropfen Muskatellersalbei
10 Tropfen Zitrone
5 Tropfen Majoran
50 ml Trägeröl.

Ein anregendes, »verjüngendes« Massageöl:

6 Tropfen Wacholder
12 Tropfen Lavendel
7 Tropfen Rosmarin
50 ml Trägeröl.

FÜRS GESICHT:

Ein Feuchtigkeitsspender:

12 Tropfen Rosenholz
10 Tropfen Bergamotte
2 Tropfen Wacholder oder Ylang-Ylang
50 ml Trägeröl.

Ein Öl für die Nacht:

8 Tropfen Sandelholz
10 Tropfen Lavendel
4 Tropfen Ylang-Ylang
2 Tropfen Geranie
50 ml Trägeröl.

Ein Gesichtsdampfbad:

Geben Sie 2 bis 3 Tropfen ätherisches Öl in eine Schüssel mit kochendem Wasser: Bei glanzloser Haut nehmen Sie Lavendel oder Rosmarin. Bei fettiger Haut verwenden Sie Geranie. Bei reifer Haut wählen Sie Rose.

Viele Gewürze entwickeln ihren Duft und ihre heilenden Eigenschaften erst durch Zerreiben.

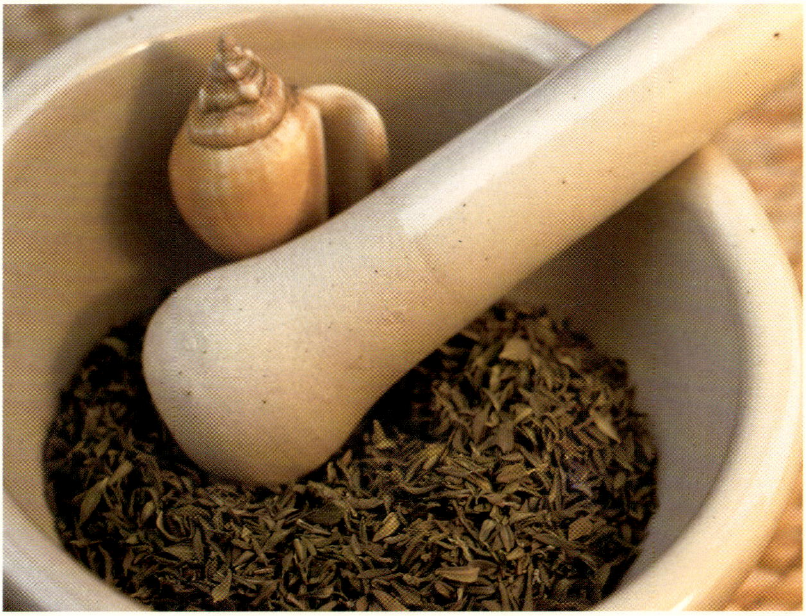

Wenn ich unterwegs bin, habe ich als Mittel gegen kleinere Beschwerden Lavendel, Tea Tree und Rosmarin bei mir und Rose wegen ihres berauschenden Dufts.

Lavendel

Lavendel ist das vielseitigste ätherische Öl und das einzige, bei dem viele Aromatherapeuten sogar das unverdünnte Auftragen auf die Haut empfehlen. Dort wirkt es besonders gut, wenn man sich verbrannt oder verbrüht hat. Da alle ätherischen Öle konzentriert sind, braucht man nur einige Tropfen – eine höhere Dosis erhöht nicht die Wirksamkeit der Behandlung!

Lavendel hat antibiotische und antiseptische Eigenschaften, und wenn Sie sich erschöpft und angespannt fühlen, wirken einige Tropfen im Badewasser vor dem Schlafengehen wohltuend auf Muskeln und Geist. Lavendelbäder stärken auch das Immunsystem und fördern den Heilungsprozeß, wenn Sie Grippe haben oder angeschlagen sind. Das Öl kann unverdünnt aufgetragen werden bei Sonnenbrand, Mückenstichen, Fischbissen, Quaddeln, die durch Pflanzenkontakt entstanden sind, und Schwellungen. Es soll sogar den Biß der Schwarzen Witwe, einer gefährlichen Giftspinne, neutralisieren, wenn man auf dem Weg zum Krankenhaus in Abständen von 10 Minuten jeweils 10 Tropfen aufträgt. Wenn ich nur ein Öl mit auf eine einsame Insel nehmen dürfte, wäre es auf jeden Fall Lavendel.

Teebaum

Das Öl des Teebaums besitzt erstaunliche antiseptische Eigenschaften und wird mittlerweile intensiv erforscht. Seine antibakteriellen, antiviralen und fungiziden Eigenschaften machen es zu einem wirksamen Mittel bei vielen Beschwerden, wie beispielsweise Zahnschmerzen, Soor, Sonnenbrand, Erkältungen, Schnittverletzungen und Wunden.

Rosmarin

Nach einer anstrengenden Tanz-Session gibt es für meine müden Muskeln nichts Wohltuenderes, als in ein Bad mit etwas Rosmarin- und Lavendelöl einzutauchen. Rosmarin ist ein stimulierendes Öl

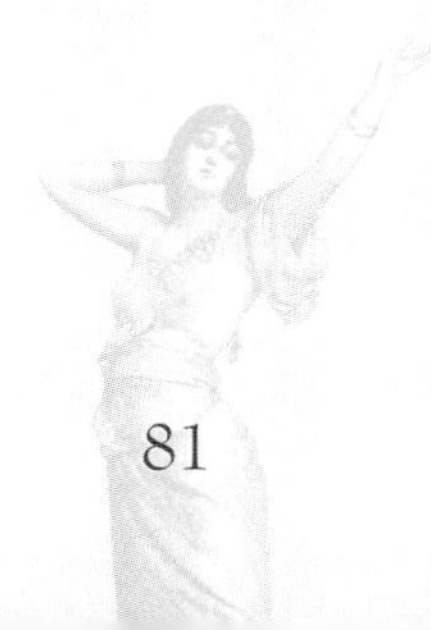

und kann beispielsweise eingesetzt werden bei Muskelverspannungen, Arthritis, Rheuma, Depression, Husten, Grippe und Kopfschmerzen. Eine Rosmarin-Spülung war auch früher schon ein beliebtes Pflegemittel für dunkles Haar.

Einige ätherische Öle und ihre therapeutischen Anwendungsmöglichkeiten

Antiseptisch/Desinfizierend:
Lavendel, Kiefer, Thymian, Bergamotte,
Eukalyptus, Wacholder, Geranie.

Stärken das Immunsystem:
Lavendel, Geranie, Tea Tree.

Bekämpfen Infektionen:
Eukalyptus, Lavendel, Tea Tree,
Zitrone, Nelke, Thymian.

Beleben und stärken die Konzentration:
Basilikum, Bergamotte, Wacholder, Kardamom.

Reduzieren Streß und Ängste und sorgen für Entspannung:
Lavendel, Neroli, Kamille,
Minze (für den Magen),
Rose, Vetiver, Wacholder.

Beruhigen:
Neroli, Lavendel, Majoran.

Reinigen die Luft von Bakterien und Viren:
Bergamotte, Tea Tree, Zypresse,
Lavendel, Rosmarin, Oregano.

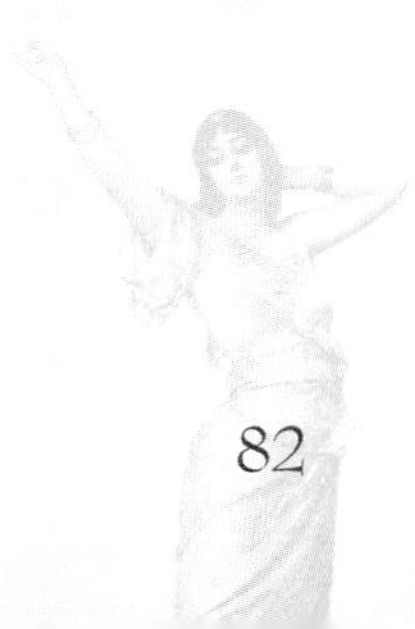

Hilfen gegen Schlaflosigkeit

Nach einem alten Rezept aus Persien soll man einige Spritzer Lavendel- oder Majoranöl auf das Kopfkissen träufeln oder ins Badewasser geben. Beide Öle wirken vorzüglich gegen Schlaflosigkeit. Majoran ist das stärkere Schlafmittel, wogegen Lavendel eher allgemein beruhigend wirkt.

Erkältungen und Grippe

Tea Tree, Eukalyptus und Zitrone werden in der Badewanne oder über einem Becken mit heißem Wasser eingeatmet. Bedecken Sie Ihren Kopf dabei mit einem Handtuch.

Um wieder durch die Nase atmen zu können, geben Sie einen Tropfen Rosmarin oder Eukalyptus auf ein Taschentuch und atmen es ein, sooft Sie können.

Sie können auch ein Massageöl herstellen, indem Sie insgesamt 6 Tropfen einer Kombination aus Zitrone, Eukalyptus und Rosmarin mit einem Teelöffel Trägeröl verdünnen. Mit dieser Mischung können sie die inneren Nasenflächen sowie den oberen Rücken- und Brustbereich bestreichen und massieren. Oder Sie mischen Eukalyptus, Lavendel und Bergamotte. Als Alternative können Sie auch ein Bad mit diesen Ölen nehmen.

Zahnfleischbluten

Verdünnen Sie 2 Tropfen Zitrone und Eukalyptus und 1 Tropfen Lavendel in 1 Teelöffel Weinbrand. Geben Sie alles in ein Glas warmes Wasser und benutzen Sie es als Mundwasser.

Schlucken Sie diese Tinktur bitte nicht hinunter!

Verbrennungen

Baden Sie die betreffende Stelle 10 Minuten in eiskaltem Wasser. Dann tragen Sie 2 Tropfen Lavendelöl unverdünnt auf die Haut auf. Legen Sie eine kalte Kompresse auf, indem Sie ein sauberes Stück Gaze oder Stoff in kaltes Wasser tauchen. Geben Sie 5 Tropfen Lavendelöl auf die Kompresse und bedecken Sie die verbrannte Stelle damit. Wenn Sie nichts zur Hand haben, womit Sie eine Kompresse machen können, tragen Sie einfach in regelmäßigen Abständen einige Tropfen des unverdünnten Öls auf.

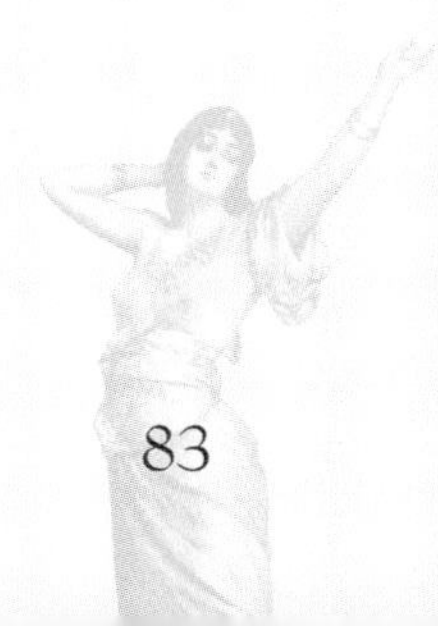

Schnitte und Wunden

Baden Sie in warmem Wasser, das 5 Tropfen Lavendel und 2 Tropfen Tea Tree enthält. Geben Sie 3 Tropfen Lavendel auf einen Gazestreifen und bedecken Sie die Wunde damit. Erneuern Sie den Streifen zweimal täglich. Wenn die Wunde relativ gut verheilt ist, lassen Sie nach dem dritten Tag Luft an die Haut.

Mundgeschwüre

Spülen Sie den Mund gründlich damit aus, aber schlucken Sie das Mundwasser bitte nicht hinunter!!

Stellen Sie ein Mundwasser her, indem Sie folgendes mischen: 2 Tropfen Minze, 4 Tropfen Zitrone, 2 Tropfen Geranie und 2 Tropfen Thymian, verdünnt in 1 Dessertlöffel Brandy. Diese Kombination geben Sie in ein Glas warmes Wasser.
Sie können auch 1 Tropfen Myrrhe auf ein Wattestäbchen geben und das Geschwür damit mehrmals täglich betupfen.

Zahnschmerzen

Geben Sie 1 Tropfen Nelkenöl auf ein Wattestäbchen, und betupfen Sie damit das Zahnfleisch um den schmerzenden Zahn.

Kater

Trinken Sie eine Tasse warmes Wasser mit Honig, in das Sie 2 Tropfen Fenchel gegeben haben.

Insektenmittel

Zitronellöl ist besonders nützlich, um Insekten fernzuhalten. Auch Rosmarin und Eukalyptus sollen sehr effektiv sein.

Fliegen und Jet-lag

Um sich vor den Folgen des Jet-lags zu schützen, nehmen Sie, bevor Sie das Haus verlassen, ein Bad mit ein paar Tropfen Minze oder Eukalyptus. Sie können diese Öle auch auf einen Waschlappen geben und nach dem Duschen damit den Körper einreiben.
Für die Reise: Wenn das Fliegen Sie nervös macht, träufeln Sie einige Spritzer Lavendel, Kamille oder Geranie auf ein Taschentuch. Wenn Sie Angst bekommen, schnuppern Sie daran, lehnen sich zurück, schließen die Augen und entspannen sich.

Wenn Sie an Ihrem Reiseziel angekommen sind, nehmen Sie vor dem Schlafengehen ein Bad, in das Sie ein paar Tropfen Lavendelöl gegeben haben. Oder Sie massieren das Gesicht, den Nacken und den oberen Rückenbereich mit einer Handvoll Trägeröl, das einige Tropfen Lavendel enthält. Mit dieser Mischung können Sie auch andere verspannte Körperpartien massieren und sich so von der Reise erholen.

Soor

Ein Bad in ätherischen Ölen kann bei Soor helfen. Geben Sie eine Mischung aus 1 Tropfen Bohnenkraut, 2 Tropfen Lavendel und 2 Tropfen Patchouli ins Badewasser.

Durchfall

Die größte Gefahr bei Durchfall ist die Dehydrierung und der damit verbundene Salz- und Zuckerverlust. Mischen Sie 1 Liter Mineralwasser mit 8 Tropfen Zitronenöl, ½ Teelöffel Salz und 8 Teelöffeln Zucker. Trinken Sie ein Glas dieser Mischung nach jedem Gang zur Toilette.

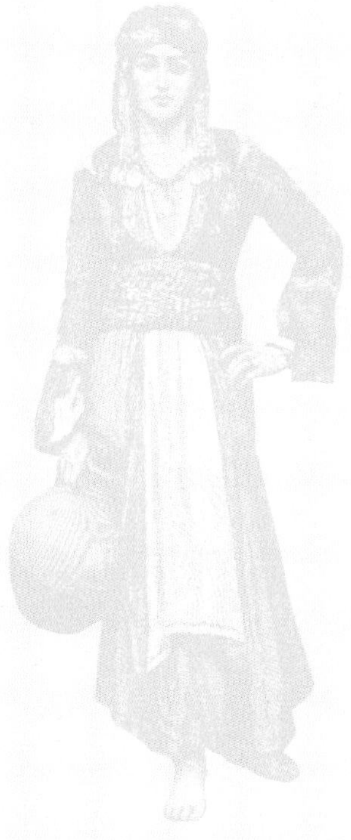

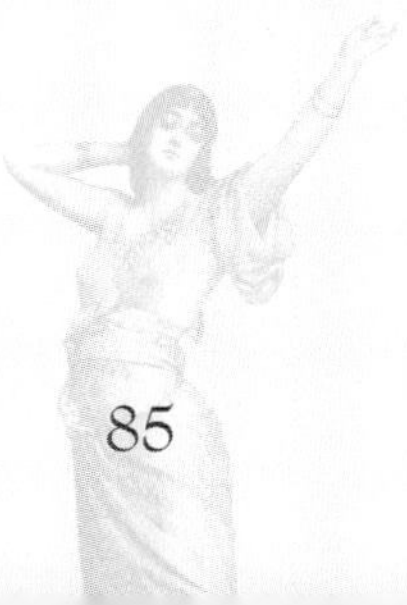

Welches ist der angenehmste Klang? Die Stimme der Geliebten.

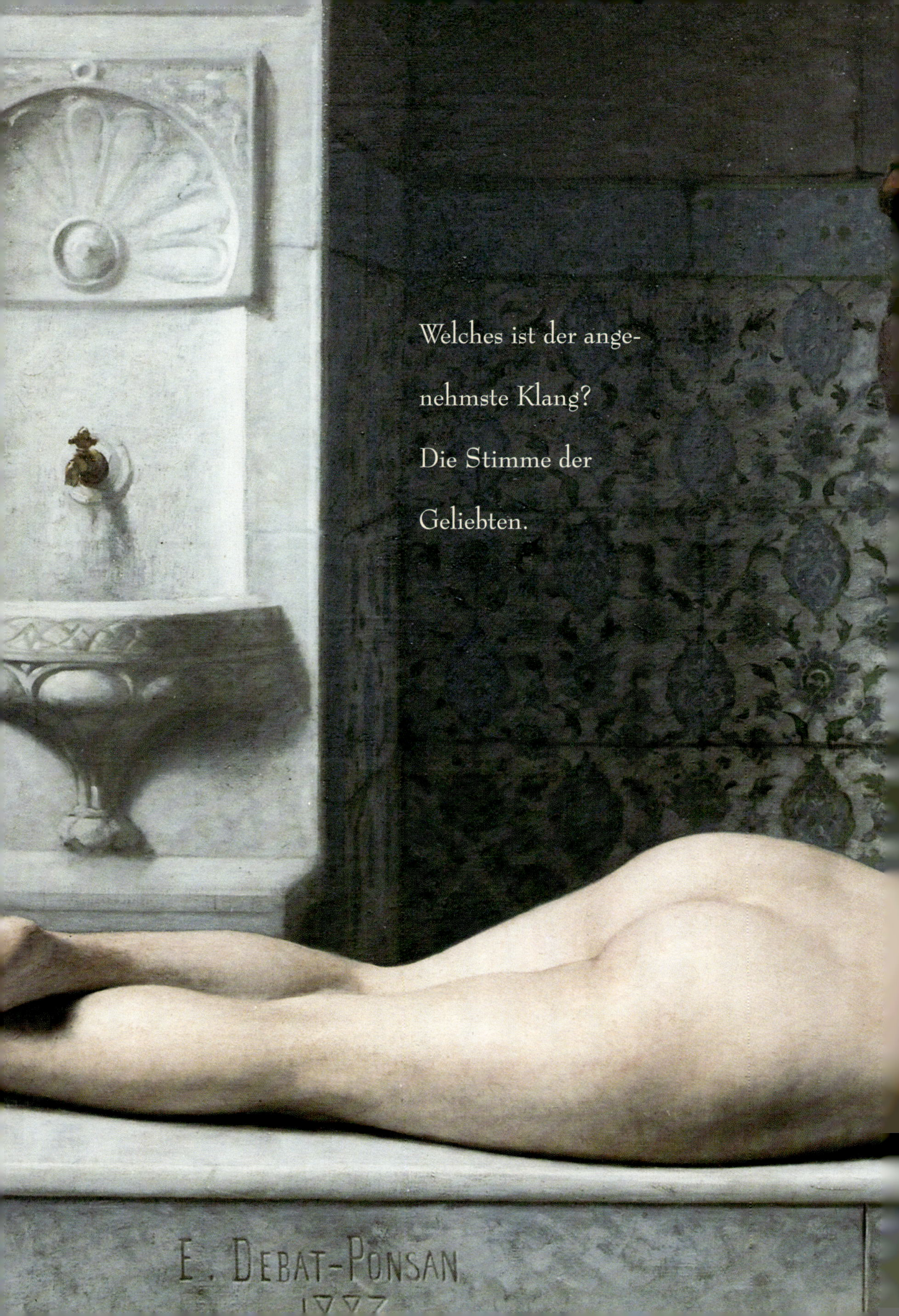

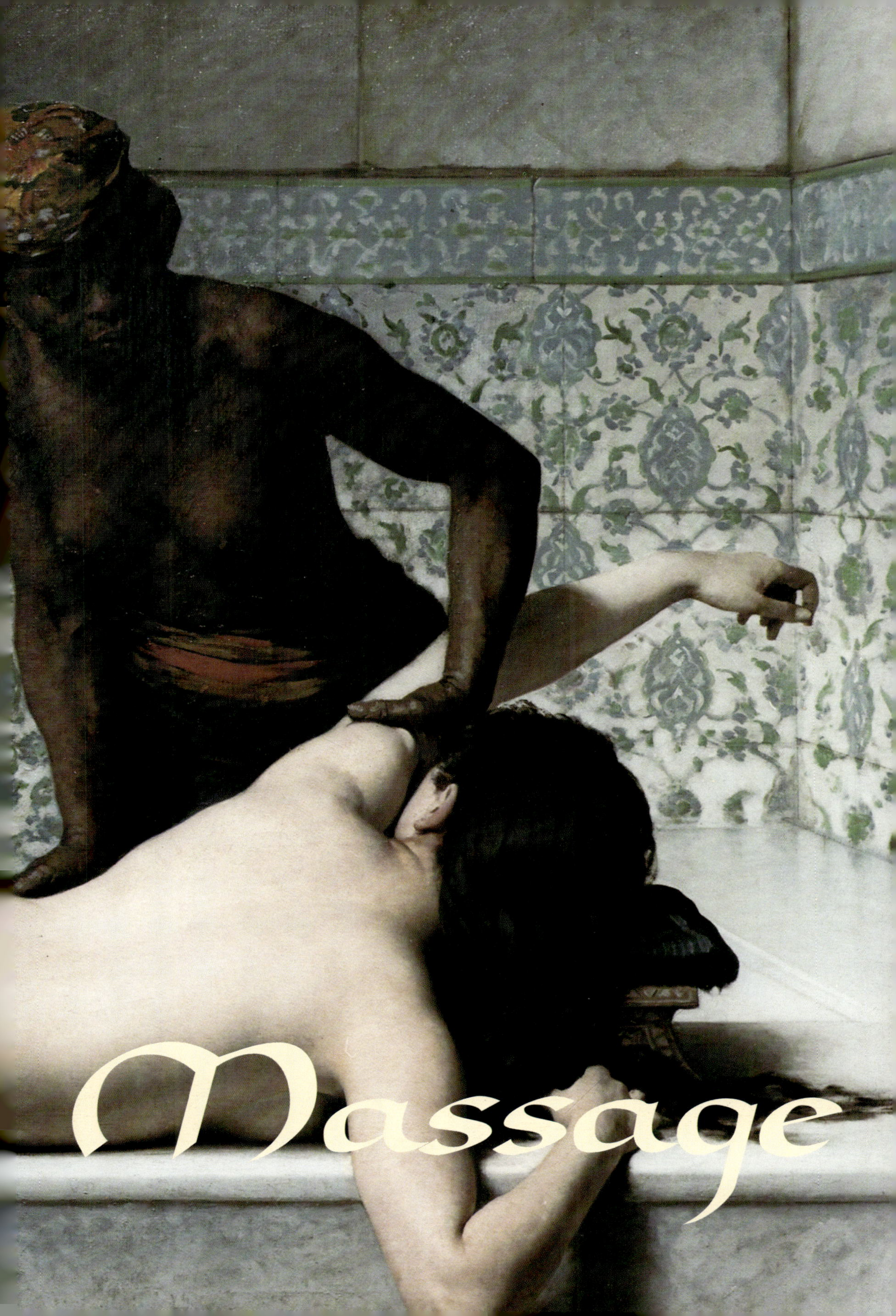

Massage

Die Kunst des „Handauflegens“

In die Aufwärmübungen für einen langen Tanz-Workshop baue ich manchmal eine fünfminütige Rückenmassage ein. Jeder sucht sich eine ungefähr gleich große Partnerin. Die eine stellt sich hin und schließt die Augen, während die Partnerin ihr mehrmals mit fester Hand langsam über die Wirbelsäule, den Nacken und den Rücken streicht. Viele Frauen in diesen Workshops haben sich nie zuvor gesehen, doch diese wenigen ruhigen, meditativen Minuten vor dem harten Tagesprogramm tragen immer dazu bei, Menschen einander näherzubringen und sich als Teil einer Gruppe zu fühlen. Hinterher hört man wohlige Seufzer, und es wird viel gelacht, weil keiner erwartet hat, daß der Tanztag so angenehm und entspannt beginnt!

Die Massage als Heilkunst ist Tausende von Jahren alt. In Saqqara (Ägypten) fand man im Grab eines Arztes Wandmalereien aus dem Jahre 2330 v. Chr., die vermuten lassen, daß schon zu pharaonischen Zeiten eine Art Reflexzonenmassage (Druckpunkttherapie der Füße) praktiziert wurde.

Eine Form der Aromatherapie (eine Massage mit infundierten Ölen) wurde bereits vor 5000 Jahren in der Antike praktiziert. Sie spielte eine wesentliche Rolle in der ayurvedischen Heilkunst Indiens und gehörte rund 4000 Jahre lang zu den therapeutischen Praktiken des Nahen Ostens, bevor sie an Bedeutung verlor. Im 5. Jahrhundert v. Chr. schrieb Hippokrates: »Der Arzt muß in vielen Dingen erfahren sein, gewiß aber im Reiben … Denn Reiben kann ein Gelenk festigen, das zu locker ist, und ein Gelenk lockern, das zu steif ist.« Die alten Griechen schlossen ihre täglichen Leibesübungen mit einer Massage ab.

Nach dem Untergang des Römischen Reiches waren es die Araber und Perser, die die Lehren der antiken Welt weiterentwickelten. Avicenna schrieb, das Ziel der Massage sei, »die Abfallstoffe zu beseitigen, die sich in den Muskeln befinden und nicht durch Bewegung ausgeschieden werden«.

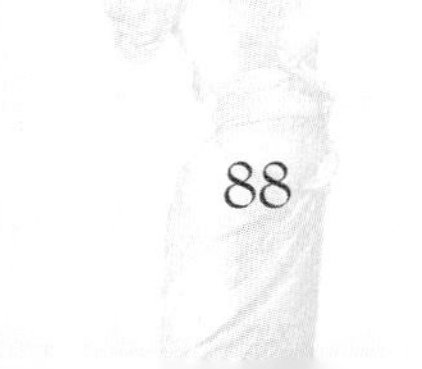

Weitere Massageformen sind beispielsweise das aus Japan kommende Shiatsu und die Reflexzonenmassage. Die Reflexzonenmassage wurde in Asien viele Jahrhunderte lang angewendet, um Gesundheitsprobleme des ganzen Körpers zu erkennen und zu behandeln.
Das Christentum hatte die Fleischeslust immer schon mit Argwohn betrachtet, und Massage galt vor nicht allzu langer Zeit noch als rein sexuelle Angelegenheit. Freunden und Familienangehörigen mit dieser Form des »Handauflegens« beim Streßabbau zu helfen ist für uns immer noch ungewöhnlich, aber als Therapieform hat sich Massage auch in der westlichen Welt längst durchgesetzt. Der neuere Trend zu ganzheitlicher Massage und das Wiederaufleben der Aromatherapie im Westen geht in die 60er Jahre zurück, als das Interesse an allen Erscheinungsformen östlicher Kultur explosionsartig anstieg.

Baby-Massage

Vor ein paar Jahren las ich einen Artikel über Frühgeburten. Ein Wissenschaftler hatte entdeckt, daß Babies, die dreimal täglich fünfzehn Minuten lang im Brutkasten massiert wurden, fast doppelt so schnell zunahmen wie Babies, die allein gelassen wurden – nicht, weil sie mehr aßen, sondern weil das Gefühl der Berührung ihren Stoffwechsel positiv beeinflußte. Ein anderes Experiment ergab, daß sich bei Frühgeburten, die massiert wurden, das Nervensystem schneller entwickelte und sie dadurch früher das Krankenhaus verlassen konnten.
Für viele scheint es vielleicht klar auf der Hand zu liegen, daß Berührungen beruhigen und das Wohlbefinden steigern. Ebenso leuchtet es ein, daß jedes Neugeborene, das man längere Zeit allein läßt, Ängste empfinden wird, die seine gesunde Entwicklung beeinträchtigen können.
Im Mutterleib schwimmt ein Baby in warmem Wasser und wird durch die Bewegung der Mutter ständig hin und her geschaukelt. Bei der Geburt wird ihm diese beruhigende Bewegung genommen, und es wird in ein Einzelzimmer zum Schlafen gelegt und stundenlang allein gelassen. Es ist kein Wunder, daß Babies nachts vor Angst schreien, wenn sie im dunklen Zimmer aufwachen und niemand da ist, der sie beruhigt.

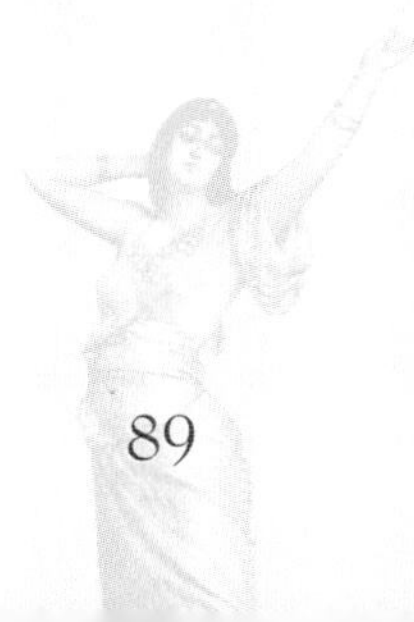

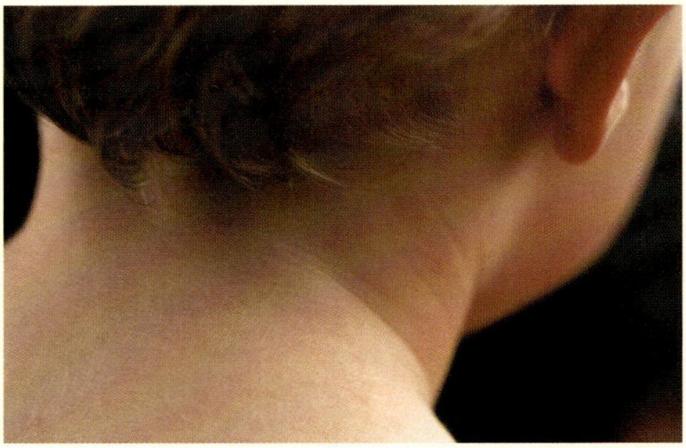

Bei den Wolof im Senegal wird einem Besucher manchmal schon vor der Begrüßung ein Baby in die Hand gedrückt. Auf diese Weise wird das Baby zum natürlichen Bindeglied zwischen den Menschen. Freunde, die mit ihren Babies auf Reisen gegangen sind, besonders Frauen, die allein in Entwicklungsländern unterwegs waren, stellten fest, wie leicht es ist, Kontakte zu Fremden herzustellen, die instinktiv auf das Baby zugingen.

Wenn bei den Bornu in Nigeria eine Frau ein Kind bekommt, erwärmen die Geburtshelferinnen die Hände über heißen Kohlen und streicheln damit der Reihe nach das Neugeborene.

In Marokko wird ein Baby in der ersten Woche nach der Geburt nie allein gelassen, aus Angst, daß ein böser Geist es mitnimmt und gegen einen eigenen Sprößling eintauscht. Jeden Tag wird die Mutter mit Henna, Walnußrinde und Kajal massiert, um sie wieder zu Kräften zu bringen. Auch das Baby wird massiert, und zwar mit verschiedenen Lotionen aus Alaun, Majoran, Mastix, Minze, Wasser und Öl. Wenn es schreit, wird es in den beruhigenden Duft von Weihrauch gehalten.

In Indien, Afrika und anderen tropischen Ländern tragen viele Frauen ihre Säuglinge ständig mit sich herum. Die Babymassage mit ihrem beruhigenden Haut-zu-Haut-Kontakt ist dort ein wesentlicher Bestandteil der Säuglingspflege. Durch das Öl wird die Haut geschützt, und durch das Streicheln und sanfte Dehnen soll der Körper gekräftigt werden und beweglich bleiben.

Allgemeine Hinweise für Babymassagen

Ein guter Zeitpunkt für eine Babymassage ist nach dem Baden, wenn das Baby noch warm ist. Achten Sie darauf, daß auch der Raum sehr warm ist.

Dehnen Sie Ihre Hände und Finger, bevor Sie anfangen, und reiben Sie sie aneinander, um sie zu erwärmen. Damit das Baby einen zusätzlichen Hautkontakt hat, sollten auch Ihre Beine nackt sein.

Sie können die Massage bequem auf dem Fußboden durchführen. Strecken Sie die Beine aus, und legen Sie das Baby so auf Ihren Schoß, daß es auf dem Rücken liegt und seine Füße in Ihre Richtung zeigen. Es wird entspannter sein, wenn es Ihr Gesicht sehen kann, und an seinem Ausdruck werden Sie erkennen, ob es ihm Spaß macht. Am besten legen Sie ein großes Handtuch unter sich und das Kind für den Fall, daß das Baby seine Pomuskeln mehr entspannt, als Ihnen lieb ist!

Führen Sie rhythmische, fließende und vor allem sanfte Bewegungen durch. Die Tiefenmassage, die den Erwachsenen oft gefällt, dient dazu, starke Muskelverspannungen abzubauen. Ein Baby ist jedoch weitaus sensibler und zarter und braucht im Normalfall eine so rigorose Behandlung noch nicht! Eine Babymassage ist eher zur Beruhigung gedacht als zur Lösung von Verspannungen.

Geben Sie nur eine kurze Massage – 15 Minuten sind genug.

Indische Babymassage

Erhitzen Sie ein leichtes Pflanzenöl wie zum Beispiel Mandelöl oder Kokosnußöl in einem Topf mit heißem Wasser.

Reiben Sie langsam etwas Öl über die Vorderseite des Babys, doch sparen Sie das Gesicht aus. Beim Verteilen des Öls folgen Sie mit Ihrer Hand den zarten kleinen Konturen des Babys.

Streicheln Sie es beruhigend sanft von Kopf bis Fuß.

Wenn Sie die Arme und Beine massieren, nehmen Sie sich die Gliedmaßen der Reihe nach vor. Halten Sie eine Hand des Babys, und führen Sie mit Ihrer anderen Hand sanfte Druckbewegungen von der

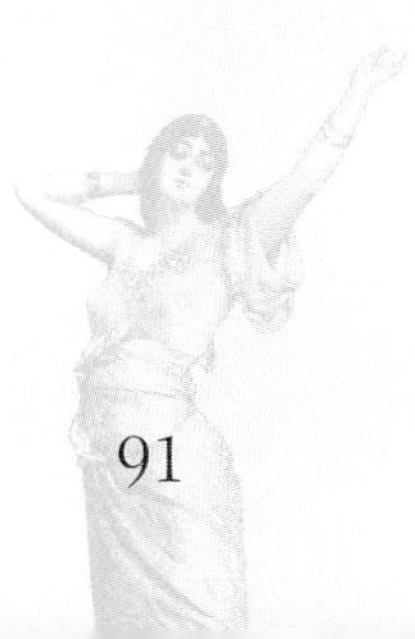

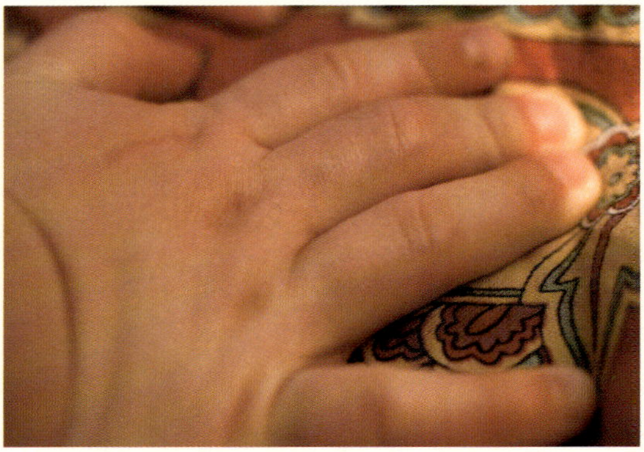

Schulter über den Arm bis zum Handgelenk aus. Nachdem Sie dies auf der anderen Seite wiederholt haben, kommen nun beide Arme an die Reihe, und zwar von der Schulter bis zum Handgelenk.
Sie können eine ähnliche Technik an den Beinen anwenden. Dabei nehmen Sie mit einer Hand einen Fuß des Babys, und mit der anderen führen Sie sanfte Druckbewegungen vom Oberschenkel bis zu den Füßen durch.
Jetzt können Sie den Bauch des Babys mit sanften Streichbewegungen massieren, wobei Sie abwechselnd die eine und dann die andere Hand nehmen. Dann streichen Sie mit leichten Bewegungen im Uhrzeigersinn um den Bauchnabel. Seien Sie im Bereich des Bauchnabels vorsichtig.
Drehen Sie das Baby auf den Bauch und legen es über Ihre Beine. Sie können sich aber auch in einem Stuhl zurücklehnen, so daß das Baby auf Ihrer Brust ruht.
Streichen Sie den Rücken auf und ab, das beruhigt die Spinalnerven des Babies. Beenden Sie die Massage mit langen Streichbewegungen, und arbeiten Sie sich dabei von oben nach unten. Zum Schluß drücken Sie sanft seinen Hintern.

Massieren und massiert werden

Wenn man eine Massage bekommt, betritt man gleichsam einen geheimen Garten. Eine gute Massage kann uns in einen so entspannten und paradiesischen Zustand versetzen, daß wir unsere Umgebung äußerst sensibel wahrnehmen: Wir bemerken Geräusche, die wir sonst überhören; wir atmen langsamer; und wenn wir in den Spiegel schauen, scheinen alle Fältchen aus unserem Gesicht verschwunden zu sein.

Massage ist eine wechselseitige Angelegenheit, die für den Masseur genauso entspannend sein kann wie für den, der massiert wird. Dies gilt vor allem, wenn man ätherische Öle verwendet, da auch der Masseur den Duft einatmet und dessen positive Eigenschaften aufnimmt. Für jemanden, der noch nie massiert worden ist, empfehle ich als Auftakt eine Gesichts-, Nacken- oder Fußmassage. Es reicht, wenn Sie nur fünfzehn oder zwanzig Minuten erübrigen können (vielleicht am Ende einer Sitzung in den Dampfbädern).

Die am häufigsten verwendete Technik wird als »Schwedische« Massage bezeichnet. Dieses Verfahren wurde im 19. Jahrhundert von dem Schweden Per Henrik Ling entwickelt, der eine Synthese aus Techniken schuf, die früher in China, Ägypten, Griechenland und Rom angewendet wurden.

In vielen Handbüchern gibt es ein Kapitel über Selbstmassage. Meiner Meinung nach ist eine Selbstmassage jedoch ein Widerspruch in sich. Zum einen beruhen die positiven Effekte einer Massage auf einer totalen Entspannung, bei der der Kopf frei wird und man sich dem Gefühl der Berührung hingibt. Wenn man sich selbst zu massieren versucht, muß das Gehirn zwangsläufig aktiv sein, und in dieser Situation kann man sich nicht wirklich entspannen. Davon abgesehen erreicht man viele Körperpartien auch einfach nicht! Und das Schöne an einer Massage ist gerade, daß es sich hierbei um eine Art Kommunikation mit einem Gegenüber handelt, dessen Energien auf Ihr Wohlbefinden ausgerichtet sind (ob Sie dafür bezahlen oder nicht).

Bei der Massage gibt es unterschiedliche Griffe. Einige dienen rein der Entspannung, andere sind belebend, und wieder andere wirken tie-

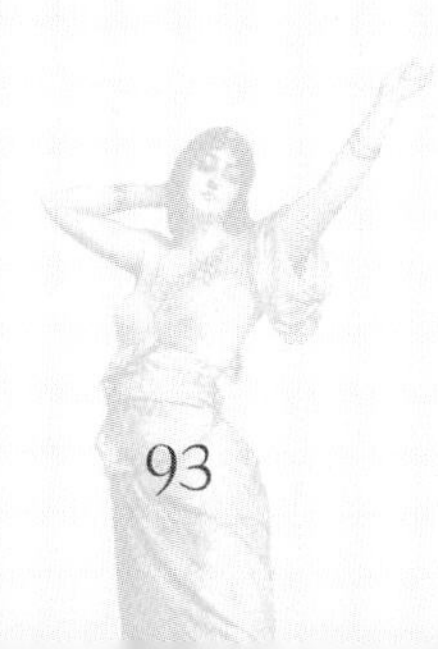

fer, um Giftstoffablagerungen abzubauen und Muskelverspannungen zu lösen. Masseure, die erfahren sind im Aufspüren kleinster Verhärtungen, werden sich darauf konzentrieren, die Verspannungen aufzulösen und den Abbau der Abfallstoffe zu fördern.

Die beste Zeit für eine Massage ist natürlich nach dem Baden oder Duschen, wenn Sie keine anstrengenden Aktivitäten mehr vor sich haben.

Sie brauchen kein Experte zu sein, um jemanden massieren zu können. Wenn Sie jedoch einige Grundregeln beachten, können Sie sicher sein, daß die Massage auch wirklich angenehm erlebt wird.

Das Druckempfinden ist höchst individuell: Manche Menschen mögen es, wenn sie spüren, daß ihre Muskeln richtig beansprucht werden, und fühlen sich durch eine zu leichte Berührung irritiert. Andere wiederum sind so sensibel, daß sie nur den leichtesten Druck ertragen können. Leiden Sie nie still vor sich hin, wenn Sie eine Massage bekommen! Wenn Sie einen stärkeren oder leichteren Druck wünschen, dann sagen Sie es auch! Ihr Masseur oder Ihre Masseurin kann schließlich keine Gedanken lesen.

Wenn Sie jemanden massieren, verzichten Sie lieber auf eine Unterhaltung. Sie möchten doch, daß Ihr Partner sich auf Ihre Berührungen konzentriert und nicht auf Ihre Gedanken. Es ist schwer, sich zu entspannen und sich körperlichen Empfindungen hinzugeben, wenn man das Gefühl hat, antworten zu müssen. Ihr Partner kann sich vielleicht besser entspannen, wenn sanfte Musik gespielt wird, aber klären Sie es vorher ab, denn vielleicht bevorzugt er die Stille. Es versteht sich von selbst, daß laute, stark rhythmische Musik nicht zur Entspannung beiträgt.

Wenn das Öl kalt ist, erwärmen Sie es vorher, indem Sie die Flasche in einen Topf mit heißem Wasser stellen. Gießen Sie etwas Öl in Ihre Hände (die Sie vielleicht vorher anwärmen müssen), und verreiben Sie es, bevor Sie es auf die Haut Ihres Partners auftragen. Benutzen Sie nicht zuviel, Sie wollen Ihren Partner schließlich nicht marinieren!

Wenn Sie eine Ganzkörpermassage durchführen, achten Sie darauf, daß der Raum warm ist. Ihrem Partner wird kälter sein als Ihnen, weil er ruhig daliegt. Legen Sie also sicherheitshalber ein Laken und leichte Decken zurecht.

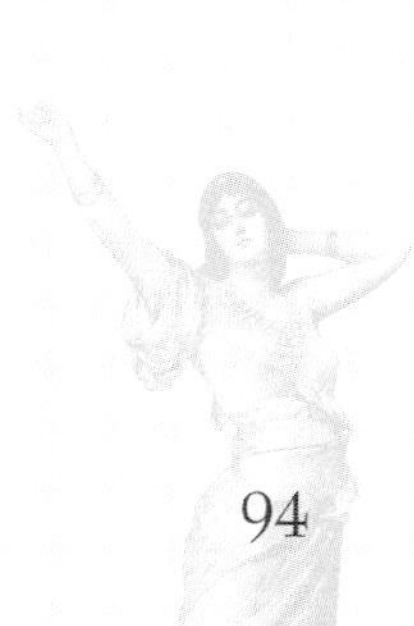

Achten Sie darauf, daß Ihr Partner entspannt liegt, seinen Körper gerade hält und die Arme locker neben seinem Körper ruhen (einige Menschen ziehen ihre Beine an, wenn sie liegen – dann strecken Sie sie, bevor Sie anfangen). Ein Bett ist keine ideale Unterlage, reicht aber. Ideal ist ein Tisch mit einigen Decken als weicher Unterlage, da Sie sich frei um ihn herum bewegen können und so mehr Kontrolle über die verschiedenen Griffe haben.
Es ist gut, wenn Sie zu Beginn den Körper Ihres Partners mit einer weichen Decke einhüllen, die Sie kurz vorher erwärmt haben. Das Gefühl von Wärme auf der Haut wirkt entspannend und sehr beruhigend. Entblößen Sie nur den Teil des Körpers, an dem Sie gerade arbeiten: Wenn Sie einen Arm unbedeckt lassen, wird er schnell kalt werden, und Ihr Partner wird sich nicht mehr wohl fühlen. Am Schluß verlassen Sie den Raum und lassen ihm oder ihr einige Minuten Zeit, um sich zu erholen und wieder auf den Boden zurückzukommen.

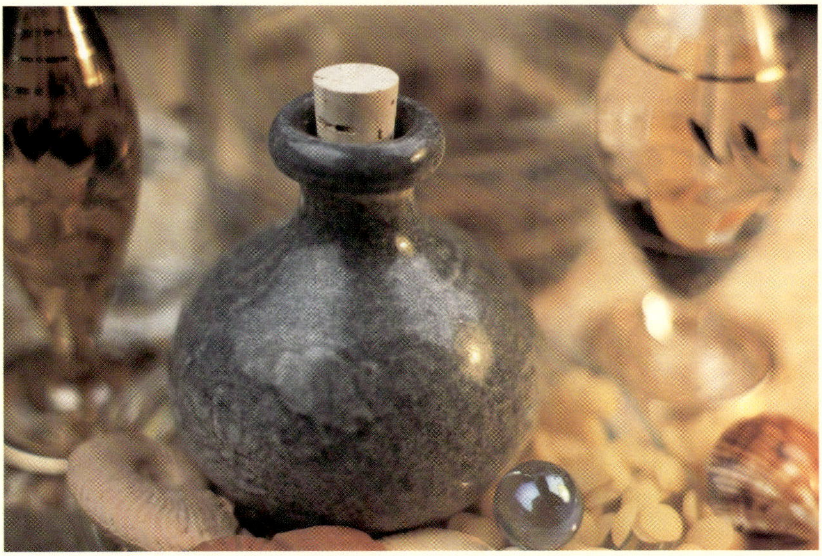

Massagegriffe

Es gibt viele unterschiedliche Massagegriffe, und geschickte Masseure denken sich mit zunehmender Erfahrung meist ihre eigene Technik aus. Bei den folgenden Vorschlägen handelt es sich um eine Auswahl von Griffen, die ich selbst über die Jahre hinweg kennengelernt habe und die sich meiner Meinung nach einfach wunderbar anfühlen. Wenn Sie sich erst einmal mit einigen grundlegenden Griffen vertraut gemacht haben, folgen Sie einfach Ihrer Intuition.

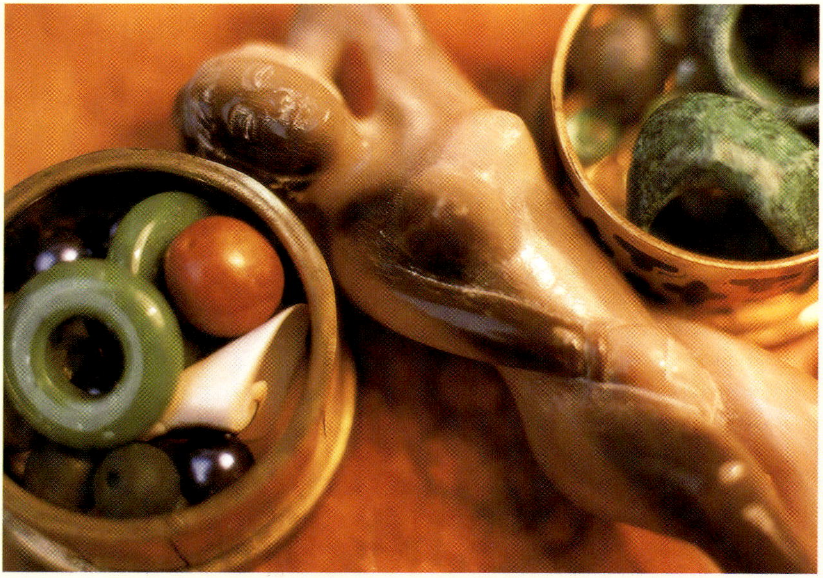

An kleinen Körperpuppen aus Jade und Elfenbein haben früher orientalische Frauen körperliche Beschwerden beschrieben, wenn sie bei den älteren Frauen der Familie Rat suchten.

Ein wertvoller Tip ist es, mit der Hand den Körperkonturen Ihres Partners zu folgen, so als ob Ihre Hand aus warmer Flüssigkeit bestünde. Beginnen Sie jede Bewegung in der Luft, so daß sie schon fließt, wenn Ihre Hand Kontakt mit seinem Körper aufnimmt. Streichen Sie den Körper langsam und fest (zu leichte Berührungen können kitzeln). Legen Sie den Schwerpunkt auf die Berührungen und nicht auf den Druck, wobei Ihre Hände sich in einem langsamen, entspannten Tanz über die Haut bewegen und sich unmerklich von einem Körperteil zum anderen tasten.

Effleurage

Eine gleitende Bewegung mit langen, kontinuierlichen Streichbewegungen. Versuchen Sie, einen regelmäßigen Rhythmus einzuhalten, und führen Sie lange Bewegungen statt kurze, ruckartige aus. Denken Sie immer daran, langsam vorzugehen. Wenn Sie Ihre Hände zu schnell bewegen, wird Ihr Partner aus der Ruhe gebracht. Sie können mit beiden Händen gleichzeitig arbeiten oder sie nacheinander einsetzen. Wenn Sie die erste Hand vom Körper Ihres Partners nehmen, nimmt die zweite ihren Platz ein, wobei sich die Bewegungen leicht überschneiden, um ein Gefühl des Fließens zu vermitteln.

Federn

Üben Sie eine leichte Streifbewegung mit den Fingerspitzen von oben nach unten aus. Dieser Griff ist gut geeignet, um eine tiefgehende Bein- oder Rückenmassage zu beenden. Er ist auch gut für den Abschluß der gesamten Massage geeignet. Ihre Finger halten immer weniger Kontakt mit dem Körper, und auf diese Weise geben Sie zu verstehen, daß sich die Massage dem Ende zuneigt.

Kneten

Dies ist eine hebende, drückende und rollende Bewegung, wie man sie vom Brotbacken kennt. Sie ist gut, um verhärtete Muskelstränge zu lockern, besonders im Nacken, im oberen Rückenbereich und in den Beinen. Heben und drücken Sie, abwechselnd mit jeder Hand, sanft das Gewebe zwischen dem Daumen und den anderen Fingern, und wechseln Sie dabei in einer fließenden Bewegung von Hand zu Hand. Denken Sie daran, die Hände nie ganz vom Körper zu lösen.

Wringen

So können Sie tiefer an die verspannten Muskeln herankommen. Legen Sie die Hände auf den Körper Ihres Partners, und drücken Sie nun fester mit den Fingern und den Daumen. Schließen Sie jeden Griff mit einer drehenden Bewegung ab.

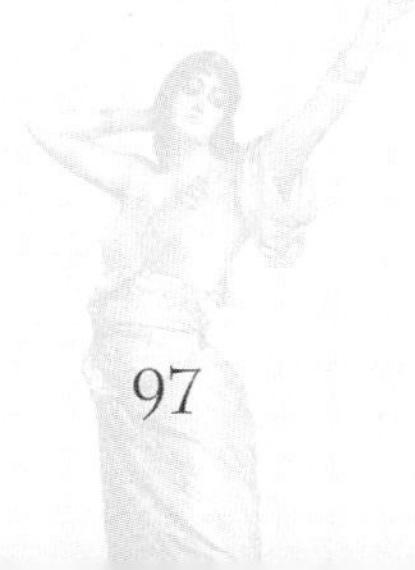

Die Füße

Im alten Ägypten galt ein Kuß auf den Fuß als ebenso galant wie ein Kuß auf die Hand. Wenn ein Körperteil es verdient, gepflegt und verwöhnt zu werden, sind es unsere Füße. Es ist unglaublich, wie zart gebaut, aber auch leistungsfähig unser Fuß ist. Außerdem ist er wie ein Spiegelbild des Körpers: Es gibt keinen Muskel, keine Drüse und kein Organ, deren entsprechende Nervenenden sich nicht im Fuß befinden. Wenn wir also die Füße eines Menschen massieren, beeinflussen wir gleichzeitig auch den Rest seines Körpers.

Bei der Reflexzonenmassage wird nur auf die Füße Druck ausgeübt: Mit den Daumen drückt man auf bestimmte Punkte der Fußsohle, die bestimmten Körperorganen entsprechen! Ein erfahrener Reflexzonenmasseur kann durch das »Lesen« der Empfindlichkeit oder Verhärtung dieser Druckpunkte Krankheiten diagnostizieren.

Für eine Fußmassage kann Ihr Partner sitzen oder vor Ihnen liegen, wobei ein Fuß in Ihrem Schoß liegt oder auf dem Oberschenkel. Sie können auch ein Kissen oder Kopfkissen unter den Fuß legen.

Beginnen Sie mit der Oberseite des Fußes, und streichen Sie von den Knöcheln bis hinunter zu den Zehen.

Nun setzen Sie Ihre Fingerknöchel ein, um die dickeren Teile der Fußsohle zu massieren. Angenehm ist es, mit den Fingerknöcheln der Form des Fußes zu folgen, und zwar von der Ferse bis zum Zeh.

Fahren Sie dann mit den Daumen in kleinen Kreisbewegungen und mit kräftigem Druck über die Sohle. Nehmen Sie sich besonders die stark beanspruchten, weichen Fußballen vor. Am Schluß umfassen Sie den Fuß mit beiden Händen, eine Hand oben, eine unten, und wärmen ihn einen Moment lang, bevor Sie ihn sanft loslassen.

Das Gesicht und der Kopf

Eine bestimmte Form der Gesichtsmassage habe ich nur bei einer befreundeten Kosmetikerin erlebt. Sie fühlt sich absolut göttlich an und ist anders als jede andere Gesichtsmassage, die ich jemals bekommen habe (mir wurde gesagt, sie sei eine Kombination aus Effleurage, Rollen und Klopfen). Die Hände streichen sehr, sehr langsam wie warme Wellen über das Gesicht, so daß ich das Gefühl bekomme, daß jede Falte in meinem Gesicht ausradiert wird. Bei dieser speziellen

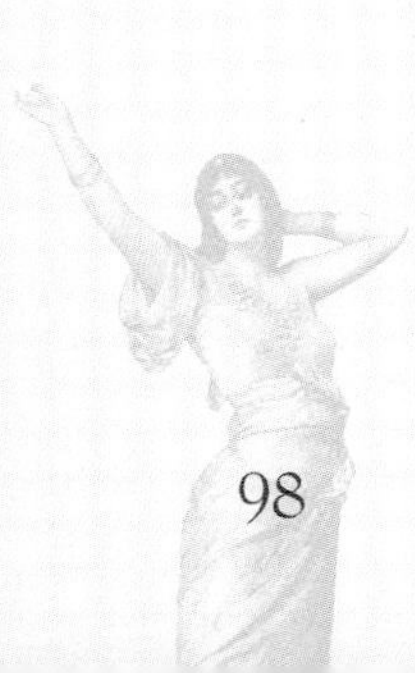

Technik werden an einem bestimmten Punkt einzelne Finger ständig wellenartig bewegt. Sie ist so etwas Besonderes, daß sie eine ausführliche Beschreibung verdient.

Für diese Technik sollte Ihr Partner flach liegen und Sie hinter ihm stehen.

Stellen Sie einen ersten Kontakt mit seinem Gesicht her, indem Sie mit Ihren Händen vom Hals an langsam über Kinn und Wangen gleiten, über die Schläfen und hoch bis zum Haaransatz.

Legen Sie nun die Hände senkrecht auf die Stirn, wobei die Finger in Richtung Nase zeigen. Da Sie in eine Aufwärtsrichtung streichen, denken Sie daran, mit Ihrem Griff in der Luft zu beginnen, bevor Sie mit den Händen einen Körperkontakt mit dem Partner herstellen. Folgen Sie mit den Händen Gesicht und Nasenwurzel, wobei Sie abwechselnd eine Hand nach der anderen nehmen, so daß sich eine Streichbewegung direkt an die vorhergehende anschließt und eine fließende Bewegung entsteht. Mit diesen langen Aufwärtsbewegungen fahren Sie um das Gesicht herum bis zu den Schläfen.

Drehen Sie die Hände nun so, daß sie waagerecht auf der Stirn Ihres Partners liegen und die Fingerspitzen gegeneinander zeigen, und streichen Sie von der Mitte bis zu den Seiten des Gesichts. Setzen Sie immer nur eine Hand und einen Finger gleichzeitig ein (d.h. linke Hand: kleiner Finger, Ringfinger, Mittelfinger, Zeigefinger und Daumen, dann dasselbe mit der rechten Hand). Allmählich wandern Sie auf diese Weise, über die Wangen und die Seiten hinweg, das Gesicht hinunter.

Umkreisen Sie das linke Auge mit der linken Hand, wobei Sie die Ballen des Zeige- und Mittelfingers nebeneinander benutzen. Dann streichen Sie von der Nase um die Wangenknochen herum bis zum Gesichtsrand. Mit den Fingern Ihrer rechten Hand gleiten Sie nun über die Augenbrauen und darüber hinaus, bis Sie wieder an der Nase ankommen. Sie haben jetzt einen vollständigen Kreis um das Auge gezogen. Jetzt wiederholen Sie alles nochmals mit demselben Auge, aber diesmal benutzen Sie nur den Ringfinger. Abschließend setzen Sie nur den kleinen Finger ein, um einen ganzen Kreis um das Auge zu beschreiben. Im empfindlichen Augenhöhlenbereich bewegen Sie Ihren Finger sehr sanft.

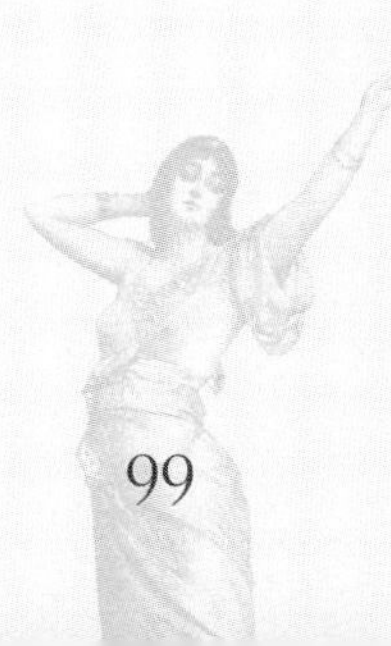

Wiederholen Sie die ganze Abfolge nun am rechten Auge, wobei Sie mit den Fingern der rechten Hand unterm Auge arbeiten und mit den Fingern der linken Hand über dem Auge den Kreis vervollständigen.
Nun zum Schädel: Für diesen Griff kann Ihr Partner liegen oder mit dem Rücken zu Ihnen sitzen (Sie müssen höher positioniert sein).
Auf unserem Schädel verläuft eine dünne Schicht von Muskeln, die Kopfschmerzen verursachen können, wenn wir uns Sorgen machen. Spannungen können durch eine Kopfhautmassage gelindert werden, bei der wir von der Stirn aufwärts über den Kopf und hinunter zum Nacken leichte Streichbewegungen ausführen. Als würden Sie jemandem die Haare waschen, fahren Sie dann mit den Fingerspitzen und Daumen in kleinen Kreisbewegungen über den ganzen Schädel. Je mehr Sie die Kopfhaut bewegen, desto besser entspannen sich die Muskeln. Sie können zum Abschluß mit Ihren Fingern sanft durch das Haar streichen.

Sandelholz und Weihrauch

Sandelholzöl wird aus dem Kernholz des Sandelbaums gewonnen. Es ist einer der ältesten bekannten Duftstoffe und wird im allgemeinen für Mischungen oder als Fixativ verwendet.
Indien ist ein großer Sandelholzlieferant, und der Überlieferung nach soll der Kaiser Chandragupta Maurya täglich eine Massage mit einem Öl aus Aloe, Sandelholz und Myrrhe bekommen haben. Der beliebteste Talkumpuder der Inderinnen ist *abeer,* ein fein gemahlener Puder aus Rosenblättern, Sandelholz, Aloe, Zitwerwurzel (zur Ingwer-Familie gehörend) und einigen Zibetkörner.
Sandelholz besitzt einen starken, unverwechselbaren Duft und ist schon lange ein Bestandteil religiöser Rituale. In Indien mischte man es in den Mörtel für den Tempelbau. Das hatte zudem den Vorteil, weiße Ameisen fernzuhalten.
Ein altes indisches Rezept für eine makellose Haut bestand aus pulverisiertem Sandelholz, Rapssamen und Moschus, der in Milch gekocht wurde. In der wedischen Schönheitspflege verwendete man häufig *urgujja,* eine Salbe aus zermahlenem Sandelholz und dem Öl von Aloe, Rose und Jasmin.

Als man noch nicht so gut über Krankheiten Bescheid wußte wie heute, galt Sandelholz als anrüchig, weil es in der Leprabekämpfung eingesetzt wurde. Jeder, der danach duftete, wurde also mit Argwohn beäugt, vor allem im Westen.

Sandelholz wurde auch zur Behandlung von Infektionen des Harntrakts verwendet, besonders bei Blasenentzündung. Mit Wasser zu einer Paste angerührt, wirkt es kühlend bei Hautentzündungen und heilt lokale Hautausschläge. Wenn man diese Paste mit Kampfer mischt, bringt sie Erleichterung bei Ekzemen. Äußerlich angewendet, wirkt sie desinfizierend und wie eine Schutzschicht gegen Umweltverschmutzung und schädliche Sonneneinwirkung.

In winzigen Mengen in einem Ingweraufguß (3 Tropfen auf 30 g Aufguß) eingenommen, wirkt Sandelholz auch schleimlösend. Eine Mischung aus trockenem Sandelholzpuder und Rosenwasser ergibt ein sehr wirksames Mittel gegen Hitzebläschen. Unverdünnt ist es ein zuverlässiges Insektengift. Und wenn Sie Ihre Bücherregale damit einstäuben, halten Sie Bücherwürmer fern.

Sandelholz läßt sich besonders gut mit Rose mischen und wird oft verwendet, um das sündhaft teure Rosenöl zu verlängern. In diesem Fall werden die Dämpfe, die beim Destillieren von Rosenblättern entstehen, von einer Mischung aus Wasser und Sandelholz aufgenommen.

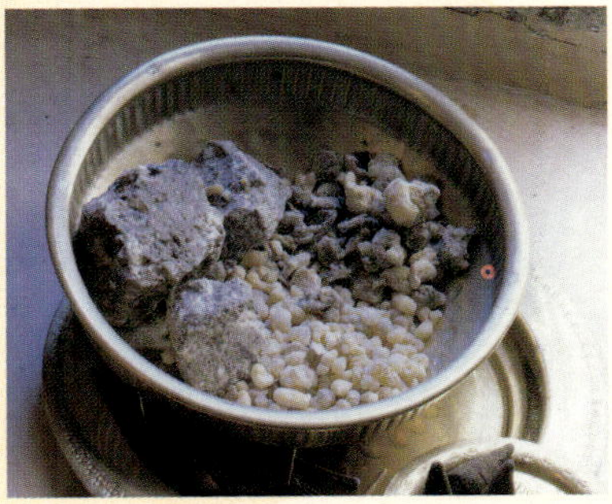

Weihrauch in Klumpen, grob zerhackt und rein.

Weihrauch

ein Gummiharz aus dem Süden Arabiens, war einst fast so wertvoll wie Myrrhe. Er war so teuer, daß in Alexandrien die Geschäfte, in denen er verkauft wurde, vor Dieben geschützt werden mußten. Weihrauch war schwer zu gewinnen, da er auf den Steilhängen der Hügel und Schluchten wuchs und in Arabien nur von bestimmten Stämmen gesammelt werden durfte. Man brachte Weihrauch mit der Sonne in Verbindung und verbrannte ihn im Morgengrauen zu Ehren des Sonnengottes Ra. Heute wird Weihrauch hauptsächlich im Iran und Libanon hergestellt.

In einer Duftlampe oder als Räucherwerk verbrannt, erzeugt er einen süßlichen, würzigen Geruch, der sehr entspannend ist.

Für ein anregendes Badearoma geben Sie einige Tropfen Weihrauch und Muskatellersalbei ins Wasser.

Der Nacken

Die meisten Verspannungen sitzen bei vielen von uns im Nacken und oberen Rückenbereich, und wenn die Nackenverspannungen gelöst sind, wirkt sich das auch wohltuend auf die Schultern und den Rücken aus.

Ihr Partner sollte für die Nackenmassage flach liegen.

Schieben Sie beide Hände (mit den Handflächen nach oben) unter seinen Nacken, und zwar so tief wie möglich die Wirbelsäule hinunter. Dann ziehen Sie Ihre Hände bis zum Nacken hoch, so daß der Kopf etwas angehoben und der Nacken gedehnt wird. Lassen Sie den Kopf sanft wieder sinken. Jetzt fahren mit Sie mit den Händen an den Seiten des Gesichts hoch und streichen sie durch das Haar aus.

Legen Sie nun beide Hände unter den Kopf Ihres Partners, heben ihn an und drehen ihn sanft herum auf die linke Seite. Auf der rechten Seite beginnend, streichen Sie mit einer Handfläche vom Nacken bis ins Gesicht, wobei Sie den Gesichtskonturen Ihres Partners folgen. Benutzen Sie dafür beide Hände im Wechsel. Arbeiten Sie sich allmählich von rechts nach links um den Nacken herum. Wenn Sie mit Ihren Händen von links nach rechts wandern, wird sich der Kopf Ihres Partners unwillkürlich von rechts nach links drehen.

Sie können diese Bewegung auch mit nur jeweils einem Finger durchführen (vgl. Gesichtsmassage), in der Reihenfolge: kleiner Finger, Ringfinger, Mittelfinger, Zeigefinger, Daumen.

Heben Sie den Kopf Ihres Partners an, und lassen Sie ihn auf einer Hand liegen, während Sie mit der anderen Hand die beiden kräftigen Seitenmuskeln hinten im Nacken massieren.

Legen Sie den Kopf Ihres Partners auf der rechten Seite ab. Gleiten Sie nun mit der linken Hand von dem Punkt direkt unter der Schädelbasis den Nacken hinunter. Dann umfassen Sie die Schulter, fahren mit Ihren Fingern wieder den Nacken hoch bis knapp hinters Ohr und beenden diesen Teil mit einer Ausstreichbewegung durch die Haare.

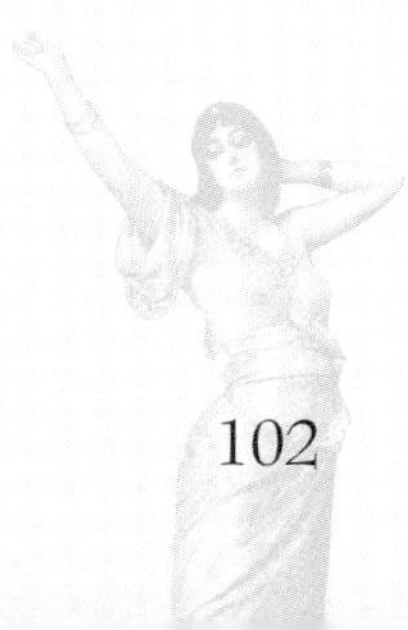

Wenn Sie die beiden kräftigen hinteren Nackenmuskeln wirksam massieren wollen, soll sich Ihr Partner mit dem Gesicht nach unten auf den Bauch legen, wobei die Stirn auf einem kleinen zusammengerollten Handtuch ruht. (So wird die Nase nicht gequetscht, und er kann frei atmen!) In dieser Position erreichen Sie diese beiden Muskeln am besten. Wenden Sie ziehende, knetende und kreisende Griffe an, um die Verspannungen zu lösen.

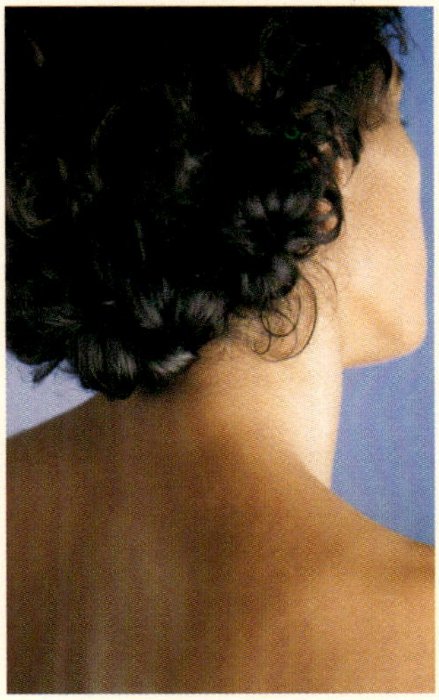

Der Rücken

Wenn Sie einen größeren Bereich des Körpers wie den Rücken massieren, müssen Sie die Bewegungen mit Ihrem ganzen Körper ausführen: Ihre Griffe sind am wirksamsten, wenn Ihre Hände eine Verlängerung des gesamten Körperflusses bilden.

Ihr Partner legt sich auf den Bauch, und Sie stellen sich hinter seinen Kopf.

Legen Sie Ihre Hände mit der gesamten Oberfläche oben auf seinen Rücken, wobei Ihre Finger in Richtung des Pos zeigen. Gleiten Sie gleichmäßig und fest an beiden Seiten der Wirbelsäule hinunter, breiten Sie Ihre Hände fächerförmig über die Hüften aus bis zu den Außenseiten, und wandern Sie über die Rippen zurück. Schließen Sie den Kreis, indem Sie Ihre Hände über die Schulterblätter zum Nacken zurückführen. Wenn Sie zum ersten Mal mit Ihren Händen hinten am Nacken hochfahren, verlängern Sie diese Bewegung, indem Sie sie in den Haaren ausgleiten lassen.

Legen Sie Ihre Daumen jeweils in die Vertiefungen längs der Wirbelsäule, wobei die ganze Hand auf dem Körper ruht. Gleiten Sie nun fest mit Ihren Daumen die Wirbelsäule hinab, und führen Sie Ihre Hände über die Seiten und Schultern wieder nach oben.

Sie können auch einen angenehm leichten Massagegriff mit beiden Händen im Wechsel anwenden, bei dem Sie mit dem Zeige- und Mittelfinger arbeiten. Er erzeugt ein Kribbeln in den Wirbelsäulennerven. Knien Sie sich neben Ihren Partner. Legen Sie nun Ihren Zeige- und Mittelfinger in die Vertiefungen seitlich der Wirbelsäule, und gleiten Sie schnell von oben bis zum Po hinab. Kurz bevor Sie dort ankommen, wiederholen Sie dies mit der anderen Hand. Wenn Sie diese Bewegung mehrere Male in rascher Folge ausführen, wird Ihr Partner ein kribbelndes Gefühl spüren, das wie eine Welle seinen Rücken entlangläuft.

Stellen Sie sich auf die linke Seite Ihres Partners, und greifen Sie zu seiner rechten Seite hinüber. Führen Sie, am Po beginnend, eine Hand nach der anderen über die Rippen hinweg die Seite hoch, wobei Sie sich in Richtung Schultern bewegen und mit der ganzen Hand die Kurven des Körpers nachformen.

Der obere Rückenbereich ist bei vielen Leuten sehr verspannt, besonders um und zwischen den Schulterblättern. Mit Knet- und Wringgriffen können Sie diesen Bereich intensiver bearbeiten. Um das Schulterblatt hochzuheben und einen besseren Zugang zu den Muskeln zu erlangen, gleiten Sie mit einer Hand unter die Schulter Ihres Partners und legen seinen Unterarm sanft auf seinen Rücken.

Beine, Arme und Hände

Es mag schwierig erscheinen, einen Körperteil wie die Beine zu massieren. Bearbeiten Sie Wade und Oberschenkel getrennt voneinander. Knien Sie sich neben den Partner, und führen Sie nun Knet- und Wringgriffe an der Wade aus, wobei Sie besonders auf die kräftigen Muskeln der Innenseite achten sollten.

Die Oberschenkel können höchst empfindlich und im verspannten Zustand kitzlig sein, also verwenden Sie hier feste, aber beruhigende Griffe. Gleiten Sie mit beiden Händen von den Knien hoch, dann um die Seiten des Oberschenkels herum und wieder hinunter, um den Kreis zu vollenden.

Auch für die Armmassage knien Sie sich wieder neben Ihren Partner. Nun wandern Sie mit knetenden Bewegungen von der Schulter bis zum Handgelenk.

Eine sanfte Form des »Stecknadelgriffs«, an den sich einige vielleicht noch aus ihrer Schulzeit erinnern, ist gut geeignet zur Lockerung der Oberarmmuskeln.

Nun wandern Sie mit streichenden Bewegungen von den Schultern bis zum Handgelenk hinunter. Dann heben Sie eine Hand Ihres Part-

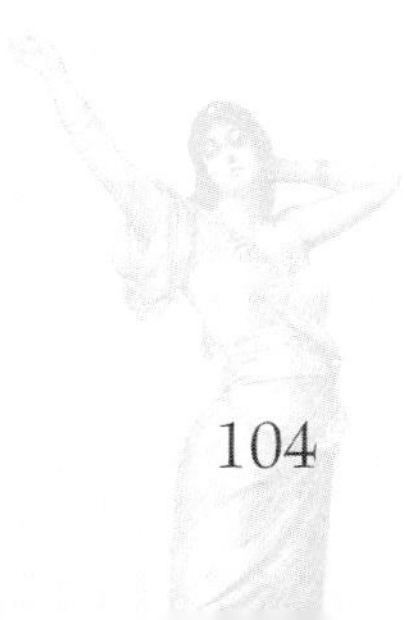

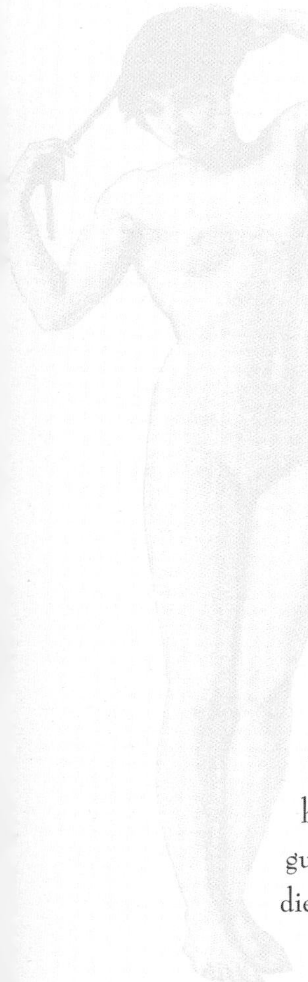

ners und massieren mit festen kreisenden Bewegungen Ihres Daumens seine Handfläche.

Am Ende der Massage halten Sie mit der einen Hand die Hand Ihres Partners, während Sie die andere auf sein Herz oder seine Stirn legen. Halten Sie diese Position einige Augenblicke lang.

Brust und Bauch

Ihr Partner liegt auf dem Rücken. Stellen Sie sich neben ihn. Legen Sie beide Hände auf jeweils eine Körperseite, und gleiten Sie dann mit gestreckten Fingern und leicht nach oben federndem Druck zur Körpermitte, wo sich die Hände treffen und zur gegenüberliegenden Körperseite weitergeführt werden.

Führen Sie nun, wobei Sie unter dem Brustkorb beginnen, im Uhrzeigersinn eine große Kreisbewegung um den Bauch herum durch. Fahren Sie mit dieser Bewegung fort, und lassen Sie den Kreis allmählich kleiner werden.

Setzen Sie sich hinter den Kopf Ihres Partners. Gleiten Sie mit beiden Händen zum Brustbein, spreizen Sie sie über dem unteren Brustkorb aus und wandern Sie dann zu den Seiten des Körpers herunter. Ziehen Sie die Hände wieder hoch, und fahren Sie mit Ihnen um die Brust herum. An den Achselhöhlen drehen Sie Ihre Handgelenke nach innen und schließen den Kreis. Dann führen Sie Ihre Hände nach außen über die Schulter und zurück hinter den Kopf.

Abschließend legen Sie eine Hand auf die Brust Ihres Partners (die Fingerspitzen zeigen nach unten) und die andere auf seine Stirn. Verharren Sie einige Augenblicke in dieser Stellung.

Stellen Sie sich über den Kopf Ihres Partners, und legen Sie die Hände auf seine Ohren. Dann lösen Sie die Hände, fahren damit am Kopf hoch und lassen sie sanft durch das Haar gleiten.

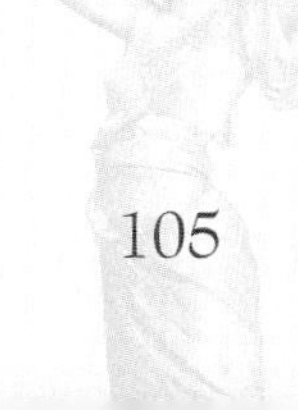

Wer schuf dieses Labyrinth der Unsicherheit, diesen Tempel der Unbescheidenheit, dieses Gefäß der Unzulänglichkeit, dieses Feld gesät mit tausend Lügen, diese Schranke zum Himmelstor, diesen Mund der teuflischen Stadt, dieses Gift, das den Hauch von Ambrosia hat, dieses Band, das die Sterblichen an das Leben bindet – mit einem Wort, die Frau?

(Das Kamasutra)

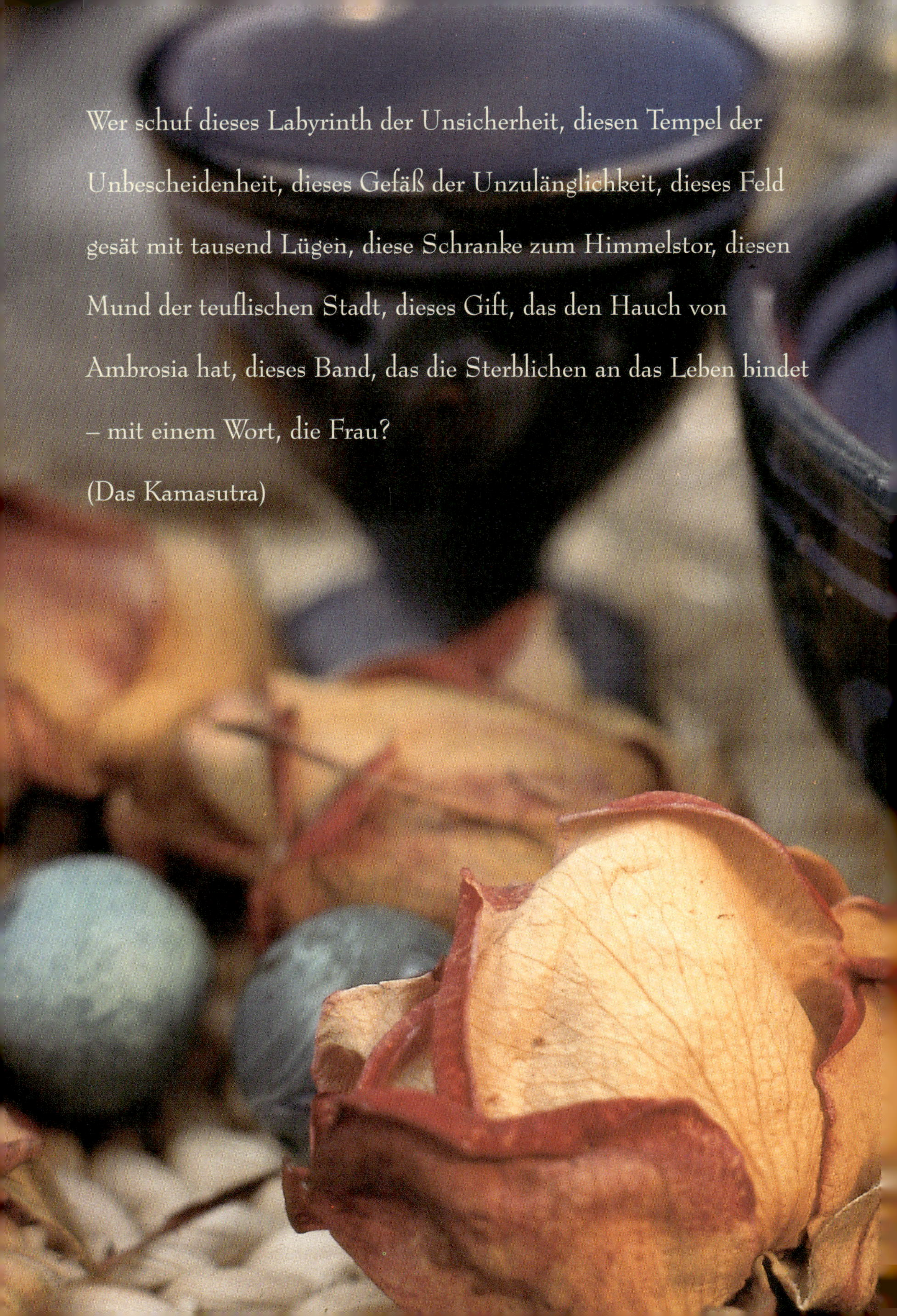

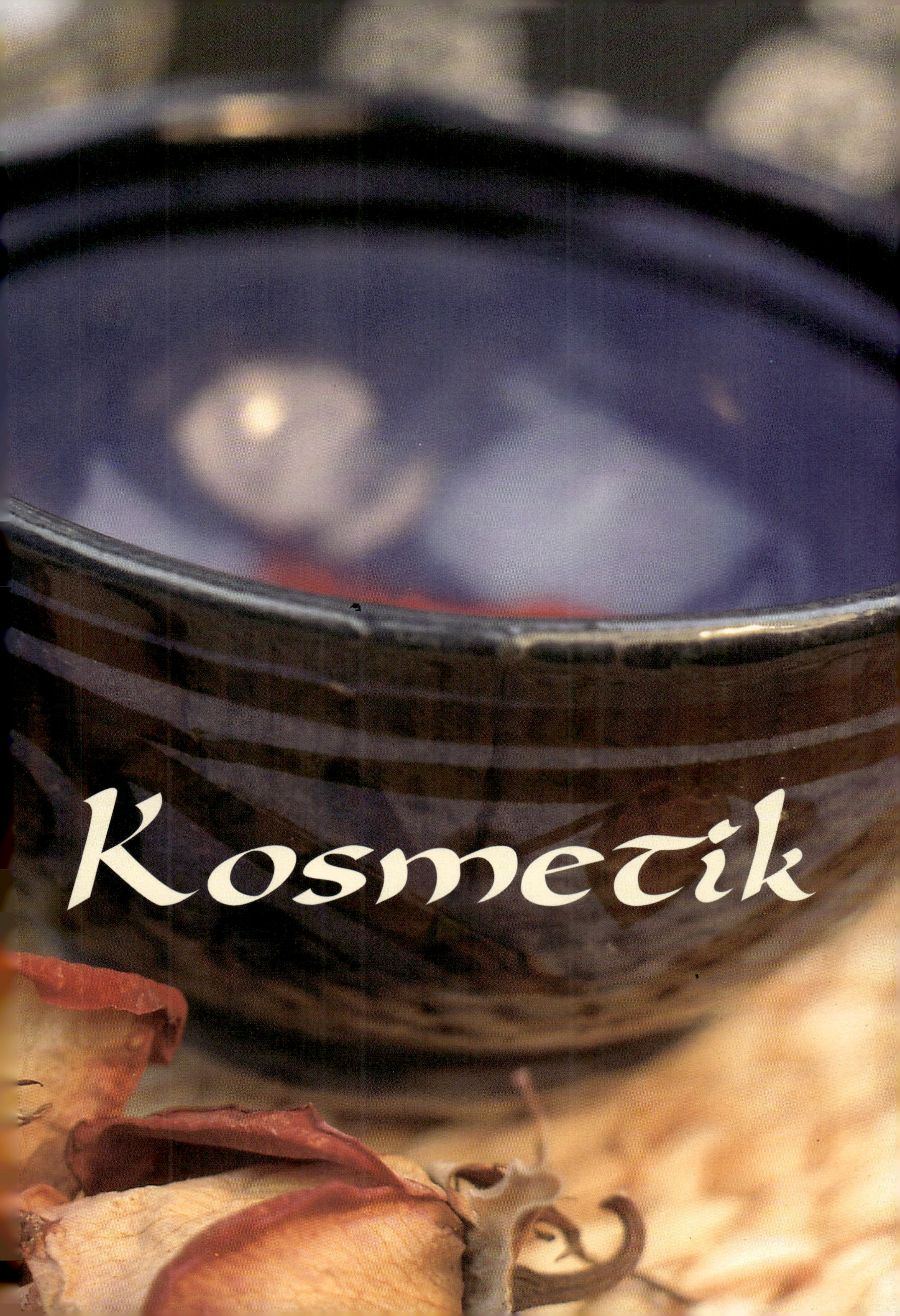

Kosmetik

Schutz vor bösen Geistern

Eine meiner Freundinnen, die einen algerischen Vater und eine französische Mutter hat, erzählte mir, daß ihre Mutter sie einmal tadelte, weil sie zuviel Make-up aufgelegt hatte. Ihr Vater hingegen, der aus einer Kultur kommt, in der Make-up als eine Schutzmaske betrachtet wird, vertrat den völlig entgegengesetzten Standpunkt: Je mehr Make-up man trägt, desto besser ist man vor bösen Geistern und übersinnlichen Kräften geschützt. »Ich habe festgestellt«, bemerkte meine Freundin, »daß ich sehr wenig Make-up auflege, wenn ich mit Freunden zusammen bin, denen ich vertraue.«

Auch wir fühlen uns oft sicherer, wenn wir uns besonders sorgfältig geschminkt haben. Dies gilt besonders für die Arbeitswelt, in der Frauen meist mehr Energie und Selbstvertrauen zeigen müssen als ihre männlichen Kollegen, um Erfolg zu haben oder überhaupt ernst genommen zu werden.

Unter der Maske, hinter dem Schleier, verbirgt sich unversehrt unser wahres Ich. Als Tänzerin weiß ich, daß ich auf der Bühne sehr empfindlich auf die Reaktionen des Publikums reagiere, vor allem bei Soloauftritten. Das Schminkritual vor einer Aufführung ist wichtig, und ich nehme mir gerne in einer ruhigen Atmosphäre dafür Zeit, um mich auf die bevorstehende Vorstellung einzustimmen. Heutzutage, wo der Glaube an böse Geister nicht mehr so verbreitet ist, benutzen wir immer noch Make-up, um unsere Vorstellung von uns selbst zu unterstreichen, um ein Ritual zu schaffen und manchmal einen Hauch Dramatik, einen Spritzer Lebenslust in den Alltag zu bringen.

Eine kurze Geschichte der Kosmetik

In der antiken Welt, wo Religion und Magie untrennbar miteinander verbunden waren, schminkte man sich, um die Götter versöhnlich zu stimmen. In den großen Tempeln wurden die Gesichter der Statuen

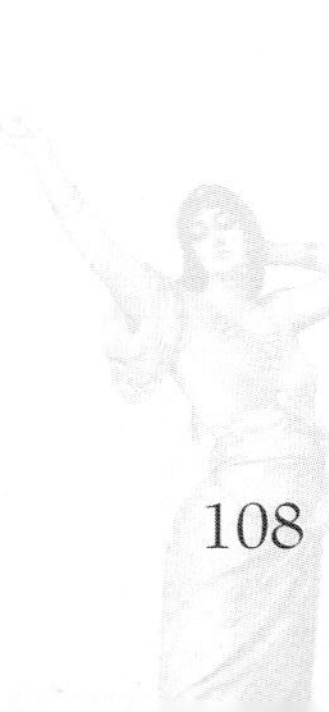

angemalt, besonders die Augen und Lippen; auch die die Priester und Priesterinnen verwendeten Schminke.
Die Babylonier färbten ihre Wangen mit rotem Ocker, die Sumerer dagegen benutzten gelben Ocker und das gefährliche Weißblei fürs Gesicht. Die Verwendung von Schminke, um Schönheitsfehler zu korrigieren, die Haut zu schützen und das Auge des Betrachters zu erfreuen, breitete sich vom alten Ägypten über Griechenland und Rom gen Westen aus.
Unser Wort »Kosmetik« kommt vom griechischen *kosmetikos,* das eine fachkundige Person im Umgang mit Körperschmuck bezeichnet. Kosmetika wurden in den Tempelbezirken hergestellt, und die Rohstoffe dafür, Öle, Salben und aromatische Substanzen, bewahrte man in großen Onyx- und Alabastergefäßen auf, um sie vor den Sonnenstrahlen und dem Verdunsten zu schützen. Die Bestandteile dieser

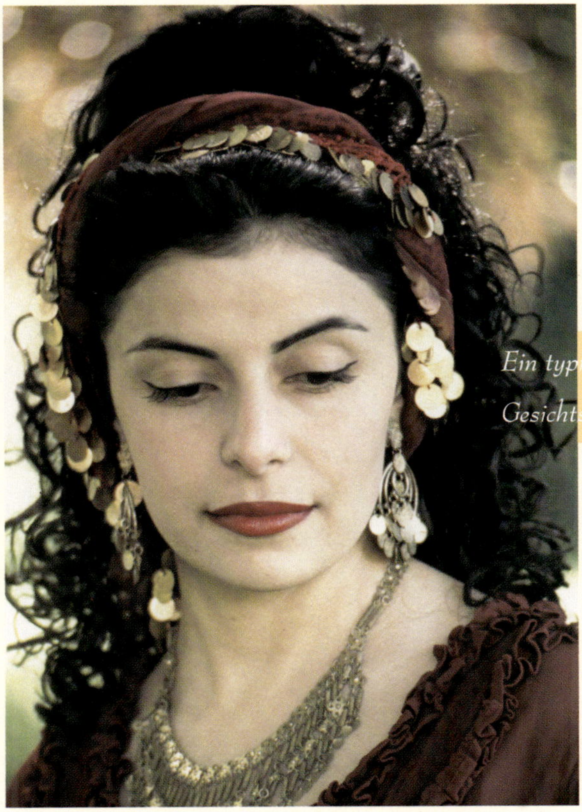

Ein typisch orientalischer Gesichts- und Haarschmuck.

äußerst wertvollen Salben hatten einen langen Weg durch die Wüste hinter sich. Die Römer liebten Kosmetika, aber nach dem Untergang des Römischen Reiches kam Schminken bald als heidnischer Brauch in Verruf.

Die Medizin war eng mit magischen Praktiken verbunden, wie es in vielen Entwicklungsländern heute noch der Fall ist. Die Weisheit, psychische und physische Ursachen und Wirkungen miteinander in Zusammenhang zu bringen, ist hier noch nicht verlorengegangen. Daher wurde Kosmetik zunächst zu therapeutischen Zwecken verwendet, bevor sie der Verschönerung diente.

Im pharaonischen Ägypten schminkte man Kindern die Augen als Vorsichtsmaßnahme gegen Krankheiten und das grelle Sonnenlicht (die ägyptische Bezeichnung für die Augenpartie ist mit dem Verb »schützen« verwandt). Die Ägypter bemalten auch die Gesichter ihrer Toten, um sie für das Leben nach dem Tode zu rüsten, und begruben sie mit erlesenen Salbgefäßen in dem Glauben, daß das nächste Leben dem jetzigen gleichen würde.

Der Großteil unserer Informationen über die Herstellung und den Gebrauch von Kosmetik in frühen Zeiten stammt von Papyrusrollen und Inschriften aus den Königsgräbern. Die Ägypter waren zwar nicht die Erfinder der Kosmetik, aber sie erbten eine Tradition, die bis in mesolithische Zeiten zurückgeht, als herumziehende Stämme von Jägern und Schäfern das Land bewohnten. Das bestehende Kosmetikrepertoire wurde von den Ägyptern durch einige brillante Neuerungen ergänzt. Bei den modischen Frauen etwa herrschte die Sitte, sich die Brustwarzen zu vergolden und die Adern mit blauer Farbe nachzumalen. Die entsprechenden Präparate wurden (und werden manchmal heute noch) aus Pflanzenextrakten gewonnen. Meeresalgen, Flechten und Maulbeeren lieferten die Farbstoffe, und um Düfte zu gewinnen, zerstampfte man Blumen und verarbeitete sie zu Hunderten verschiedener Kombinationen.

Daß Frauen sich schminken, hat schon oft männliche Kritik auf sich gezogen. Im Alten Testament wird nicht nur der Gebrauch von Schminke mißbilligt, sondern auch das Tragen von Schmuck und Haarverzierungen. Während man den »unnützen« Gebrauch von Schminke verurteilte, wurde ihre therapeutische Anwendung akzep-

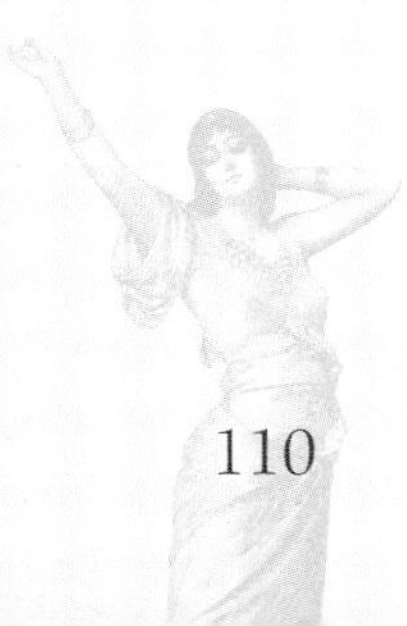

tiert. Hiob nannte eine seiner Töchter »Keren Happukh«, was »Horndose für Augenschminke« bedeutete.

Bis zum Aufkommen des Christentums war die Verwendung von Schminke bei Frauen in Europa und im Mittelmeerraum weit verbreitet, aber mit der christlichen Ablehnung der Sinnesfreuden ging

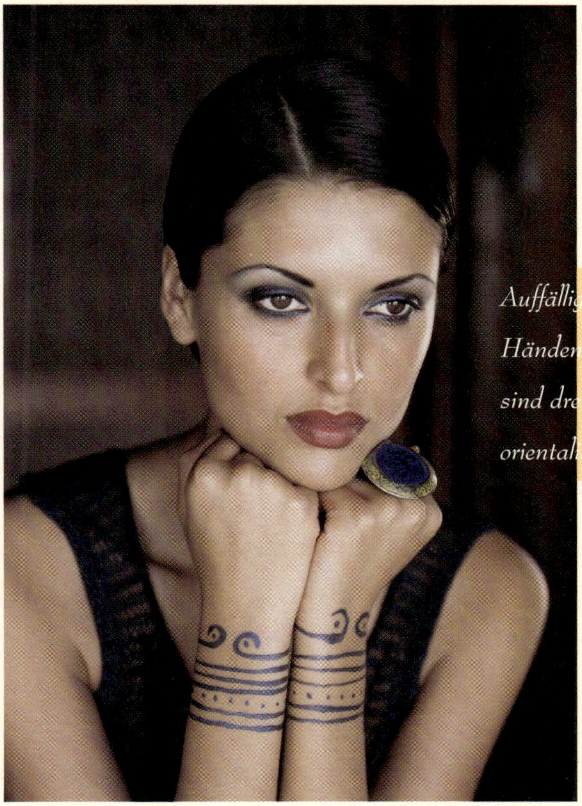

Auffälliges Makeup, Mehndis an den Händen und magischer Schmuck sind drei wichtige Attribute orientalischen Schönheitsgefühls.

der Gebrauch zurück. Im Europa des Mittelalters verband man Schönheitspflege dann mit dem Luxus des Orients, den die Europäer während der Kreuzzüge kennengelernt hatten. Doch erst in der Renaissance wurde das Schminken allmählich immer beliebter. Dies galt zunächst nur für den Adel, der sich aufgrund seiner Machtposi-

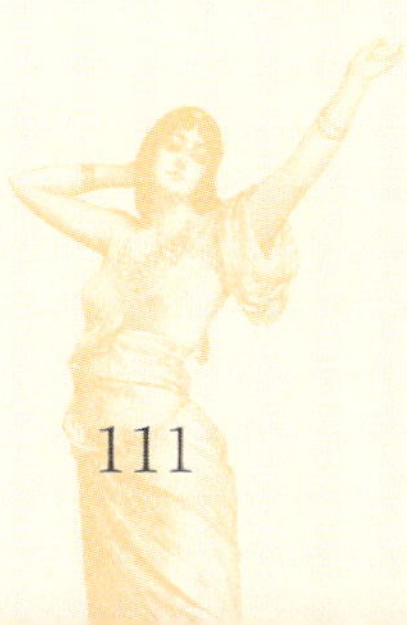

tion wenig um sein Ansehen bei den kirchlichen Oberhäuptern oder den unteren Klassen scheren mußte.

Ein Grund für die Mißbilligung von Schminke lag darin, daß sie von Prostituierten verwendet wurde. Im alten Griechenland puderten sich Prostituierte dick das Gesicht, färbten sich das Haar blond und trugen einen knallroten Lippenstift, um auf ihren Beruf hinzuweisen. Die Kurtisanen des 16. Jahrhunderts bevorzugten ein rosa Wangenrouge. Um sich von ihren »gefallenen« Schwestern zu unterscheiden, zogen adlige Frauen deshalb ein bleiches, natürliches, wenn nicht gar leichenblasses Äußeres vor. Im 17. Jahrhundert trug man in Europa schwarze Schönheitspflästerchen (manchmal ein Dutzend gleichzeitig) in Form von Sternen, Monden und Vögeln. Sie waren aus Seide, Leder oder Samt und sollten die Pockennarben verdecken, die viele entstellten. (Nur Mägde entkamen der Geißel. Sie wurden auf natürliche Weise geimpft, da sie sich bei ihrer Arbeit Kuhpocken einfingen.)

Im Orient endete ein Tag in den Dampfbädern mit dem sorgfältigen Auftragen von Schminke, und ältere Frauen benutzten manchmal *halawa,* um ihren Wangen einen rosigen Teint zu verleihen. Nachdem sie den *sukkar* (eine Mischung aus Zitrone und Zucker) abgezogen hatten, zwickten und rieben die Frauen ihre Wangen, bis sie rosig wurden, und trugen dann sicherheitshalber noch Gesichtspuder auf, der aus Koschenille gemacht wurde. Winifred Blackman, die gegen Ende des 19. Jahrhunderts in Ägypten lebte, berichtete von einer Bekannten, die bei ihrem Schminkritual sogar so weit ging, sich jeden Tag *halawa* auf ihre Wangen aufzutragen.

Das vielleicht übertriebenste Beispiel für starkes Schminken ist das traditionelle kalkweiße Gesicht der Japanerinnen, die sich ab dem 15. Lebensjahr das Gesicht hell grundierten. Die Wirkung wurde durch ihre dunkle Kleidung und ihre rasierten Augenbrauen noch betont. Im Norden Japans gab es eine Tradition, die Zähne schwarz zu lackieren und blauen Lippenstift zu verwenden, um die Blässe des Gesichts noch mehr zu unterstreichen. Manchmal wurden die Lippen auch blau tätowiert, damit keine bösen Geister in den Mund eindringen konnten.

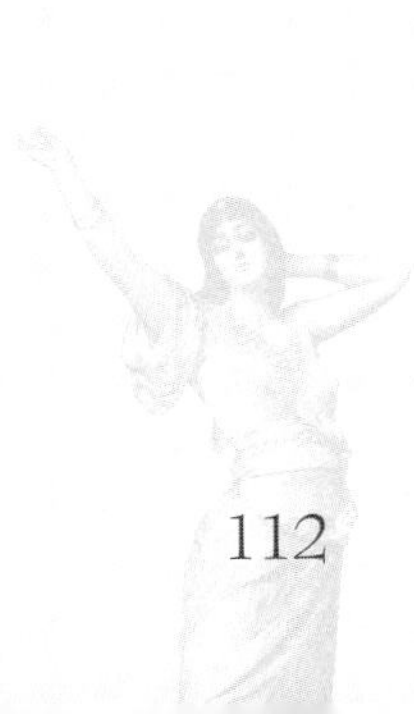

Traditioneller Gesichtspuder wurde aus Reismehl hergestellt, das mit Eiweiß vermischt wurde. Talkumpuder bestand aus einer Kombination aus Iriswurzel, Sandelholz und den Wurzeln von Lemongrass, das in den Sanddünen der Sahara in Hülle und Fülle wächst.

ORANGEN

Eine Zitronen- und Orangenmaske aus Indien

Für diese Gesichtsmaske braucht man die Schale von 1 Zitrone und 1 grünen Orange. Grüne oder unreife Orangen sind nur zu bestimmten Jahreszeiten erhältlich, man kann sie in Geschäften finden, die sich auf Lebensmittel aus dem Nahen Osten spezialisiert haben. (Sie können auch durch eine Zitrone ersetzt werden.) Mahlen Sie die Schalen fein, und fügen Sie soviel Wasser hinzu, daß eine Paste entsteht. Tragen Sie diese Maske auf Ihr Gesicht auf. Bei schönem Wetter legen Sie sich 20 Minuten in die Sonne, bis die Paste sich erwärmt und in Ihre Poren sickert. Wischen Sie alles Überschüssige ab, und ein natürlicher Ölfilm bleibt auf ihrer Haut. Nach dieser erfrischenden Maske strahlt Ihr Gesicht und fühlt sich sanft wie Seide an.

Ein Orangen-Feuchtigkeitsspender

Um Ihrer Haut Feuchtigkeit zu spenden, legen Sie frisches Fruchtfleisch von Orangen auf Ihr Gesicht, lassen es trocknen und spülen es dann mit warmem Wasser ab.

Für gesunde Zähne

Orangenblütentee ist ein hervorragendes Mundwasser. Er sollte kühl aufbewahrt werden. Sie können auch zermahlene Orangenschale als Zahnpasta nehmen und dabei nach Belieben Salz hinzufügen.

Für angegrautes Haar

Nach einem alten arabischen Rezept legt man grüne Orangen mehrere Wochen lang in Olivenöl ein und erhält dann eine Flüssigkeit, die die ursprüngliche Haarfarbe wiederherstellen soll.

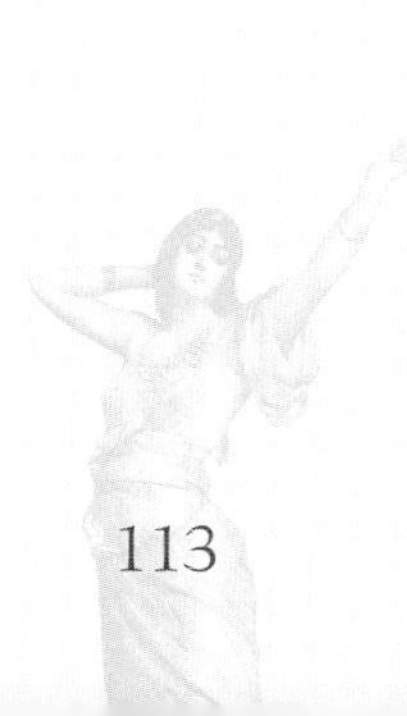

Duftkugeln

In vielen heißen Ländern benutzt man Duftkugeln, um Fliegen und andere Insekten fernzuhalten. Man kann sie leicht selbst herstellen, indem man Orangen oder andere Zitrusfrüchte mit dünner Schale verwendet. Spicken Sie die gesamte Oberfläche der Orange mit Gewürznelken, die Sie eng aneinanderstecken (wenn sie nicht so leicht hineingehen, bohren Sie mit einem Spieß Löcher in die Schale). Legen Sie die Gewürzorange in eine Schüssel mit Zimt-, Sandelholz- und Irisöl (ein traditionelles Fixativ). Rollen Sie die Frucht in dieser Mischung herum, bis sie vollständig getrocknet ist. Sie können sie zum Trocknen auch an einem kühlen, dunklen Ort aufbewahren. Die Duftkugel kann man aufhängen, um Insekten fernzuhalten. Man kann sie zur Parfümierung der Wäsche in den Schrank legen. Ihre Wirkung hält ungefähr ein halbes Jahr an.

Weißer Kaffee

Im Libanon ist es heutzutage Mode geworden, seinen Gästen nach dem Essen »weißen Kaffee« anzubieten (ein Aufguß von Orangenblütenwasser in einer kleinen Kaffeetasse). In libanesischen Restaurants haben Sie vielleicht die Wahl zwischen »schwarzem oder weißem Kaffee«. Wenn Sie den »weißen« wählen, seien Sie nicht allzu überrascht, wenn man Ihnen eine Tasse erfrischendes Orangenblütenwasser vorsetzt.

Alte Kosmetika, die heute noch verwendet werden

In Saudi-Arabien kann man immer noch dicke Cremes in leuchtenden Farben finden, die aus zerstampften Früchten, pulverisierten Steinen (inklusive Halbedelsteinen) und getrockneten Kräutern und Gewürzen hergestellt werden. Diese ähneln den Kosmetika, die bereits vor Tausenden von Jahren benutzt wurden. Die Rezepte werden von der Mutter an die Tochter weitergegeben und individuell abgeändert, um seinen persönlichen Lieblingsduft ins Spiel zu bringen. So benutzen iranische Frauen das sehr teure *sorkhab,* das aus Rosenblättern gemacht wird, und Inderinnen stellen Lippenstift aus Butter her, der sie Farbe beimischen.

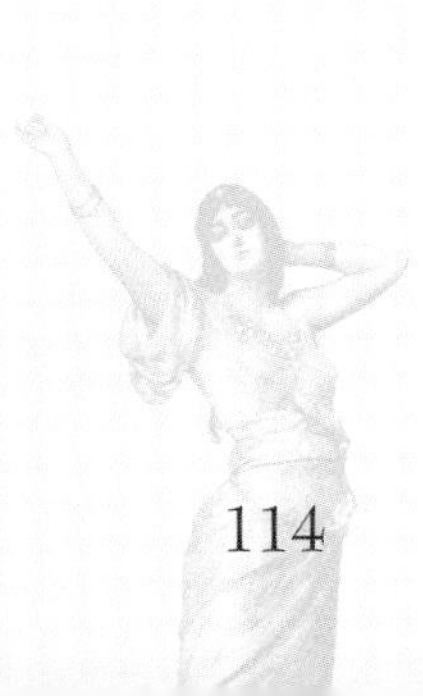

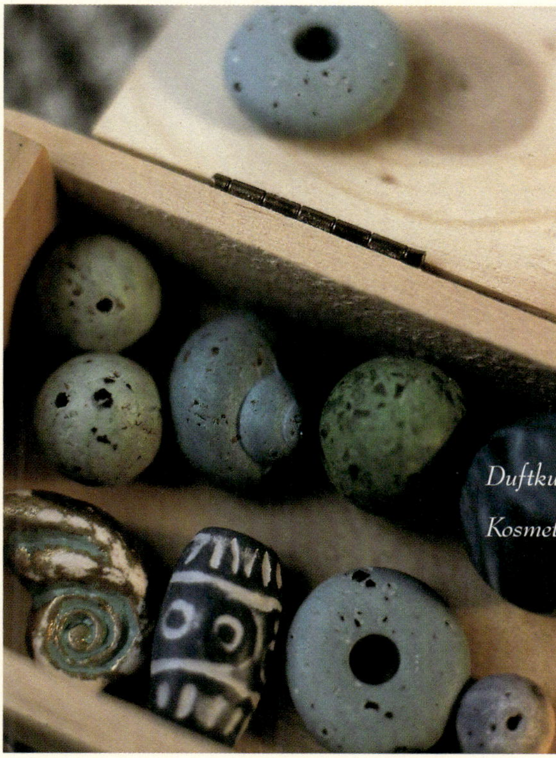

Duftkugeln aus Ton aromatisieren Kosmetikschatullen und sehen schön aus.

Marokkanerinnen verwenden manchmal eine dünne Lösung namens *ghassoul* (siehe Seite 145f.), um ihren Wangen einen rosa Hauch zu verleihen. Auf den Gewürzbasaren kann man kleine Tonschalen aus Eisenoxyd finden. Wenn man die Oberfläche mit einem Finger benetzt und sich die Substanz auf die Lippen reibt, färben sie sich durch das Eisenoxyd leuchtendrot.

In Nordafrika malt man sich Schönheitsflecke auf die Wangen und auf die Mitte und Seiten der Nase. Man malt sie sich auch in einer nach unten verlaufenden gepunkteten Linie auf beide Wangen, die auf uns bedrohlich wirken mag. Damit sollen zwei symmetrische Tränenspuren angedeutet werden.

Spiegel der Seele

Wie Augenschminke ist mein Verlangen.
Wenn ich dich sehe, funkeln meine Augen.
(Traditionelles ägyptisches Lied)

Das Auge ist der symbolträchtigste Körperteil von allen. In der hinduistischen und buddhistischen Mythologie gibt es ein drittes, ein verborgenes Auge, das in der Mitte der Stirn sitzt. Es ist das alles sehende Auge der spirituellen Wahrnehmung, das »Auge des Herzens«.

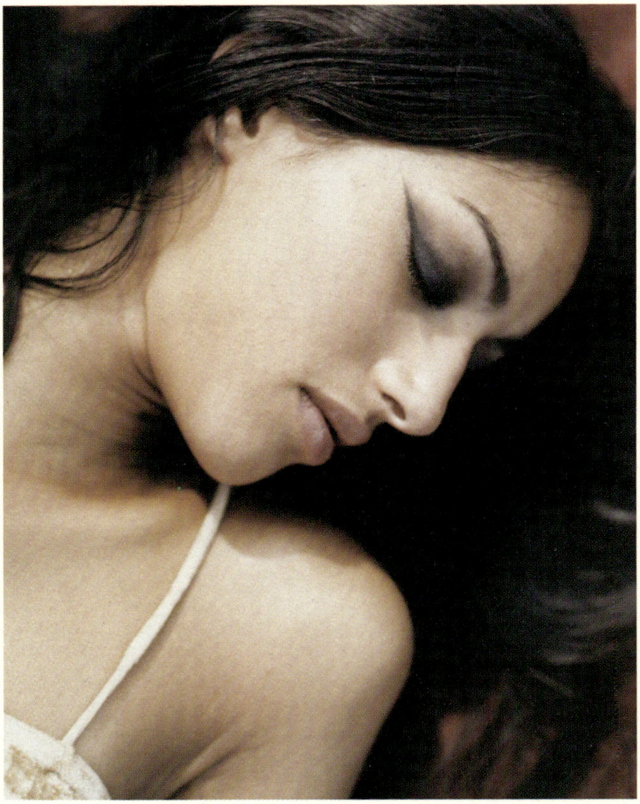

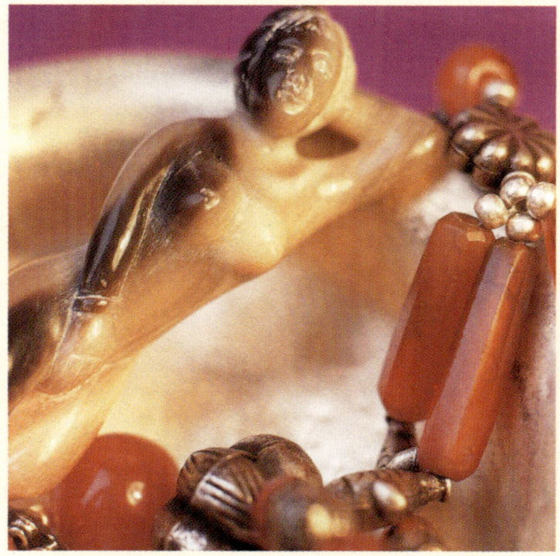

Als Symbol der Allwissenheit werden dem Auge sowohl gute wie böse Kräfte zugeschrieben. Im gesamten Orient ist die Vorstellung vom bösen Blick stark ausgeprägt: der Glaube, daß jemand einem nur einen bösen Blick zuzuwerfen braucht, wenn er uns etwas Schlechtes wünscht, und schon werden wir vom Pech verfolgt. Es gibt eine Unmenge von Ritualen, um sich gegen »das Auge« zu schützen. In Ländern rund um das Mittelmeer werden Ketten mit blauen Perlen getragen, auf denen ein Auge als hilfreicher Talisman gegen böse Energien eingraviert ist. In der arabischen Welt malt man die schützende Hand Fatimas auf die Wand oder hängt Abbildungen dieser Hand im Haus auf. Man kann Glücksbringer, auf denen die Hand von Fatima abgebildet ist, als Anhänger tragen oder in kleine Silberdosen legen, die man sich um den Hals hängt. Alle möglichen Schmuckstücke können übrigens Glücksbringer enthalten. Und wenn man das Gefühl hat, daß jemandem ein böser, neidischer Blick zugeworfen wurde, kann ein Freund als Warnung das Wort »Auge« murmeln.

Dorina Neave, die im 19. Jahrhundert viele Jahre in der Türkei verbrachte, erinnert sich an eine Methode, mit der man herausfinden wollte, wer einem den bösen Blick zugeworfen hatte: Eine Gewürznelke wurde auf eine Stecknadel gespießt und in eine Flamme gehalten. Während sie im Feuer röstete, nannte man die Namen der verdächtigen Personen – wenn die Nelke explodierte, meinte man den Schuldigen gefunden zu haben.

Winifred Blackman lebte zur selben Zeit bei den ägyptischen Fellachen (Bauern). Sie berichtete von Frauen, die den Verdacht hegten, daß man ihnen den bösen Blick zugeworfen hatte. Sie warfen der entsprechenden Person eine Handvoll Erde hinterher, um die Schwarze Magie zu neutralisieren. Ein komplizierteres Gegenmittel bestand darin, heimlich ein kleines Stück von der Kleidung des Verdächtigten abzuschneiden. Dies wurde dann in eine Schale mit brennendem Räucherwerk gelegt, mit der man vor den Augen der verdächtigten Person herumfuchtelte.

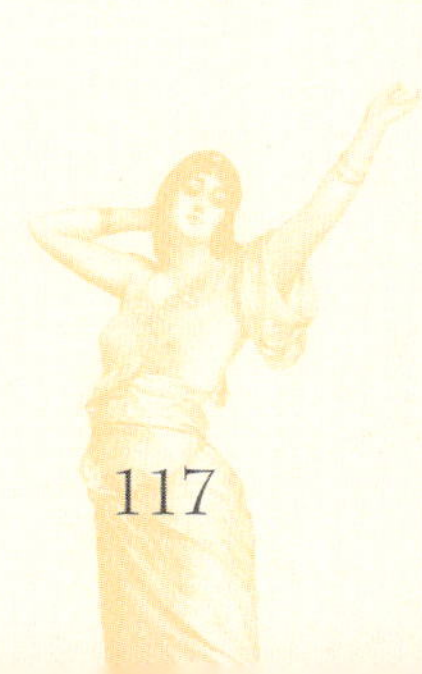

Besondere Sorgfalt wird immer noch darauf verwendet, Neugeborene vor bösen Einflüssen zu schützen. Man glaubt, daß alles, was sich eine Schwangere eine Zeitlang ansieht, egal wie lange, ihr ungeborenes Kind beeinflußt. Also hängt die Mutter zum Beispiel Bilder von schönen und freundlichen Menschen auf. Wenn sie sich die Porträts dieser Leute ansieht, soll das Kind ihnen angeblich später ähneln. Wenn das Baby da ist, wird eine Hand Fatimas um seinen Hals gehängt. Dann, am 7. Tag nach seiner Geburt, wird eine Mischung aus Zwiebelsaft, Salz und Öl, manchmal auch Kajal, in einer Kaffeetasse hergestellt. Man taucht eine Feder in diese Paste und streicht damit über die geöffneten Augen des Babys, damit sie groß und schön werden.

Die alten Ägypterinnen benutzten einen blauen Eyeliner, der aus pulverisiertem Lapislazuli hergestellt wurde, und beruhigten ihre Augen mit einer Lösung aus gemahlenem Sellerie und Hanf. Kleopatra malte sich ihre oberen Augenlider blau und die unteren leuchtendgrün und verlängerte die Form ihrer Augen zu den Schläfen hin als »Flügel«, wofür sie schwarzen Galenit (pulverisiertes graues Bleierz) verwendete.

Die Augen galten als der wichtigste Körperteil, den man mit Schminke betonen sollte. Obwohl man anfangs Augen-Make-up, wie Schminke im allgemeinen, vor allem auftrug, um sich zu schützen (sowohl im körperlichen als auch im geistigen Sinn), trug der Effekt, daß es die Augen vergrößerte und sie schöner erscheinen ließ, zweifellos dazu bei, daß man es bald nur noch rein dekorativ verwendete. Ursprünglich bewahrte man Augen-Make-up in Muscheln auf, dann in kleinen Behältern von höchster kunsthandwerklicher Qualität aus Elfenbein, Silber oder Holz. Einige wurden aus verschiedenen Glassorten hergestellt, die je nach Jahreszeit variierten. Man kann immer noch wunderschöne *makhallas* finden, Kajaldosen, die mit kunstvoll verzierten Stöpseln verschlossen werden. Diese Stöpsel hatten die Form von Palmen und anderen Naturmotiven.

Zu den traditionellen Hochzeitsgeschenken, die der indische Bräutigam seiner Braut überreicht, gehört eine Schachtel Schminke inklusive einer Kajaldose und *soorma* (eine Art Kajal). Für die Hochzeit trägt die Braut neben ihrem gewöhnlichen Make-up um die Augen

herum eine Linie aus goldenen und silbernen Pünktchen auf und reibt sich vielleicht Goldpuder über den ganzen Körper.
In der Türkei und im Iran galt es früher als schön, die Augenbrauen über der Nasenwurzel zu einer einzigen Linie zu verbinden. Julia Pardoe, die vor hundert Jahren die Türkei besuchte, berichtete von »dieser schrecklichen, törichten Sitte, die Augenbrauen über der Nase künstlich miteinander zu verbinden, durch die viele hübsche Gesichter fürchterlich entstellt wurden«.

KAJAL

Eine Freundin von mir, die mehrere Jahre in Marokko lebte, erinnerte sich: »Immer wenn ein Sandsturm aufzog, hörten wir einen Mann auf einem Pferd an unserem Haus vorbeireiten, der eine Trompete blies. Dies war die Aufforderung, unsere Augen mit Kajal zu bedecken, um sie vor dem Staub zu schützen.«

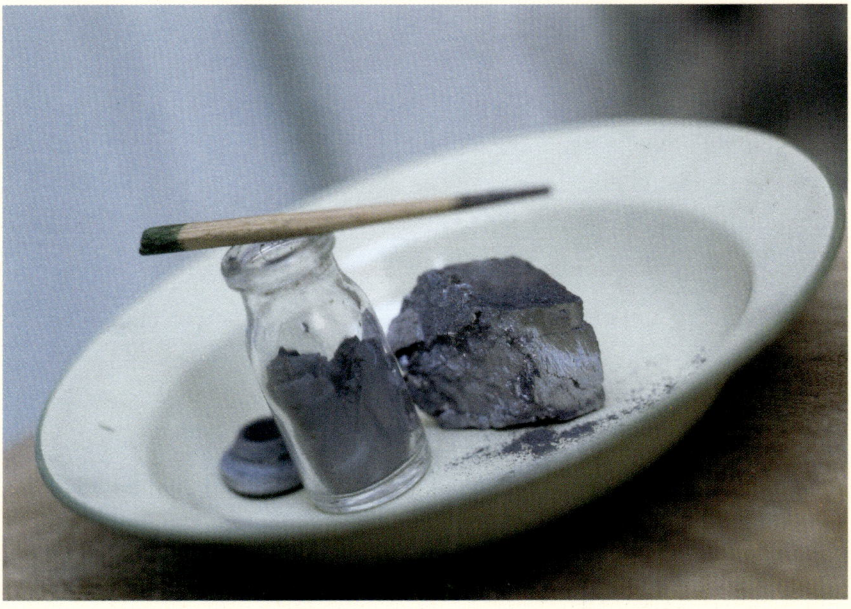

Kajalstäbchen, Kajalkohle, Kajalpulver

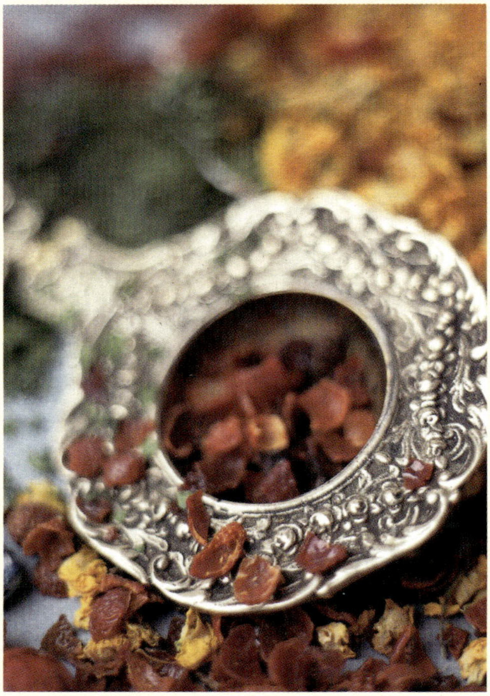

Die wörtliche Bedeutung von Kajal ist »die Augen glänzend machen«. Kajal wird im ganzen Osten zu dekorativen Zwecken und als Schutz vor Augenbeschwerden verwendet. Traditionellerweise wird er nur auf den innersten Rand der Augenlider aufgetragen. Da Schwarz bekanntlich Licht absorbiert, wurde Kajal anfänglich benutzt, um sich vor dem grellen Sonnenlicht zu schützen.
Er wurde auch vorbeugend gegen Augenkrankheiten verwendet, da er die kleinen Fliegen fernhielt, die Krankheiten und Entzündungen übertragen. Außerdem bewahrte er die zarte Haut um die Augenpartie davor, trocken und rissig zu werden. Der Glaube, daß alle Kajal-Varianten nur segensreich sind, ist jedoch nicht gerechtfertigt. Der Kajal, der im alten Babylon Verwendung fand, wurde vermutlich aus Arsen hergestellt, einem weißen Halbmetall, das sich an der Luft schwarz färbt. Im alten Ägypten hingegen enthielt eine Kajal-Art Ameiseneier und Blei. Kürzlich wurden in indischen und persischen *soormas* Bleisulphate gefunden; sie werden teilweise aber noch verwendet.

Kajal wird in verschiedenen Ländern aus unterschiedlichen Substanzen hergestellt. Früher wurde aus einer Zitrone das Fruchtfleisch entfernt und die Schale mit Graphit und verbranntem Kupfer gefüllt. Das ganze legte man auf ein Holzkohlenfeuer, bis es verkohlte; dann wurde es im Mörser zermahlen. Schließlich gab man pulverisierte Korallen-, Perlen- und Ambrateilchen hinzu sowie verkohlte, mit Rosenwasser befeuchtete Fledermausflügel.

Heute wird Kajal aus pulverisiertem Antimon oder Olivenkernen (Marokko), Blei (Indien) und dem Ruß verschiedener Nüsse, Samen und Gummiharze hergestellt. Auf dem Lande in Ägypten hingegen kombiniert man Sonnenblumenruß mit verkohlten Mandelhülsen und parfümiert diese Mischung mit Weihrauch. Einen duftenden Kajal, der aus Ladanum-Rauch hergestellt wird, gewinnt man, indem man ein Stück dieses Harzes in ein Räuchergefäß wirft und den Ruß des aufsteigenden Rauchs mit einem Teller auffängt.

Kajal wird mit einem Stäbchen aus Holz, Silber oder Elfenbein aufgetragen, das mit Wasser oder Rosenwasser angefeuchtet wird, bevor man es in das Kajaltöpfchen taucht. Er wird auf beide inneren Lidränder aufgetragen, indem man das Stäbchen am Lidanfang ansetzt und es dann bei geschlossenem Auge in Richtung Lidende zieht.

Für glänzende Augen

Eine gängige Methode, den Augen Glanz zu verleihen, ist ein Aufguß aus Frauenminze oder Chrysanthemen. Zur künstlichen Vergrößerung der Pupillen benutzte man früher am Mittelmeer weitgehend Belladonna, was jedoch den Augen schadet. Heute ist Augentrost an ihre Stelle getreten. Entweder badet man die Augen im Kräuteraufguß oder legt nasse Mullpads auf die geschlossenen Augenlider.

Ein persisches Mittel gegen geschwollene Augen und Tränensäcke ist eine tägliche Kompresse aus Eukalyptusöl und Weizenextrakt.

In Gurkensaft getauchte Wattepads, die auf die geschlossenen Lider gelegt werden, beruhigen und kühlen die Augen. Manche empfehlen, etwas Gurkensaft direkt in die Augen zu träufeln, um sie glänzend zu machen. Ich würde jedoch davon abraten, da man dabei leicht ein kleines Stückchen Gurkenfleisch ins Auge bekommen kann, was sehr schmerzt, bis es wieder herausgeschwemmt wird.

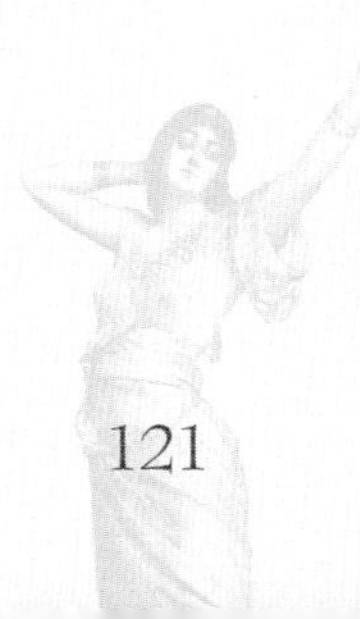

Für dunklere Wimpern und Augenbrauen

Hier ist ein altes persisches Rezept, das man täglich anwenden kann, um die Wimpern nachzudunkeln: Kochen Sie Walnußblätter auf, bis sie zu einer dicken kaffeebraunen Flüssigkeit geworden sind. Befeuchten Sie Ihre Wimpern und Augenbrauen damit.

Das Auge und der Schleier

Drei Dinge sind es allein,
Die ihre schwarzen Augen davon abhalten, ja zu sagen:
Die Angst vor dem Unbekannten, das Entsetzen vor dem Bekannten,
Und ihr eigener Liebreiz.
(Tausendundeine Nacht)

Das Auge ist immer schon als eine Quelle der Erotik angesehen worden. In bestimmten muslimischen Ländern werden die Frauen gesetzlich gezwungen, nicht nur ihre Augen, sondern das ganze Gesicht hinter einem alles verhüllenden schwarzen Schleier zu verbergen. In anderen Ländern sind die Augen einer Frau der einzig sichtbare Teil des Gesichts und gewinnen dadurch um so mehr an Bedeutung.

Frauen haben ihre Schleier auch oft eingesetzt, um die Aufmerksamkeit auf ihr Gesicht zu lenken. Mehrere Reisende, die im 19. Jahrhundert den Nahen Osten besuchten, als das Tragen von Schleiern dort in Mode gekommen war, berichteten, daß die Frauen durch das geschickte Zurechtrücken ihres Gesichtsschleiers unterschiedliche Botschaften vermittelten. In ähnlicher Weise setzten in Europa die Frauen der Gesellschaft ihre Fächer ein.

Die Frauen dachten sich viele unterschiedliche Varianten aus, mit denen sie den Schleier in ein attraktives Kleidungsstück verwandelten. Eine iranische Freundin schenkte mir einmal einen alten Gesichtsschleier, wie ihn die modebewußten Frauen zu den Zeiten ihrer Großmutter zu festlichen Anlässen trugen. Er wurde hinter dem Kopf befestigt, war aus schwarzem Samt, hatte silberne Perlenschnüre und erlaubte dem Beobachter einen Blick auf das Gesicht hinter dem glitzernden filigranen Perlenvorhang.

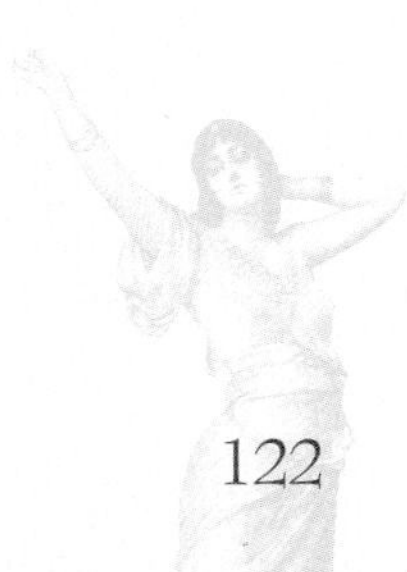

Bestimmte Schleierarten bedecken das Gesicht, lassen die Augen jedoch erkennen. Dadurch wird der Blick noch mehr auf die Augen gelenkt, als wenn das ganze Gesicht verborgen wäre. Alte Gesichtsschleier der Beduinen, an denen Silbermünzen befestigt sind und Ambraschnüre baumeln, haben eine Aura finsterer Schönheit. Sie werden hinter dem Kopf zusammengebunden und so angebracht, daß sie vom Gesicht bis auf die Brust herunterhängen. Als ich das erste Mal im Rahmen einer meiner Tanzaufführungen einen dieser Schleier trug, konnte ich kaum meinen Kopf bewegen, so schwer und erstickend war er.

Die Herkunft weiblicher Verschleierung ist heutzutage heftig umstritten. Liberale Muslime betrachten sie übrigens als einen beschämenden Brauch, den es heutzutage nicht mehr geben sollte. Einige Araber behaupten, daß der Brauch aus Persien stamme, während die Iraner dies bestreiten. In den Augen einiger Fachleute liegen auf jeden Fall Anhaltspunkte dafür vor, daß der Brauch vorislamisch sei. Ihrer Auffassung nach bestand die ursprüngliche Funktion des Schleiers nicht darin, Frauen ihrer Freiheit oder Identität zu berauben, und doch geschah mit der Zeit gerade dies. Zweifellos hat der Schleier eine praktische Schutzfunktion. Bei bestimmten Wüstenstämmen verschleiern sich sowohl Männer wie Frauen, um sich vor Sonne und Sand zu schützen. Dennoch ist es aufschlußreich zu beobachten, wie

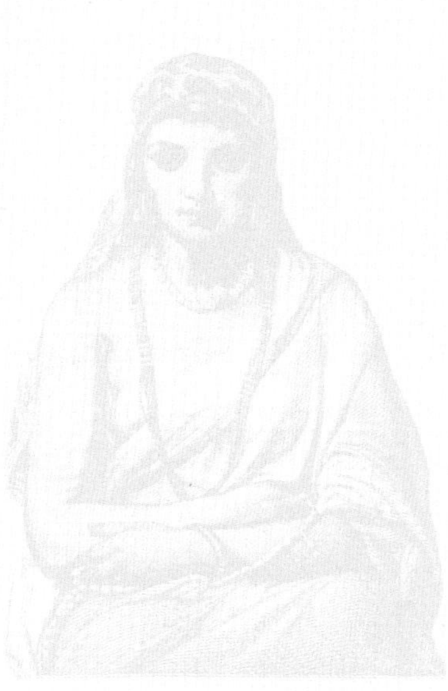

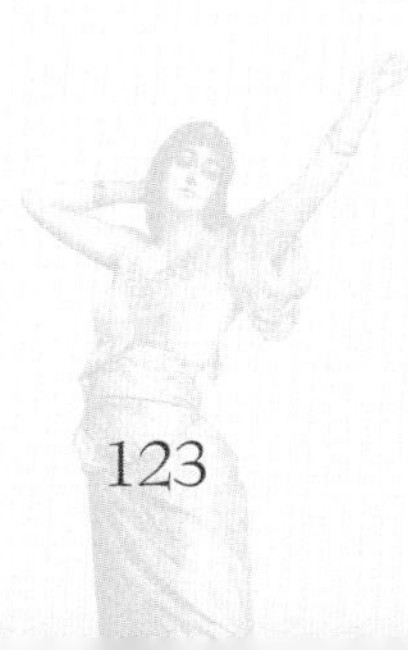

ein Kleidungsstück mit so vielen positiven, praktischen Verwendungsmöglichkeiten im Laufe vieler Jahre zu einem Instrument umfunktioniert wurde, das weibliche Geschlecht zu beherrschen.

Im alten Assyrien und Babylon wurde der Schleier als Standessymbol getragen. Sklavinnen und Prostituierten war es verboten, ihr Gesicht zu bedecken, und so wurde der Schleier zum Zeichen sowohl der freien Herkunft wie des Wohlstands. Auch heute gilt der Schleier an manchen Orten als Statussymbol, und so entwickelte sich in armen muslimischen Ländern wie dem Jemen der Brauch, daß Männer, die im Ausland gearbeitet haben und in die Heimat zurückkehren, als Zeichen ihres eigenen Aufstiegs in der gesellschaftlichen Hierarchie ihre Frauen verschleiern. Somit geraten nun Frauen aus ländlichen Gegenden, die sich vorher unverschleiert und ohne Angst vor Belästigungen bewegen konnten, unter den Druck, ihr Gesicht zu verstecken und dadurch ihre Unantastbarkeit auszudrücken.

Die Sure 24, Vers 31 des Korans schreibt der Frau vor, sich sittsam zu kleiden und ihre Reize nicht zur Schau zu stellen. Im Laufe der Zeit wurde dieser Vers so interpretiert, daß eine Frau ihr ganzes Gesicht bedecken sollte. Im ersten Jahrhundert des Islams gab es jedoch weise Frauen, Dichterinnen und Herrscherinnen, die ihr Gesicht nicht verbargen. Man vermutet, daß der Schleier von den Frauen selbst zum Schutz gegen visuelle Aggressionen der Männer eingesetzt wurde, und er wird in Ägypten zum Teil heute noch zu diesem Zweck getragen. Obwohl es gesetzlich nicht vorgeschrieben ist, bedecken dort immer mehr Frauen ihren Kopf wie früher – eine Entscheidung, die größtenteils auf den gesellschaftlichen Druck zurückzuführen ist und auf den Glauben, daß eine Frau schon durch den lüsternen Blick eines Mannes entehrt sei. Viele Ägypterinnen fühlen sich zwar verpflichtet, das Haar zu bedecken, tragen aber als Ausgleich auch weiterhin starke Schminke und große Ohrringe.

Das Tragen von Schleiern, die das Gesicht vollständig bedecken, zwingt die Frauen dazu, beim Essen und Trinken umständlich an dem Stoff herumzufummeln. Einige Beduinenschleier haben jedoch abnehmbare Teile, die eine größere Bewegungsfreiheit ermöglichen. Bei allen anderen muß sich die Frau weiterhin das Essen unter dem Stoff in den Mund schieben.

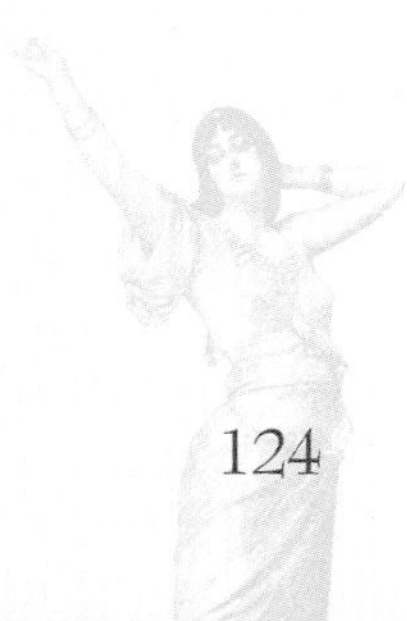

Heute werden in Saudi-Arabien manchmal bereits kleine Mädchen im Alter von vier Jahren verschleiert. Es gibt Frauen, die ihren Schleier selbst beim Schlafen tragen. In der Hauptstadt Riad verwenden Regierungsbeamte viel Zeit auf die Beschwerden von Männern, die ihren Nachbarn vorwerfen, über die Mauern einen Blick auf ihre Frauen erhaschen zu wollen.
Im Laufe der Geschichte haben die Männer immer wieder Regeln und Tabus erfunden, um ihre Ängste in den Griff zu bekommen. Durch eine grausame Wendung des Schicksals ist eine Vorrichtung, die ursprünglich von den Frauen zu ihrem eigenen Schutz gegenüber herrschsüchtigen Männern benutzt wurde, zu einem Werkzeug ihrer Unterdrückung geworden, bei der sie indirekt auch weiterhin selbst mitspielen. Eine Frau, die gesetzlich zum Verschleiern ihres Gesichts gezwungen wird, kann in einem streng islamischen Land womöglich ihr ganzes Leben zubringen, ohne jemals einen Sonnenstrahl auf ihrem Gesicht zu spüren – eine anonyme Gestalt ohne jegliche Identität, die vielleicht selbst im Tode noch von ihrem Schleier bedeckt bleibt, der ebenso sehr ein Teil von ihr ist wie ihre eigene Haut.

KÖRPERZEICHNUNGEN

In Schwarzafrika und Oberägypten praktizieren manche Stämme eine Art Selbstverstümmelung in Form von Hautritzungen, die ein Identitätsgefühl, das Gefühl, zu einer Gruppe zu gehören, ausdrücken. Außerdem lenkt man damit die Aufmerksamkeit auf einen hübschen Körperteil. Punkte und Linien werden in den Körper geritzt und Asche hineingerieben, so daß die Narben wie bei der Blindenschrift leicht hervorstehen, Botschaften, die durch Tasten gedeutet werden können. Oft umgeben sie einen bewunderten Körperteil, etwa den Bauch oder die Brüste.
Dasselbe gilt auch für Tätowierungen. In Afrika und dem Nahen Osten konnte man früher Kriminelle, Arme, Gesetzlose und Sklaven daran erkennen. Im alten Ägypten war das Tätowieren anscheinend den Frauen vorbehalten, vor allem den niederen Schichten wie den Prostituierten. Dennoch haben Tätowierungen, wie Schönheitspflege im allgemeinen, auch eine magische Bedeutung. Man entdeckte sie

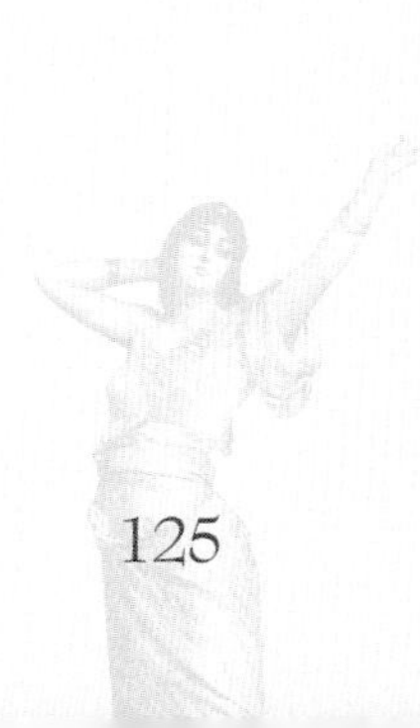

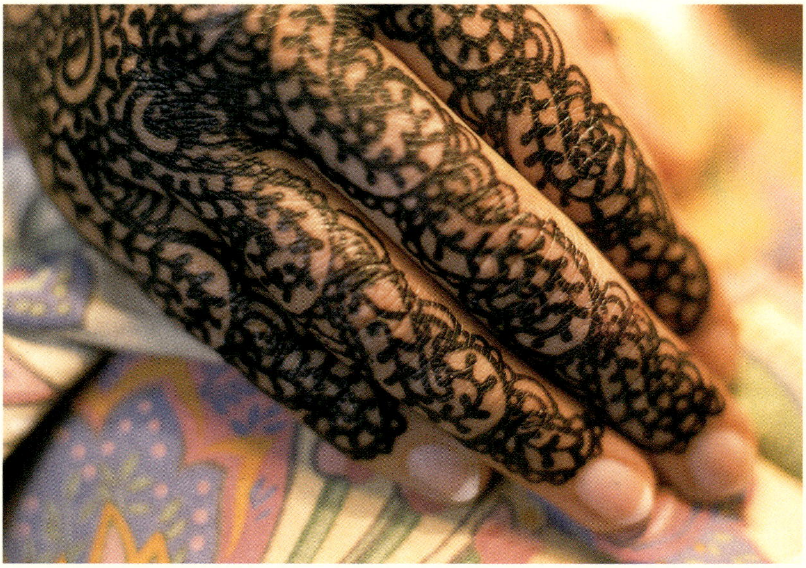

Oft werden die komplizierten Muster in stundenlanger Arbeit aufgetragen.

auf Mumien von Priesterinnen und Tänzerinnen aus dem 2. Jahrtausend v. Chr. im Tempel der Hatschepsut. Wenn ein Sklave oder eine Sklavin zum Islam übertrat, wurde er oder sie auf der Stelle aus der Sklaverei befreit; aus diesem Grunde war die Tätowierung im Islam verboten. Nichtsdestoweniger hat sich diese Praxis bis in die heutige Zeit in Nordafrika und im Jemen gehalten, ebenso bei den Beduinen. Dort tätowieren sich die Frauen das Kinn, die Hände, die Stirn und manchmal die Stelle zwischen den Brüsten mit Mustern und Symbolen aus vorislamischer Zeit. Die ursprüngliche Bedeutung der Muster ist im Laufe der Zeit verlorengegangen, doch dienten sie wohl zum Teil therapeutischen Ritualen. Beim Tätowieren wird mit einer Nadel ein Muster in die Haut punktiert, und diese Einstiche werden dann mit Milch eingerieben oder einer Mischung aus Lampenruß und Öl oder Wasser.

Winifred Blackman erzählt in ihren Erinnerungen, daß auf den ägyptischen Straßen immer Tätowierer auf und ab gingen, um ihre Dienste anzubieten. Sie reisten von einem Basar zum anderen und saßen dann unter einem Baum, umgeben von ihren Musterzeichnungen. Nach der Behandlung kam es oft zu einem leichten Fieber, und die tätowierte Stelle schwoll an, doch diese Reaktionen klangen bald wieder ab. Tätowierungen auf dem Handrücken oder Handgelenk kräftigten angeblich diesen Körperteil. So sollte ein Punkt auf einer Nasenseite Zahnschmerzen heilen, während ein Zeichen auf der Schläfe – vielleicht in der Form eines Vogels – als Mittel gegen Kopfschmerzen galt. Wenn Frauen bereits mehrere Kinder verloren hatten, versuchte man das nächste Baby zu schützen, indem man ihm einen kleinen Punkt mitten auf die Stirn und einen weiteren an den Außenrand des linken Knöchels tätowierte. Koptische Christen ließen sich oft ein Kreuz mitten auf das Handgelenk tätowieren.

Der Brauch, Zeichnungen auf den Körper zu malen, statt sie sich in die Haut zu ritzen, hat auch heute nichts von seiner Beliebtheit eingebüßt und ist um so verbreiteter, je weiter wir in Afrika gen Süden fahren. In gewissem Sinne ersetzt diese kunstvolle Bemalung als Körperschmuck zuweilen die Kleidung, und sie kann wunderschön aussehen.

Menschen ohne Selbstwertgefühl achten oft nicht auf das Bild, das sie nach außen abgeben; so gesehen hat Körperbemalung sehr viel mit der Selbstachtung der Frau zu tun.

HENNA

Zu dem Ergreifendsten, was ich je auf meinen Reisen gesehen habe, gehören die Ruinen eines Tempels im indischen Rajasthan. Rund um den Oberbalken des Eingangs herum waren die Abdrücke von Frauenhänden zu sehen, die in Henna getaucht und dann in die Mauern gedrückt worden waren. Diese Frauen waren im Begriff, Sati zu begehen, das heißt sich selbst zu verbrennen. Bevor sie sich zu ihrem Mann auf den Scheiterhaufen warfen, ließen sie noch dieses Zeichen zurück. Man kann sagen, daß Henna traditionell eine fast mystische Rolle spielt. Marokkanische Berberfrauen tragen Henna, um böse Geister abzuwehren, und in einigen arabischen Ländern gehören Säcke mit Hennablättern zur Mitgift der Braut.

Der Hennastrauch stammt vermutlich aus Persien, wächst heute allerdings im ganzen Nahen Osten, Afrika und Asien. Er hat gelblichweiße bis ziegelrote Blüten, die schwarzblaue Beeren hervorbrin-

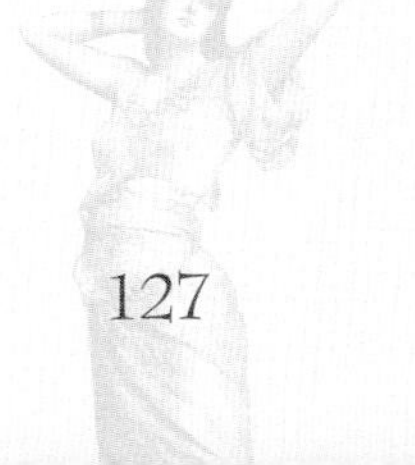

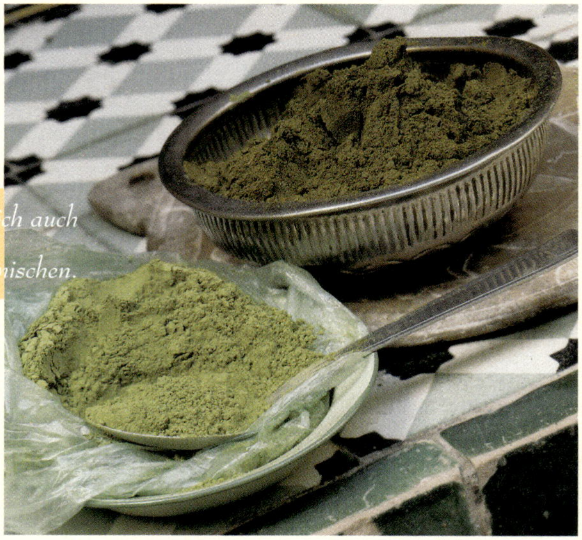

Die Hennapaste läßt sich auch gut selbst anmischen.

gen. Die besten Sorten sollen aus dem Irak und Saudi-Arabien kommen. Henna aus dem Iran ergibt eine dunklere Farbe, während ägyptisches und marokkanisches Henna einen Farbstoff produziert, der eher ins Orange geht. Die Einfärbung der Haut mit Hennazeichnungen gehört zu den atemberaubendsten und schönsten Bräuchen der Körperbemalung. Schon im alten Ägypten benutzten die Frauen Henna, um sich die Brüste und den Nabel rosarot zu tönen. Es wurde auch eingesetzt, um das Haar und die Nägel von Mumien zu färben. Im 12. Jahrhundert führten die Mughal Henna in Indien ein, wo es schnell großen Anklang fand. Heute wird Henna im Nahen Osten und Nordafrika vielfältig verwendet. Nubierinnen legen sich die Blätter als Deodorant unter die Achseln. In Verbindung mit Akazienblättern verschafft Henna Erleichterung bei wunden Händen und Füßen. Kopfschmerzen und andere hitzebedingte Beschwerden sollen gelindert werden, wenn man Henna mit Essig vermischt und auf die Stirn aufträgt. Wenn jemand Fieber hat oder die Hitze besonders glühend ist, soll eine Paste aus Henna den Körper kühlen. In diesem Fall trägt man sie auf die Handflächen und Fußsohlen auf, was ihnen eine rosarote Färbung verleiht. Sie wird auch als Pflegespülung für die Haare verwendet, und wenn man sie ausspült, reibt man sich ein wenig von der verdünnten Lösung als Rouge auf die Wangen.

Am häufigsten wird Henna zum Haarefärben benutzt und als Körperschmuck bei besonderen Gelegenheiten, beispielsweise dem religiösen Fest 'Id, das nach dem Ramadan gefeiert wird.

Die wichtigste Hochzeitsvorbereitung einer jungen Braut ist die Henna-Zeremonie. Bei dieser Gelegenheit herrscht allgemeine Heiterkeit, es wird gesungen und getanzt, gegessen und getrunken. Die Braut darf sich natürlich nicht von der Stelle rühren, da sonst das Henna verlaufen würde. Also wird sie von ihren Freundinnen gefüttert, während sie selbst wie eine Prinzessin auf ihren Kissen thront und geduldig darauf wartet, daß die Muster trocknen.

HENNABEMALUNG

Vor einigen Jahren ließ ich mir in Marokko im Sommer meine Hände und Füße mit Henna bemalen. Es dauerte einige Stunden, bis Amina ihre Aufgabe zu Ende geführt hatte. Sie arbeitete hochkonzentriert mit schnellen, geübten Strichen. Es ist üblich, der Hennazeichnerin Tee und Kekse anzubieten, und so machten wir, als Amina mit meinen Füßen fertig war, eine Pause und nahmen eine Erfrischung zu uns. Als ich dort lag und meine Hände und Füße in die Sonne streckte, fragte ich mich unwillkürlich, wie dieser Brauch wohl erfunden

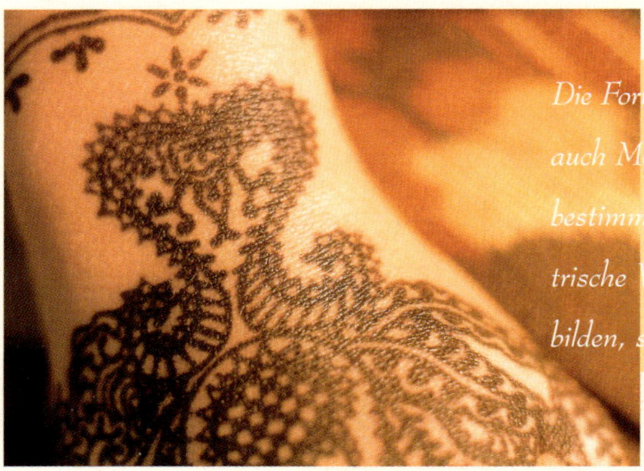

Die Formsprache der Hennabemalungen, auch Mehndis genannt, wird stark von bestimmten Symbolen geprägt. Symmetrische Vogelmotive, die eine Herzform bilden, stehen für sexuelle Vereinigung.

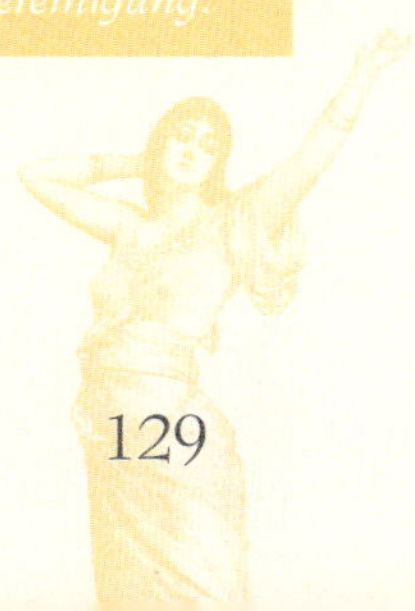

und durch ständiges Ausprobieren weiter verbessert worden war. Wer kam auf die Idee, Hennablätter zu zerstampfen und sie mit Flüssigkeit in eine Paste zu verwandeln? Wer färbte und bemalte damit das Haar und den Körper und entdeckte, daß ein intensiver Farbton zurückbleibt? Und wie fand man heraus, daß die Farbe fixiert wird, wenn man danach bestimmte andere Substanzen aufträgt?

Das dunkelgrüne Henna mit seinem köstlichen erdigen Geruch fühlte sich kühl auf meiner Haut an, und ich beobachtete fasziniert, wie unter Aminas treffsicheren Händen ein Garten mit Ranken und Blumen Gestalt annahm. Als sie fertig war, ging die Sonne allmählich unter, und meine Hände und Füße sahen aus, als ob sie in kleinen schwarzen Spitzenhandschuhen und -socken steckten. Am Schluß bemalte sie die Nägel, und mir fiel ein, daß eine Marokkanerin mir erzählt hatte, warum sie Henna Nagellack vorzog. Sie sagte, daß der Gebrauch von Nagellack gegen die islamischen Reinigungsrituale verstoße: »Lack stellt eine Barriere dar, die das Wasser nicht durchdringen kann, also kann man seine Nägel nicht richtig reinigen.« Bei Henna hingegen werden die Nägel mit einer Farbschicht überzogen, durch die Wasser hindurchsickern kann.

Als Amina mit ihrer Bemalung fertig war, nahm sie einen Wattebausch, tauchte ihn in ein Glas mit einer bernsteinfarbenen Flüssigkeit und betupfte die Muster damit, so daß sie schwarz glänzten. Als ich die Hand hochhob, um meinen Spitzenhandschuh zu betrachten, nahm ich einen starken Knoblauchgeruch wahr.

Bei besonderen Anlässen werden nicht selten die Hände und Füße und manchmal auch Arme und Beine mit außergewöhnlich komplizierten und schönen Mustern bemalt. Am wichtigsten ist das Bemalen mit Henna vor einer Hochzeit. Je nach Finanzlage der Familie können Hochzeitsfeiern in vielen Ländern des Nahen Ostens und Asiens drei bis sieben Tage dauern. Am Abend vor der Hochzeit feiern die Frauen ein Fest und schmücken die Braut, die zu einer menschlichen Leinwand für die Kunstfertigkeit der Hennazeichnerin wird. Die Zeichnungen verblassen innerhalb einer gewissen Zeit, gewöhnlich nach ein bis drei Wochen, da sich die oberen Hautschichten ablösen. Die Dauer hängt davon ab, wie lange das Henna auf die Haut einwirkt, bevor es abgekratzt wird. Vor allem in Nordafrika, im

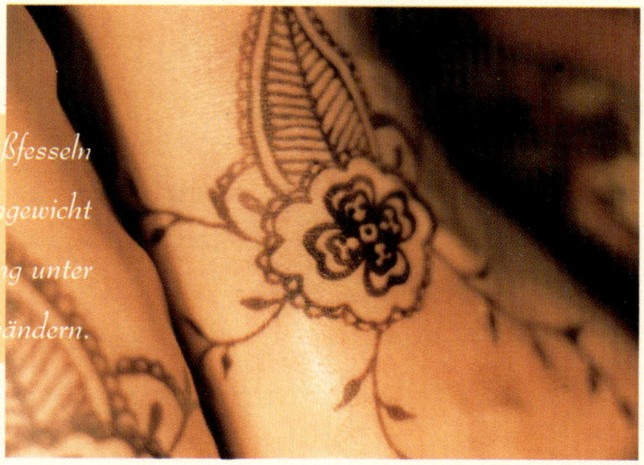

Blumenmandalas an beiden Fußfesseln symbolisieren das Gleichgewicht des Kosmos und sind Blickfang unter langen Gewändern.

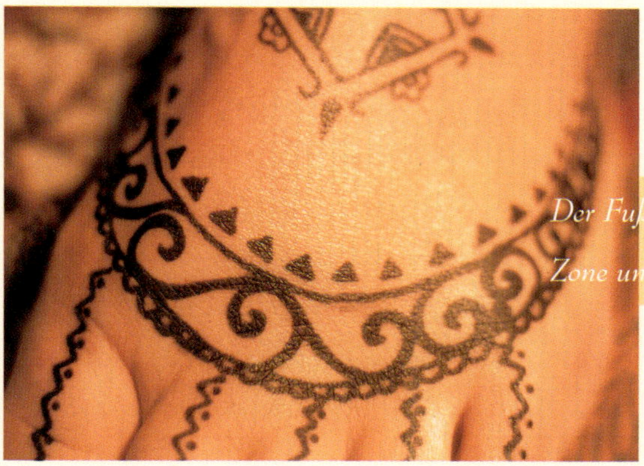

Der Fuß gilt seit jeher als hocherotische Zone und wird kunstvoll geschmückt.

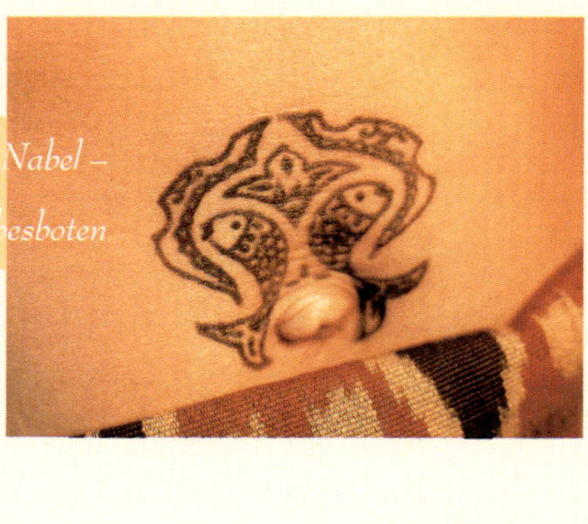

Hennabemalungen am Nabel – hier zwei Fische – sind Liebesboten.

Jemen, in Bahrain, Sudan und Indien (wo es als *mehendi* bekannt ist) findet das Bemalen mit Henna großen Anklang. Je nach Land und je nachdem, ob man in der Stadt oder in einer ländlichen Gegend lebt, wird Henna entweder in einfachen Linien oder in kunstvollen Mustern aufgetragen. Diese Muster sind von Stadt zu Stadt verschieden. Eine Marokkanerin zum Beispiel kann schon am Hennamuster auf der Hand erkennen, ob jemand aus Fez oder Marrakesch kommt.

In Tunesien bevorzugt man einfache geometrische Zeichnungen, während die Hände in Marokko und Indien aussehen, als trügen sie feine Spitzenhandschuhe. Muscheln, Sterne, Halbmonde, Blumen, Fischschuppen, kunstvolle kreisförmige Mandalas ... die Vielfalt der Muster ist unendlich. Die Bedeutungen dieser Motive, wenn sie denn überhaupt festgelegt waren, sind mit der Zeit verlorengegangen. Bei westlich orientierten, gebildeten Frauen ist diese Tradition nicht mehr so verbreitet wie früher. Es ist jedoch auch heute keineswegs ungewöhnlich, eine Braut in einem weißen Hochzeitskleid in westlichem Stil zu sehen, die ihre Hände in der althergebrachten Weise mit Henna bemalt hat. In Abha (Saudi-Arabien) trägt eine Braut auf dem ganzen Arm Hennamuster. Zusammen mit den herrlichen Blütenzöpfen im Haar, die ihr über die Schulter fallen, lassen sie die Frau zu einer strahlenden Schönheit werden.

Heutzutage kann man auch Abziehbilder dieser Muster kaufen, was zwar einfacher ist, jedoch nicht halb so unterhaltsam, als wenn man einen talentierten Künstler an seinem Körper arbeiten läßt.

Eine junge Inderin lachte vergnügt, als sie sich an den Henna-Abend vor ihrer Hochzeit erinnerte: »Ich konnte nichts selbst machen. Ich lag da mit ausgestreckten Armen, die Füße auf Kissen gebettet. Die anderen Frauen mußten mich füttern, sie mußten alles für mich machen! Ich ließ es die ganze Nacht drauf, damit die Farbe stärker herauskam. Männer lieben einfach den Geruch von Henna auf dem Körper einer Frau!«

Vorbereitung und Auftragen von Henna

Wie bei der Zubereitung von Henna für Haartönungen (vgl. Seite 146ff.) werden die pulverisierten Blätter mit Wasser oder Zitronensaft

(Zitronensaft wirkt als Fixativ) gemischt, bis die Konsistenz dickflüssig wird. Traditionellerweise gilt: je dunkler der Farbton, desto schöner.

Wenn Sie eine dunklere Nuance wünschen – burgunder oder dunkelbraun –, nehmen Sie statt Wasser gebrauten Tee oder Kaffee. Um eine intensive, fast schwarze Farbe zu bekommen, können pulverisierte Indigo-Blätter hinzugefügt werden.

Wenn Sie kein Muster malen, sondern eine ganze Fläche einfärben wollen, geben Sie in Ihre hohle Hand ein so großes Stück Hennapaste, daß die Linien in Ihrer Handfläche nicht mit Henna bedeckt werden. Später, wenn das Henna abgekratzt wird, treten diese Linien hervor, wie wenn ein Handleser einen Abdruck Ihrer Hand nimmt.

Sie können auch Hennapaste auf die Fingerkuppen oder auf die Fuß- und Fingernägel streichen.

Hennazeichnungen trägt man üblicherweise mit einem feinen Holz- oder Silberstäbchen auf die Haut auf. Manche verwenden eine Spritztüte, wobei Sie das Henna durch die Tülle drücken. Sie können aber auch Wattestäbchen verwenden.

Heutzutage verwenden manche professionellen Hennazeichner eine Spritze mit einem stumpfen Nadelende. Hennamuster mit der Hand aufzutragen dauert ziemlich lange, selbst wenn nur Ihre Füße oder Handrücken geschmückt werden sollen. Stellen Sie sich also darauf ein, daß Sie einige Stunden herumliegen und warten, bis es trocknet. Nachdem die Muster aufgetragen worden sind, betupfen Sie sie von Zeit zu Zeit mit einem Stück Watte, das in eine Mischung aus Zitronensaft und Zucker getaucht wird, damit sich die Muster besser setzen können. Manchmal fügt man dieser Lösung auch Knoblauch hinzu. Wenn Sie eine richtig intensive Farbe möchten, können Sie auch das Henna über Nacht einwirken lassen (tragen Sie Socken oder Handschuhe, wenn Sie vermeiden möchten, daß morgens das ganze Bett verschmiert ist!). Wenn Sie das Henna abkratzen, reiben Sie sich Olivenöl auf die Haut, um es zu festigen und die Farbe haltbarer zu machen.

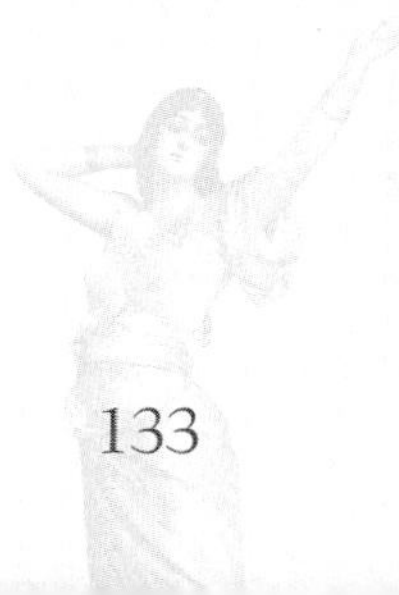

Ein Hauch von Safran durchwirkt die Sinne.
Immer noch breitet ihr Duft sich aus.
Aus ihren Locken strömt Moschus,
so wie der Beutel sich öffnet,
Steigt empor als Verführung, kaum zu widerstehen.
(Alqamah bin Ab-dah,
al-Mufaddaliyah Ode)

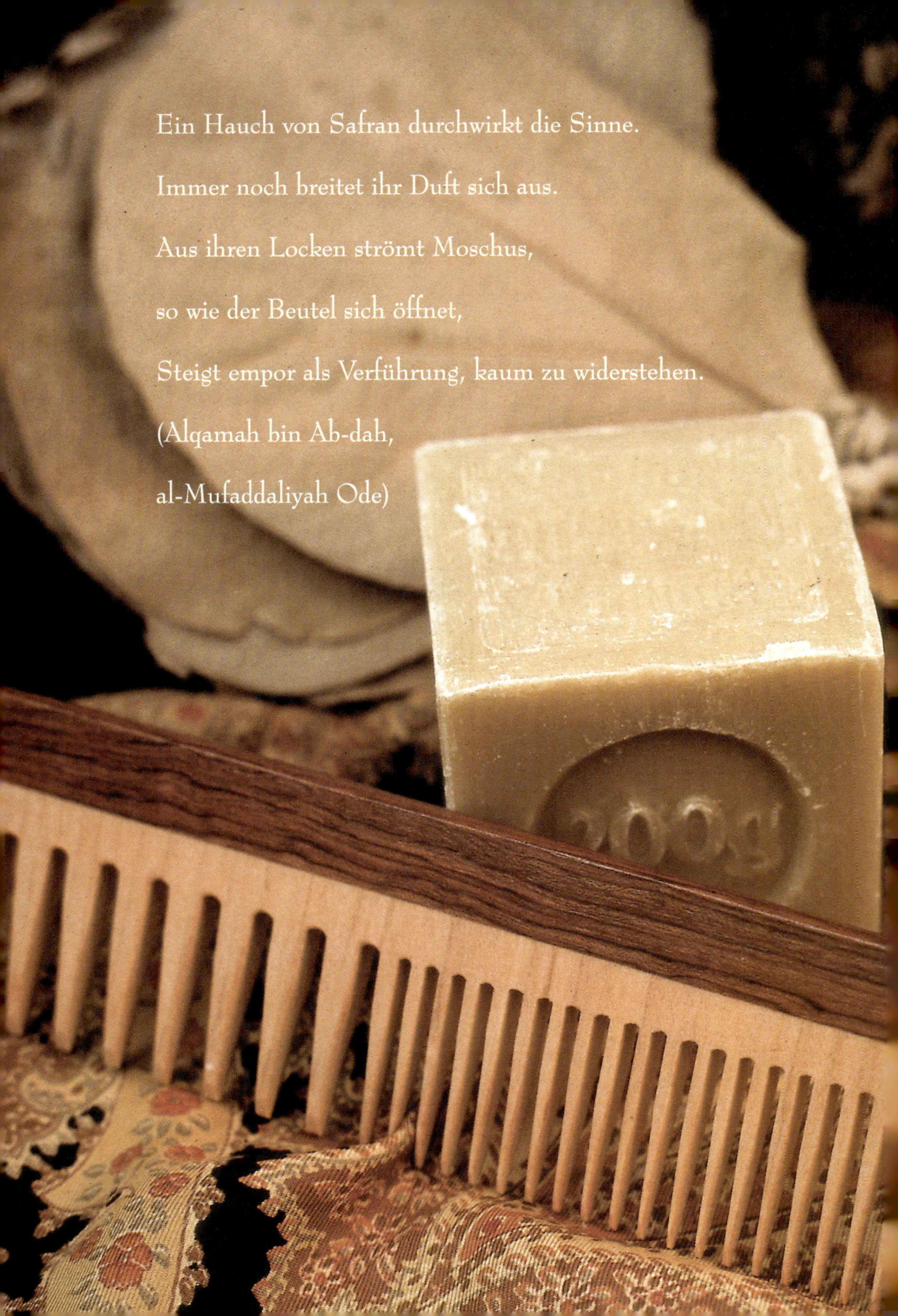

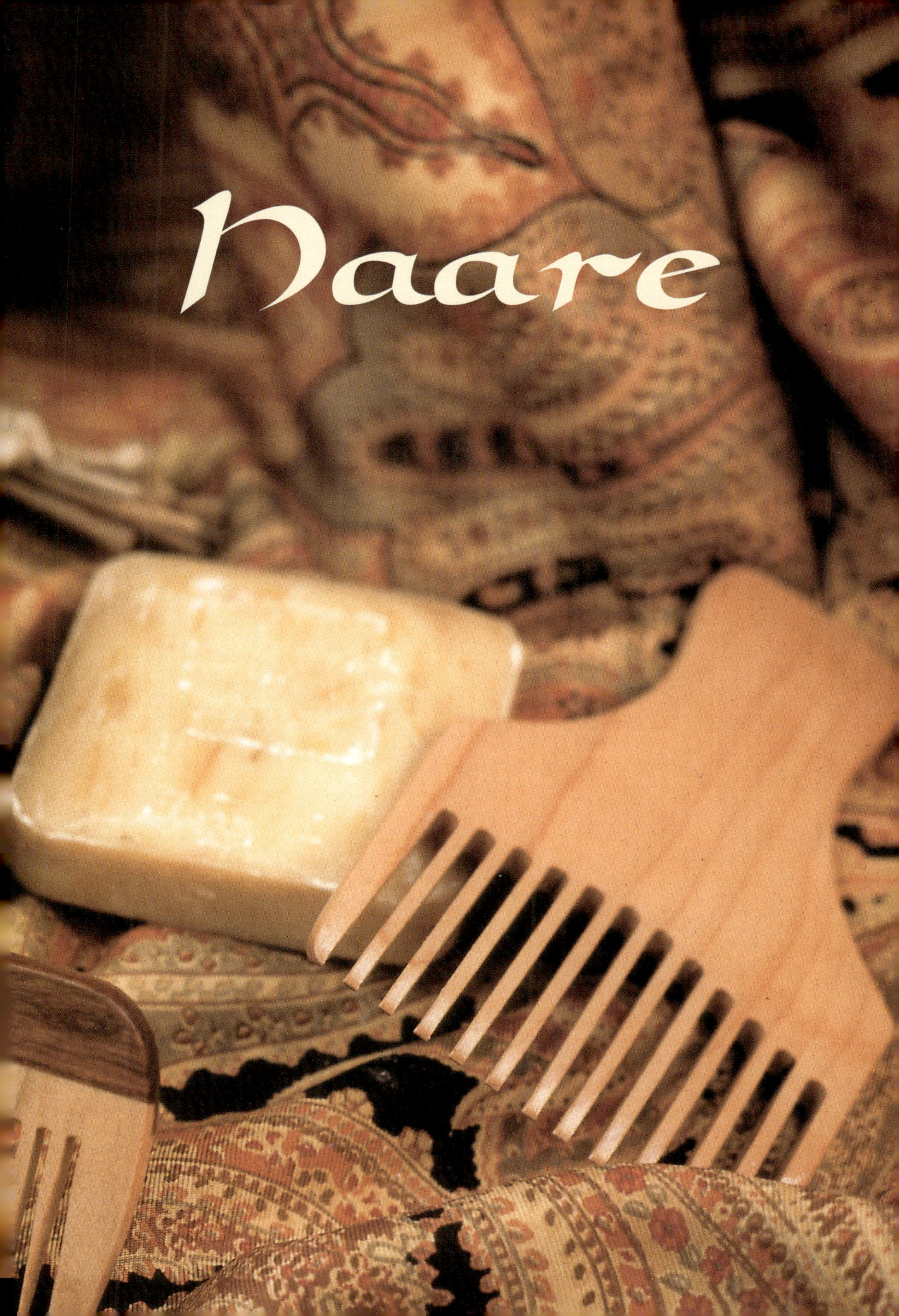
Haare

Öffne dein Haar ...

Unsere frühen Vorfahren deuteten den Kometenschweif als das lange Haar der Göttin, die alles geschaffen hatte. Sie glaubten, er sei das letzte, was wir von ihr zu sehen bekämen, bevor sie uns unserem Schicksal überließ.

Über die magische und symbolische Bedeutung des Haars ist mehr geschrieben worden als über die jedes anderen Körperteils. Es verfügt über so erstaunliche Kräfte, daß es sogar noch nachwächst, wenn wir bereits tot sind. Neueren Studien zufolge reicht schon ein aktives Liebesleben, um den Haarwuchs zu fördern.

Man hat darauf hingewiesen, daß wir Wendepunkte in unserem Leben markieren, indem wir uns das Haar abschneiden oder die Frisur etwas verändern. In den 60er Jahren ließen sich die Männer im Westen die Haare wachsen als Zeichen des Protests gegen das Establishment und insbesondere gegen den Vietnamkrieg. Bald wurde langes Haar als Erkennungszeichen der Jugend so populär, daß man ein Musical danach benannte und Lieder zu seinem Lobpreis komponierte!

In früheren Zeiten durften lediglich die herrschenden Klassen ihr Haar lang tragen. Die Armen wurden gezwungen, ihr Haar kurz zu schneiden, und noch vor nicht allzu langer Zeit wurde einem Mann, der ins Gefängnis kam, zuerst das Haar geschoren, um ihn »zurechtzustutzen«.

Einer bestimmten Theorie zufolge stammen unsere Bezeichnungen für König oder Herrscher – Schah, Zar und Kaiser – alle von einer Wurzel ab, die »langhaarig« bedeutet.

Im alten Ägypten wurde der rasierte Kopf des Pharaos verehrt und vor der Öffentlichkeit unter einer Perücke verborgen. Diese Perücken hatten auch den praktischen Nutzen, den Träger vor der Sonne zu schützen. Sie wurden aus Menschenhaar, Pflanzenfasern, geflochtenem Gras und schwarzer Schafwolle hergestellt, die mit Bienenwachs zusammengehalten wurden. Mit der Zeit wurden diese Insignien immer mehr stilisiert. Falsche Bärte wurden von Männern und Frau-

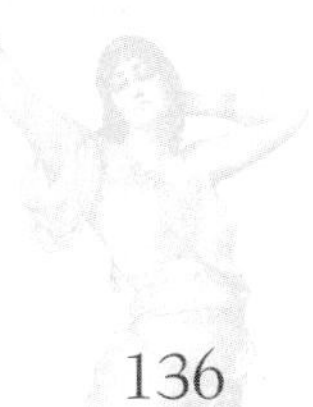

en gleichermaßen als Zeichen der Macht eingesetzt. (Die Königin Hatschepsut trug bei feierlichen Anlässen, bei denen sie ihre Autorität zur Schau stellen wollte, einen vergoldeten Bart.) Hohe Perücken, die man im Volksmund »Makkaroni« nannte, waren im Europa des 18. Jahrhunderts beliebt und drückten den hohen gesellschaftlichen Rang des Trägers aus (sie waren allerdings so lang und schwer, daß sie gelegentlich bösartige Abszesse an den Schläfen verursachten). Selbst heute verbindet man mit langem Haar, ob echt oder falsch, noch einen Nachhall von Macht, und jeder, der sich fragt, warum englische Richter bei Strafprozessen immer noch lange graue Perücken tragen, hat nun eine Erklärung gefunden.

Das Haar in Volkskunde und Mythologie

Öffne dein Haar und laß es fallen,
So sanft wie das Wasser den Sand umspült.
Mit Moschus, Parfüm und Weihrauch
Führt es mich
Ins verzauberte Reich.
(Hisham Ali Hafi)

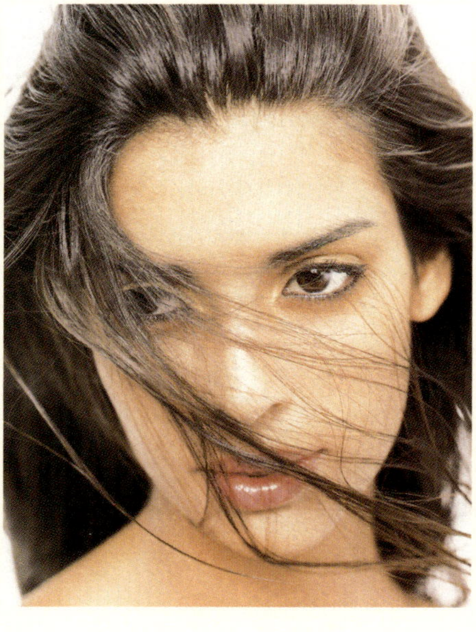

Jahrtausendelang haben sich überall auf der Welt um das Haar Mythen, Bräuche und religiöse Vorstellungen gerankt. So sind die schwarzgelockten Schlangenhaare der Medusa Symbol einer gefürchteten Facette weiblicher Kraft. Von indischen tantrischen Sagen, die vor einer Katastrophe warnen, wenn eine Frau ihr Haar herunterläßt, bis zum mittelalterlichen Glauben, daß Stürme entstehen, wenn Hexen ihre Zöpfe entflechten, hat das Haar diese gefährliche Kraft der Frauen symbolisiert.

Während der Hexenverfolgungen im Mittelalter wurden die unglückseligen Frauen, die wegen ihrer angeblichen Zauberkräfte angeklagt und zum Tode verurteilt worden waren, »gereinigt«, indem man ihnen die Haare abschnitt, bevor sie auf dem Scheiterhaufen verbrannt wurden.

Als Delila Samsons Locken abschnitt, beraubte sie ihn nicht nur seines Haupthaars, sondern auch seiner männlichen Stärke. Die drei männlichkeitsorientierten Religionen, die unsere Welt beherrschen, das Judentum, das Christentum und der Islam, messen alle der erotischen Bedeutung von Frauenhaar großes Gewicht bei, und jede hat sich entsprechende Gesetze ausgedacht. Der Heilige Paulus beschwor die Frauen, sich das Haar zu bedecken, wenn sie Christinnen werden wollten; in seinen Augen war dies der einzige Weg, Sittsamkeit und Demut zu beweisen. Indem sie ihr Haar verdeckt, zeigt eine Nonne, daß sie auf Sexualität verzichtet und symbolisch die Braut Christi wird. Wie bereits erwähnt, rasieren sich bei den chassidischen Juden die verheirateten Frauen das Haar und tragen eine Perücke, um die Zauberkräfte ihres natürlichen Haars zu bannen. Mittlerweile ist die Angst strenggläubiger Muslime vor der Kraft des weiblichen Haars so groß, daß sie von der Frau verlangen, ihren Kopf zu bedecken und alle Körperhaare bis hin zum Schamhaar zu entfernen. (Übrigens sollen die Ritter im Mittelalter manchmal ein Schamhaar ihrer Liebsten als Liebespfand mit in die Schlacht genommen haben.) Ursprünglich war die Gepflogenheit, seinem Geliebten eine Haarlocke zu schenken, die er dann in einem Medaillon um den Hals trug, nicht nur eine romantische Geste, sie konnte auch eine Gefahr darstellen. Man wußte nämlich, daß Zauberer schon mit einer Haarlocke jemanden verhexen konnten.

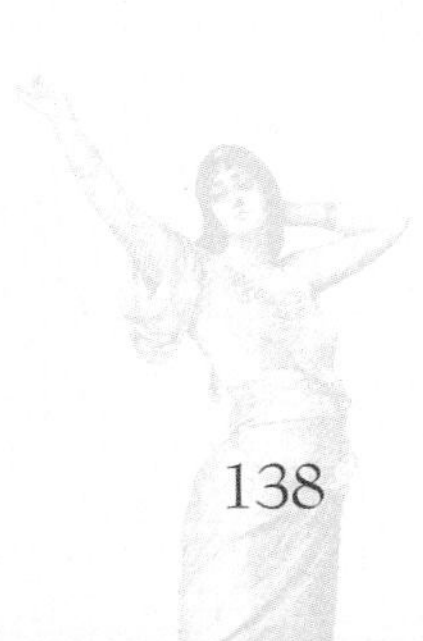

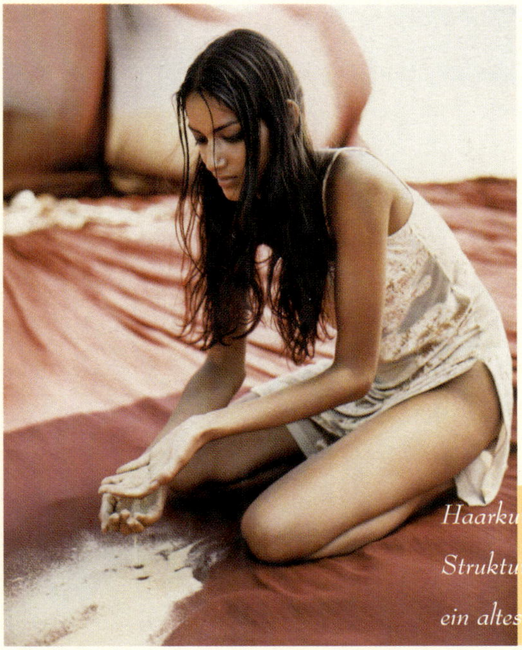

Haarkuren, um Farbe, Form und Struktur des Haars zu verbessern, sind ein altes Schönheitsmittel.

In unserem Haar steckt soviel Lebenskraft, daß eine Analyse eine Menge über unseren Gesundheitszustand verrät. In bestimmten afrikanischen Ländern verstecken die Leute heute noch ihre abgeschnittenen Haare, damit sie nicht verhext werden können; und die Indianer in Amerika benutzten früher, als sie ihre Opfer skalpierten, deren Haare, um ihre Schilde zu schmücken und ihnen so magische Kraft zu verleihen.

In bestimmten Kulturen hat das Haar jedoch eine andere Bedeutung und spielt bei der Totenverehrung eine Rolle. So gibt es ostafrikanische Krieger, die beim Tod eines Stammesbruders ihr Haar opfern und somit auf ein wichtiges Attribut ihrer Schönheit verzichten. Und im japanischen Kaiserreich etwa schnitt sich eine Frau beim Tod ihres Mannes das Haar ab, so daß er es in die andere Welt mit hinübernehmen konnte.

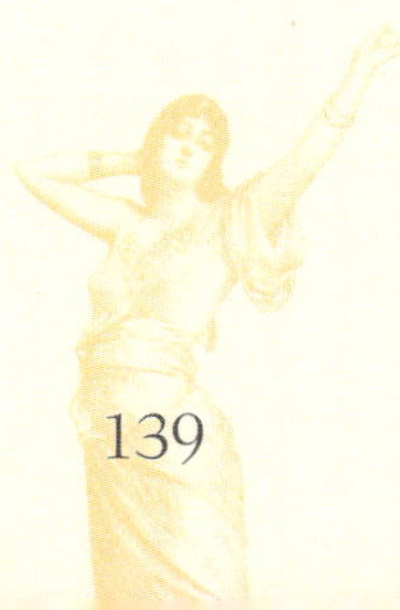

Das Haar in der Geschichte

Der Unterton von Erotik, der bei der Erwähnung von blondem Haar mitschwingt, läßt sich bis ins klassische Griechenland zurückverfolgen. Damals war es bei den Prostituierten üblich, sich das Haar gelb zu färben oder eine blonde Perücke zu tragen. In Rom galt dies nicht nur für blondes, sondern auch für rotes Haar.

Im Laufe der Jahrhunderte war die Haarmode und die Beliebtheit bestimmter Frisuren und Haarfarben einem ständigen Wandel unterworfen. In neubabylonischen Zeiten waren lockige Ponyfrisuren beliebt, und während des Kalifats der Abbasiden galt kurzgeschnittenes Haar bei Frauen als ein Zeichen von Schönheit. Die Assyrer ölten und parfümierten ihre Haare und Perücken und entwickelten komplizierte Frisuren, während sie fast jede andere Kunst der Schönheitspflege außer acht ließen.

Die Reinigung der Haare mit Hilfe von Wasser kam erst in neuerer Zeit auf. In der Tat stammt das Wort »Shampoo« von einem Hindu-Wort, das »kneten oder reiben« bedeutet. Alte Shampoorezepte basieren auf Pulver, das immer wieder durch das Haar gebürstet wurde, bis Fett und Schmutz vollständig beseitigt waren. Manchmal verwendete man Blüten- und Kräuterspülungen, die mit Öl vermischt wurden, und ein altes Rezept empfiehlt eine Mischung aus Opium und Rose in Zedernöl.

In der antiken Welt wurde das Haar häufig gereinigt und mit Safran aufgehellt. Um Läuse fernzuhalten, massierte man eine Mischung aus Kassie und Olivenöl in die Kopfhaut ein. (Durch das Öl konnte kein Sauerstoff mehr eindringen, so daß die Läuse erstickten.) Kassie, das Gerbsäure enthält, wurde zum Färben der Haare verwendet, es verlieh ihnen einen schwärzlich-grünen Ton.

Aus Kleopatras Zeit kennen wir Rezepte gegen Haarausfall, die Löwenfett und Arsen enthalten. Ergrauendes Haar wurde mit einer Lösung behandelt, die das Blut eines schwarzen Stiers enthielt – über den Erfolg können wir freilich nur Vermutungen anstellen.

Zu den Torheiten der Vergangenheit gehört die venezianische Sitte aus dem 16. Jahrhundert, sich mit in Ätznatron getränkten Haaren in die Sonne zu setzen, was häufig zu einem Sonnenstich führte. In dieser Zeit waren rote Haare so beliebt, daß Engländerinnen eine

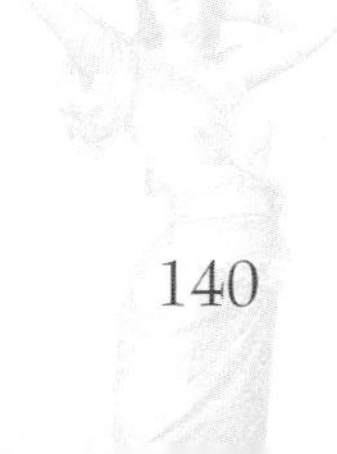

Mischung aus Safran und Schwefelpuder aufs Haar aufzutragen pflegten, mit dem Ergebnis, daß sie oft unter Kopfschmerzen, Nasenbluten und Übelkeit litten. Im 17. Jahrhundert färbte man sich gerne mit Bleikämmen die Haare schwarz, und so kam es bisweilen zu Nierenversagen und Bleivergiftung.
Die Haarfarbenmode hat jedoch viel zu tun mit der universellen Sehnsucht nach dem, was wir nicht haben, und unserer Vorliebe für Abwechslung.
Im ersten Band ihrer Memoiren, Ich, Tänzerin von Shamahka, beschrieb die Tänzerin Armen Ohanian ihren Besuch als junges Mädchen in den persischen Dampfbädern:

> *Zuerst wuschen die Badefrauen unser Haar mit Seife, die sie in schäumenden Turbanen eine Zeitlang einwirken ließen. Als die Seife ausgewaschen war, wurde das Haar in Henna getaucht, das die Haarwurzeln stärkt, und dann in Tücher gewickelt, die sich langsam rot färbten. Nach der Hennabehandlung spülten die Frauen das Haar eine Stunde lang und bedeckten es dann mit geronnener Milch, die die Kopfhaut nährt. Nach einer weiteren Pause wurde das Haar wiederum eine Stunde lang gespült und dann eine Stunde getrocknet und gekämmt. Danach wurde es in Rosenwasser getaucht und geflochten…*

In Indien wird traditionellerweise Maismehl als Trockenshampoo verwendet. In vielen Ländern des Orients gehört Wasser nicht unbedingt zur Haarreinigung, vor allem, wo es knapp ist. Im übrigen hat man herausgefunden, daß zu häufiges Waschen mit Wasser und modernen Shampoos (die bisweilen scharfe Tenside enthalten) den natürlichen Schutzfilm des Haars zerstört. (Aus diesem Grund brauchen wir Pflegespülungen.)

Ein Trockenshampoo

Eine Methode der Trockenhaarwäsche besteht darin, eine Bürste mit Musselin zu bedecken und Rosenwasser oder ein anderes Blütenwasser darauf zu träufeln. Wenn Sie Ihr Haar gut bürsten und die Borsten durch den Stoff drücken, bekommen Sie den Schmutz aus den

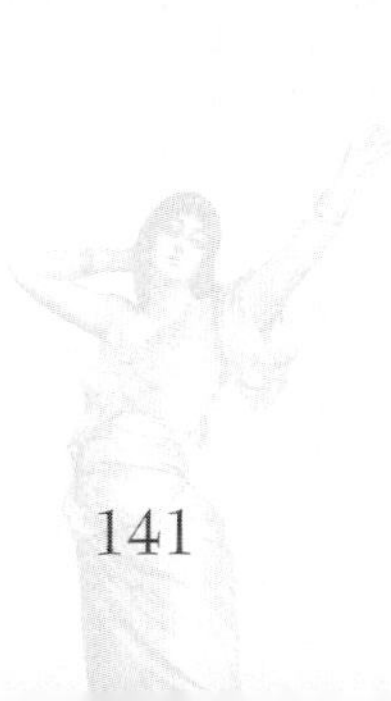

Haaren. Anhand des Stoffes erkennen Sie, wie wirksam diese Methode sein kann. Wenn Trockenshampoos gründlich herausgebürstet werden, machen sie das Haar glänzend und fördern die Gesundheit des Haares, weil sie seinen Säureschutzmantel nicht angreifen.

Pflegespülung vor der Haarwäsche

Für trockenes Haar: Weichen Sie Ihr Haar in warmem Olivenöl ein, und wickeln Sie es mindestens 20 Minuten lang in ein heißes Handtuch. Spülen Sie das Öl mit kaltem Wasser aus und waschen Sie dann Ihre Haare.
Für fettiges Haar: Lassen Sie zerdrückte Bananen im Haar 15 Minuten einwirken. Dann waschen Sie Ihre Haare.
Für dunkles Haar ist Joghurt eine gute Pflegespülung vor der Haarwäsche.

Shampoos

In Tahiti waschen sich die Frauen ihr schwarzes Haar mit nach Sandelholz duftendem Kokosöl. Im Süden Iraks und der Golf-Region wird ein einfaches Shampoo aus den Blättern des Gummibaums hergestellt. Sie werden getrocknet, zu Pulver gemahlen und in Wasser eingeweicht, bis eine dünne, klebrige Flüssigkeit entsteht. (Einem alten Volksglauben zufolge war der Gummibaum der weiblichen Gottheit geweiht. Unheil konnte über jeden hereinbrechen, der den Baum fällte. Er mußte damit rechnen, zehn Jahre lang vom Pech verfolgt zu werden.)
Ein altes persisches Shampoo: Kochen Sie die Blätter und Wurzeln von Nesseln, Wildem Majoran und Salbei.
Ein eiweißreiches Shampoo: Trennen Sie Eigelb und Eiweiß, schlagen Sie das Eiweiß und geben es zum Eigelb. Massieren Sie die Mischung ins Haar ein, und lassen Sie sie einige Minuten einwirken. Dann spülen Sie alles mit lauwarmem Wasser aus. (Nehmen Sie kein heißes Wasser, sonst haben Sie Rühreier auf dem Kopf.)

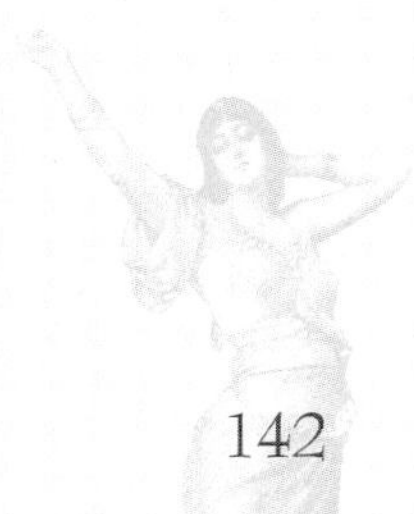

Aloe Vera

Aloe Vera wird in der Karibik als Shampoo benutzt: Frisch aus der Pflanze geschnitten, erzeugt sie viel Schaum und hat eine zähflüssige, glitschige Konsistenz. Sie verleiht dem Haar Glanz und wirkt auch als leichter Sonnenschutz. Lassen Sie sie vor dem Ausspülen auf dem Haar trocknen.

Spülungen

Bei Haarspülungen mit ätherischen Ölen bleibt das Haar glänzend und voller Leben.

Für dunkles Haar: Mischen Sie 3 Tropfen Rosmarin, 1 Tropfen Rosenholz und Geranie und 1 l Wasser.

Für helles Haar: Mischen Sie 2 Tropfen Kamille, 1 Tropfen Zitrone und Wasser. Dann schütteln Sie alles gut, um die Öle zu verteilen.

Schuppen

Einem Freund, der Schuppen hatte, fiel aus Versehen ein Fläschchen Jasminöl in die Badewanne, als er das Wasser einließ. Zum Glück (denn Jasmin ist eines der teuersten Öle!) war nur noch ein kleiner Rest in der Flasche gewesen, weitaus mehr allerdings als die wenigen Tropfen, die man normalerweise ins Badewasser geben würde. Ein paar Tage später berichtete der Freund voller Erstaunen, daß seine Schuppen wie durch ein Wunder verschwunden seien.

Schuppen können manchmal entstehen, wenn das Shampoo nicht gründlich ausgespült wird.

Mandelöl ist ein bewährtes Universalmittel, und das schwerere Olivenöl soll ein Wundermittel gegen Schuppen sein.

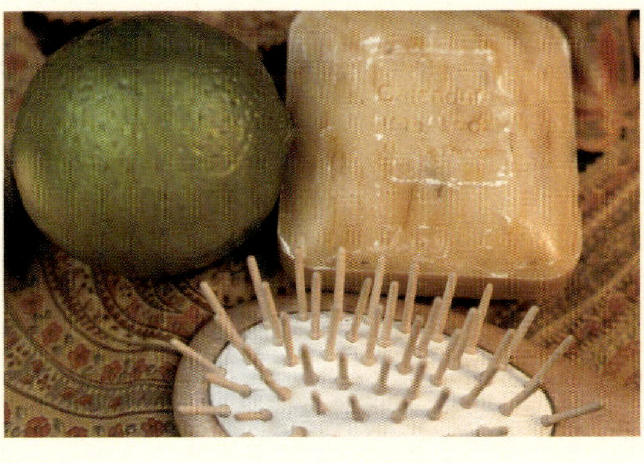

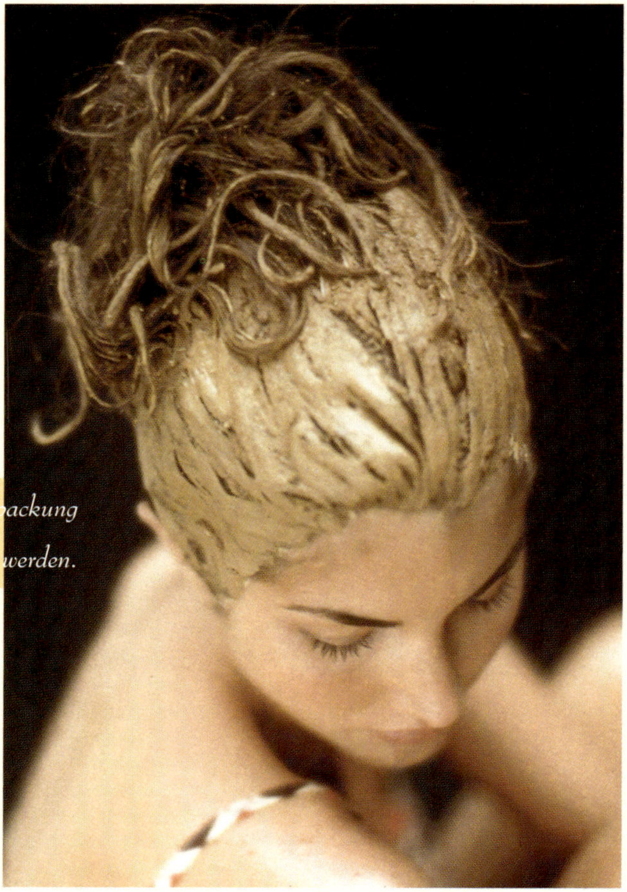

Ghassoul kann als Haarpackung oder Spülung verwendet werden.

Als Alternative kann man auch 2 Eigelb in 115 ml warmem Wasser schlagen und in die Kopfhaut massieren. Lassen Sie die Eier 10 Minuten einwirken. Dann spülen Sie alles aus. Zum Schluß spülen Sie mit einer Lösung aus 2 Teelöffeln Essig in 225 ml kaltem Wasser nach.

Für Milchschorf (schuppige Kopfhaut) bei Säuglingen: Nehmen Sie süßes Mandelöl, das im Wasserbad erwärmt wurde.

Öl-Pflegespülungen

Im Gegensatz zur herkömmlichen Meinung verfilzt das Haar nicht, wenn man Öl verwendet. Man darf es allerdings nur auf die Kopfhaut und nicht auf die Haare auftragen. Lassen Sie es eine halbe Stunde oder länger einwirken, und Ihre Kopfhaut wird nicht mehr so trocken

und schuppig sein. Außerdem verleiht es Ihrem Haar einen wunderschönen Glanz und Spannkraft.
Jojobaöl ist ebenfalls eine gute Spülung für trockene Kopfhaut. Sie können auch eine Mischung aus Lavendel, Kamille und Geranie verwenden. In Indien behandelt man die Kopfhaut regelmäßig mit Öl, damit nicht so viele tote Zellen entstehen: Sie können Mandel-, Jasmin-, Nelken-, Rosen- und Orangenöl benutzen, ebenso Henna.

Ghassoul

Die wirksamste Haarspülung, die ich jemals kennengelernt habe, inklusive aller westlichen Produkte, die ich jahrelang ausprobiert habe, ist das marokkanische *ghassoul* (von *ghassala,* das »reinigen« bedeutet). Ich habe es zum ersten Mal durch eine Freundin kennengelernt, die viele Jahre in Marokko gelebt hatte. Als ich, ein Handtuch um den Kopf gewickelt, neben ihr saß, bemerkte sie beiläufig, daß man damit auch gut Haare glätten kann. Da ich eine Dauerwelle hatte, war ich etwas beunruhigt. Dies war nicht gerade der Effekt, der mir vorschwebte! Doch als ich es herausgewaschen hatte und mein Haar trocken war, war ich hocherfreut, da das *ghassoul* fast die gegenteilige Wirkung hatte. Mein Haar hatte sich unglaublich verändert. Es war weich und geschmeidig und sah überhaupt viel lockiger aus als vorher. Und es hatte jetzt den herrlich rosigen, erdigen Geruch des *ghassoul.* Wie Henna ist auch *ghassoul* etwas schwieriger anzuwenden – man kann westliche Präparate bekommen, in denen es enthalten ist, aber die Wirkung ist natürlich nicht dieselbe wie bei dem reinen *ghassoul,* das man auf dem Basar bekommt.
Ghassoul ist eine Mischung aus gemahlenem Moos, Rosenblüten, Kräutern und Wasser. Die Frauen formen Backsteine daraus und lassen sie draußen auf dem Dach in der Sonne trocknen. Man kann *ghassoul* auf dem Gewürzbasar in Stücken bekommen, die man dann im Mörser zerreibt. Es ist auch in dünnen Täfelchen erhältlich. Wenn man es mit heißem Wasser in eine Paste verwandelt, kann es als Spülung vor der Haarwäsche verwendet werden. Nach dem Auftragen wickeln Sie Ihr Haar in eine Plastikhaube und ein warmes Handtuch und lassen es etwa 20 Minuten einwirken.

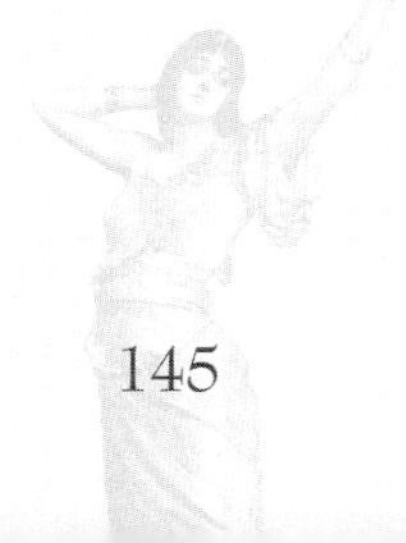

(*Ghassoul* eignet sich übrigens auch gut zum Reinigen von Keramikflächen. Wenn Sie es also aus dem Haar spülen, können Sie bei der Gelegenheit das Waschbecken gründlich damit reinigen!)

Heutzutage reagieren immer mehr Frauen allergisch auf die starken chemischen Haarfärbemittel, die beim Friseur verwendet werden. Es besteht kein Zweifel, daß chemische Färbemittel nicht nur dem Haar schaden, sondern bei äußerlicher Anwendung auch in die Haut gelangen und schädliche Reaktionen auslösen können. Ärzte warnen Schwangere oft vor diesen chemischen Präparaten, um das Ungeborene nicht zu schädigen. Heute entscheiden sich mehr Frauen als je zuvor für natürliche Präparate.

Man hat Henna getestet und als harmlos eingestuft, obwohl einige Hennaprodukte, die schnell wirken sollen, Anilinfarbstoff oder Metallsalze enthalten können, um den Färbeprozeß zu beschleunigen. Ein Naturprodukt hat immer eine längere Wirkungsdauer, aber wenn Sie die Zeit erübrigen können, kann das auch ein Vorteil sein: Es gibt Ihnen Gelegenheit, in Ruhe herumzusitzen, sich mit Freundinnen zu entspannen und ein geselliges Ereignis daraus zu machen. Henna ist jedoch nicht besonders gut für dauergewelltes Haar geeignet, da es die Stabilität der Wellen zerstört. Benutzen Sie es also, bevor Sie sich eine Dauerwelle machen lassen, nicht danach.

Haarfärbung mit Henna

Iranisches Henna färbt das Haar tiefrot; ägyptisches und marokkanisches Henna dagegen gehen mehr ins Orange. Für ein weniger intensives Rot oder eine dunklere Farbe vermischen Sie es mit ein wenig starkem Kaffee. Sie können auch Walnußöl verwenden, um das Rot zu mildern und dem Haar eine braunere Nuance zu verleihen. Wenn Sie Henna auf graues Haar auftragen, fügen Sie, einer alten Tradition folgend, Tee hinzu.

Waschen Sie Ihr Haar, bevor Sie das Henna auftragen. Je länger Sie es einwirken lassen, desto intensiver wird anschließend die Farbe. Im Nahen Osten tragen die Frauen das Henna oft am Abend auf und lassen es, den Kopf straff in Musselin eingewickelt, über Nacht einwirken; am nächsten Tag waschen sie es dann heraus.

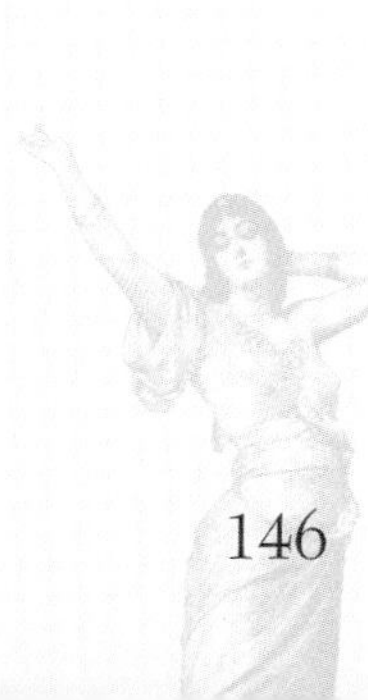

Wie jede andere natürliche Substanz ist auch Henna nicht ganz einfach anzuwenden. Benutzen Sie beim Auftragen am besten Gummihandschuhe, da es überall Flecken verursacht. Wenn etwas auf Ihre Haut fällt, wischen Sie es schnell ab, sonst müssen Sie mit einem roten Gesicht herumlaufen! Vorbeugend können Sie etwas Feuchtigkeitscreme um Ihren Haaransatz herum und im Ohrenbereich auftragen.
Bereiten Sie das Henna vor, indem Sie eine ausreichende Menge mit 200 ml kochendem Wasser zu einer glatten (nicht zu dicken) Paste vermischen. Henna braucht Zeit, bis es wirkt. Fügt man jedoch einen Teelöffel Zitronensaft oder Essig hinzu, wird der Farbstoff schneller freigesetzt und der Prozeß beschleunigt. Lassen Sie die Hennamischung abkühlen. Wenn Ihr Haar sehr trocken ist, können Sie auch ein geschlagenes Ei hinzufügen.

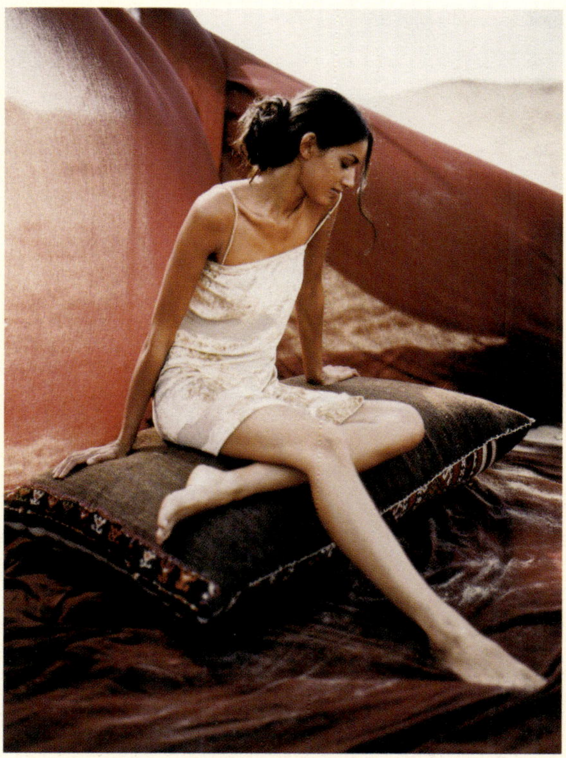

Teilen Sie das Haar in Partien auf (wenn Sie langes Haar haben, können Sie es mit Clips zurückstecken), und arbeiten Sie sich vom Hinterkopf bis zur Stirn vor. Tragen Sie das Henna mit einem Pinsel auf, wobei Sie an der Haarwurzel beginnen. Um sicherzugehen, daß die Farbe gleichmäßig aufgetragen wird, drehen Sie jede Strähne bei der Behandlung in sich.
Wickeln Sie Ihren Kopf in Musselin, eine Plastikhaube oder einen alten Stofflappen, der ruhig Flecken bekommen kann. Wenn Sie dunkles Haar haben, müssen Sie das Henna mehrere Stunden einwirken lassen. Es ist also eine gute Idee, zuerst das Henna aufzutragen und sich erst dann der weiteren Körperpflege zu widmen.
Spülen Sie das Henna gründlich aus, und fahren Sie mit einem grobgezackten Kamm durch das Haar. Abschließend waschen Sie Ihr Haar mit Shampoo und Spülung.

Andere Haarfärbemittel

Im Iran wird eine Paste aus Indigo und Wasser aufgetragen, um den blauschwarzen Farbton zu erhalten, der dort am meisten bewundert wird.
Für dunkles Haar nehmen Sie den Saft einer Zitrone und mischen ihn mit einer Tasse starkem Kaffee. Sie können auch den Sud benutzen, der beim Aufkochen von roter Bete übrigbleibt.
Ein Salbeiaufguß ist eine bewährte, verläßliche Spülung und kann mit Teeblättern, die in der Kanne übriggeblieben sind, vermischt werden. Legen Sie die Teeblätter zusammen mit einer Handvoll trockener Salbeiblätter in einen Krug, der mit 500 ml kochendem Wasser gefüllt ist. Lassen Sie den Aufguß eine Stunde stehen, bevor Sie ihn durchseihen und nach der Wäsche auf das Haar auftragen.
Das wirksamste Mittel für dunklere Haare ist Walnußöl; man muß allerdings vorsichtig vorgehen. Es verursacht Flecken auf der Haut, tragen Sie also Gummihandschuhe, um Ihre Hände zu schützen. Tragen Sie das Öl mit Watte auf.
Für helles Haar nehmen Sie eine Kamillenspülung. Lassen Sie 2 Teelöffel getrockneter Kamillenblüten in 600 ml heißem Wasser ziehen und abkühlen.

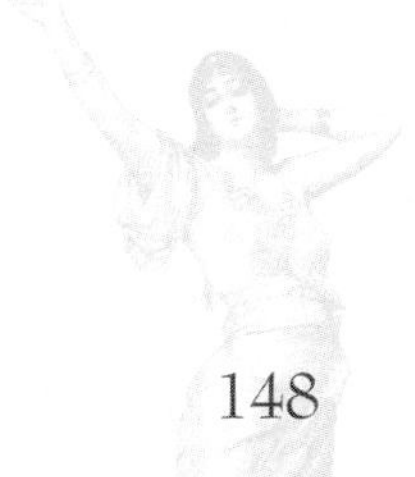

Zedernholz und Myrrhe

Zedernholz

Zu den meistgeschätzten Ölen gehörte das Zedernholzöl aus den Zedern des Libanon. Diese schon lange nicht mehr existierenden Wälder, die für ihre Schönheit bekannt waren, wurden bei der Errichtung von Salomons Tempel in Jerusalem (der größtenteils aus Zedernholz gebaut war) in einem solchen Ausmaß geplündert, daß sie sich nie wieder davon erholten. Die Ägypter glaubten, daß Zedernholz unvergänglich sei und auch jeden, der von ihm umschlossen war, konserviere. Daher war dieses Holz als Sargholz und bei der Mumifizierung sehr gefragt.
In der antiken Welt gab es viele königliche Paläste, die vollständig aus Zedernholz gebaut waren. Man schätzte vor allem seinen süßen und harzigen Duft, der zudem den Vorteil hatte, Insekten zu vertreiben. Der Artemistempel in Ephesos, eines der Sieben Weltwunder der Antike, fing im Jahre 356 v. Chr. Feuer, und man kann sich den aromatischen Duft seiner Flammen vorstellen, als seine turmhohen Säulen bis auf die Grundmauern niederbrannten.
Das heutige Zedernholzöl kommt aus Nordafrika und ist für seine antiseptischen Eigenschaften bekannt. Es ist hilfreich bei der Behandlung von Katarrhen, Atemwegs- und Hautbeschwerden. Wenn man Zedernholzöl in einem Räuchergefäß verbrennt, entfaltet es einen warmen, süßen Duft.

Myrrhe

wurde in der antiken Welt von allen Düften am meisten geschätzt. Bevor tierische Fixative in Gebrauch kamen, war sie die einzige aromatische Substanz mit starkem, lang anhaltendem Duft. Myrrhe wurde im ganzen Nahen Osten zum Einbalsamieren benutzt und zwischen Kleidung und Wäsche gelegt, um sie mit ihrem starken, harzigen Duft zu parfümieren. Man steckte kleine Stückchen Myrrhe in Musselintäschchen und hängte sie sich an einer Schnur zwischen die Brüste; durch die Körperwärme entströmte ihnen dann Tag und Nacht ein milder Duft.

Königin Hatschepsut trug ein Parfüm, das diesen geschätzten Duft enthielt. Myrrhe, ein Gummiharz, wird im Jemen und im Süden Arabiens gewonnen und war auch als Räuchersubstanz weit verbreitet. Die Methode, mit der dieser klebrige Stoff zusammengetragen wird, hat sich über Tausende von Jahren kaum geändert: Er wird aus den Bärten von Ziegen gerupft, die von den Sträuchern gefressen haben. Heute wird Myrrhe zur Herstellung von Seifen und Shampoos verwendet. In Kombination mit Wein oder Alkohol hat sie eine narkotisierende Wirkung. Angeblich hat man sie während der römischen Besetzung Palästinas Gefangenen auf dem Weg zur Kreuzigung angeboten, um ihre Sinne zu betäuben. Myrrhe wurde mit der Göttin des Mondes in Zusammenhang gebracht. Ihre Hauptbestandteile (wie die von Weihrauch) weisen eine ähnliche chemische Struktur auf wie die menschlichen Steroide, die männlichen und weiblichen Hormone, und manche schreiben ihr eine aphrodisische Wirkung zu.
Auch heute werden Gummiharze wie Myrrhe in Salben verwendet, nicht nur wegen ihres Duftes, sondern um den Duft anderer Bestandteile zu »fixieren«. Man findet sie oft in wohlriechenden Kräutermischungen und verbrennt sie auch heute noch gern im Haus als Räucherwerk.

Parfümieren und Frisieren der Haare

Eines Tages setzte mich eine iranische Freundin auf einen Stuhl und verkündete, daß sie mir eine neue Frisur für meine Vorstellung an diesem Wochenende machen wollte. Zuerst warf sie mein Haar mit einem Schwung nach oben. Dann nahm sie ein hell gemustertes Tuch, faltete es mehrmals, damit es an Fülle gewann, und band es mir um die Stirn, so daß es mein Gesicht umrahmte. An diesem Tuch befestigte sie eine alte Silberkette, und um diesen Blickfang herum schlang sie mehrere dünne Zöpfe, die sie aus meinen Locken geflochten hatte. Die Umrahmung mit Farbe und Edelsteinen hebt ein Gesicht immer auf interessante Weise hervor, und die Wirkung dieses relativ simplen Kopfschmucks war enorm. Gerade weil wir es gar nicht mehr gewohnt sind, solchen Aufwand mit unseren Haaren zu treiben,

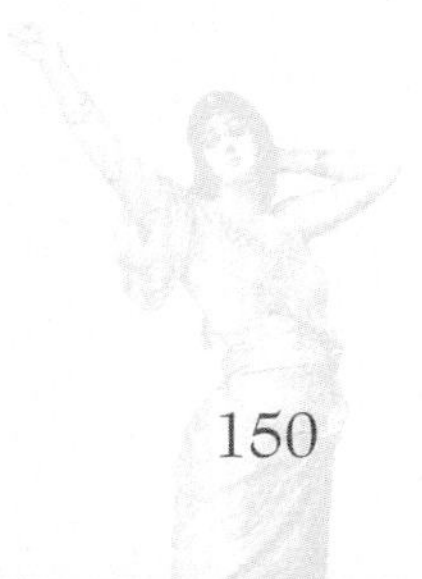

ist es eine umwerfende Entdeckung, mit wie wenig Zeit und Hilfe man eine solche Wirkung erzielen kann. Wenn wir das Gefühl haben, gut frisiert zu sein, fühlen wir uns meist automatisch sicherer und selbstbewußter. Doch viele Frauen stehen »künstlichem« Haar-

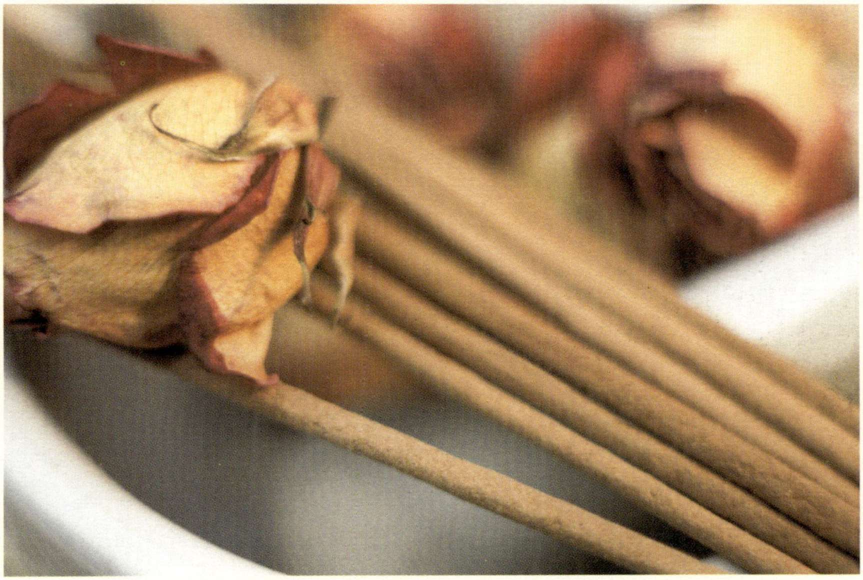

Frisch gewaschene Haare, die kurz über Räucherstäbchen oder -kerzen gehalten werden, nehmen den Duft intensiv an.

schmuck mißtrauisch gegenüber. Manche akzeptieren zwar Dauerwelle und Färben, falsches Haar jeglicher Art jedoch liegt für sie ebenso jenseits der »Grenze des Erlaubten« wie falsche Brüste.

Im Orient und in Afrika benutzen die Frauen ganz selbstverständlich neben ihrem eigenen Haar auch falsches. Im 19. Jahrhundert etwa waren die Frauen aus Ouled Nail, Algerien, ebenso für ihren komplizierten Kopfschmuck bekannt wie für ihren Tanz. Sie trugen hohe Turbane und verstärkten ihr dickes Haar mit Zöpfen aus gefetteter schwarzer Schafwolle, die um die Ohren gewunden wurden. Aus der Ferne und auf der Bühne wirkt dies einfach phantastisch. Die Lust am Exzeß, die Lust daran, Haare und Körper mit fröhlichen Farben förmlich zu überschütten, der Schimmer von Gold und Silber auf dem ganzen Körper – all dies ist den Frauen aus afrikanischen und arabischen Kulturen von Geburt an vertraut. Im Zeitalter des Orientalismus inspirierte diese Schmuckfreude auch die Mode von Europas reicher Elite, und auf vielen Porträts sind Damen der Gesellschaft in orientalischer Tracht zu sehen, oft gekrönt von einem juwelenbesetzten Turban. Feste, auf denen die Gäste in orientalischen Kostümen erschienen, waren der letzte Schrei, und sogar die wallenden Haremshosen kamen in Mode. Ausgaben der *Vogue* vom Anfang unseres Jahrhunderts bezeichneten sie als *almeh*-Hosen, vermutlich nach den gerade beliebten arabischen Tänzern (eine fälschliche Bezeichnung, da *almehs* eigentlich Sänger waren).

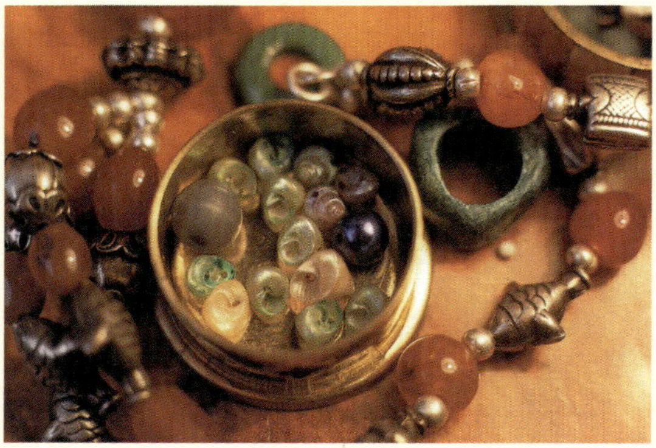

In Nordafrika wird manchmal unter dem richtigen Haar einer Frau im Nacken ein falsches Haarteil befestigt, damit das Haar fülliger wirkt. Danach wird es in Schlingen auf beiden Seiten des Gesichts arrangiert. Je nach Stärke des Haarteils kann man entweder eine elegante oder eine dramatische Wirkung erzielen.

Auf Fresken aus der Pharaonenzeit sind Frauen zu sehen, die Kegel mit Duftwachs auf ihrem Haar tragen. Wenn es warm wurde, schmolz das parfümierte Wachs und lief ins Haar hinunter. Diese Haartracht hielt sich bei bestimmten Beduinenstämmen, die in der Wüste Ägyptens lebten, bis ins frühe 20. Jahrhundert.

In Teilen des Nahen Ostens tragen die Frauen auch heute noch Duftkugeln in ihrem langen Haar verborgen. In Saudi-Arabien parfümieren sie sich das Haar, wenn es noch naß ist vom Waschen, mit einer ganz einfachen Methode: Nachdem die Haare mit dem Handtuch vorgetrocknet worden sind, hält die Frau ihren Kopf über ein Räuchergefäß, so daß die aufsteigenden parfümierten Dämpfe des Räucherwerks sich in ihrem Haar verfangen, wo sich der Duft noch stundenlang hält. Im Südwesten Saudi-Arabiens liegt in einem von Bergen umgebenen Tal die Stadt Abha. Weil sie so schwer zugänglich ist, blieb die Kultur Abhas bis vor kurzem größtenteils unverändert. Hier wachsen Blumen in Hülle und Fülle, besonders die wunderbare *full* mit ihrem berauschenden Duft. Bei Feierlichkeiten tragen die Frauen von Abha Kopfschmuck mit *full*, der wie angegossen auf ihrem

Haar sitzt, ebenso glänzen Zöpfe mit cremefarbenen Blumen in ihrem dunklen Haar.

In vielen heißen Ländern flechten sich die Frauen Blumen ins Haar, manchmal eine einzelne rote Blume, wie in Spanien und Südamerika, und manchmal eine ganze Blütenkette, die in dünne Zöpfe geflochten wird, die den ganzen Kopf bedecken. In einigen Ländern wird ein Blumenbüschel am Ende eines langen, dicken Zopfes befestigt.

Unzählige dünne Zöpfe zu tragen oder sich Bänder ins Haar zu flechten ist ein alter Brauch in Nord- und Schwarzafrika sowie im Nahen Osten. Lady Mary Wortley Montagu beschrieb im 18. Jahrhundert eine Türkin, die schräg auf dem Kopf ein kleines Samtkäppchen trug, aus dem auf der anderen Seite die unterschiedlichsten Edelsteine und stark duftende Blumen in Hülle und Fülle hervorquollen. »Man kann sich kaum etwas Schöneres vorstellen«, bemerkte sie abschließend.

Im Osten überluden die Frauen ihre Körper förmlich mit Schmuck. Eine Fülle von Armreifen, Glöckchen oder kleinen Silberdosen mit getrockneten Bohnen am Fuß, Halsketten und Amulette – sie alle gaben zusammen ein buntes Gefunkel und Gebimmel, wenn die Frauen hin und her rauschten. Mit winzigen Münzen umsäumte Tücher trugen ebenfalls zu den festlichen Klängen bei, die die Ankunft einer Frau ankündigten. Was das Flechten der Haare betrifft, stellte Lady Mary fest, daß die Anzahl der Zöpfe immer ungerade war, weil gerade Zahlen als Unglückszahlen galten (daher Tausendundeine Nacht).

In jeden Zopf oder jede dünn geflochtene Haarsträhne werden drei schwarze, ungefähr achtzehn Zoll lange Seidenbänder eingeflochten, an denen in unregelmäßigen Abständen eine sehr große Anzahl kleiner goldener Pailletten befestigt ist. Manchmal werden die seidenen Fäden, die man Keytans nennt, an einem Stück Spitze oder einem Band aus schwarzer Seide befestigt. Dies wird dann um den Kopf gebunden, und die Schnüre hängen dann neben den Haarzöpfen. Die Pailletten sind flache, dünne Verzierungen aus Gold, alle von derselben Größe und Form, und an einem Band befinden sich ungefähr zwölf Stück davon. Diese münzenähnlichen Pailletten werden

mit einen winzigen Ring, mit einem Abstand von einem Zoll, an ihrem oberen Ende an den Seidenbändern befestigt. Sie sind jedoch so sorgfältig angeordnet, daß alle Bänder unterschiedlich sind. Am Ende eines Bands befindet sich ein kleines goldenes Röhrchen (masoorah) oder ein mehrseitiges Goldstückchen (habbeh), und darunter hängt an einem winzigen Ring eine goldene Münze, die einen Durchmesser von 5/8 Zoll hat. Reiche Frauen verwenden gelegentlich statt goldener Münzen anderes Schmuckzubehör. Dies kann eine flache Filigranarbeit aus Gold sein mit einer Perle in der Mitte, manchmal schließt aber auch eine winzige Perlenquaste den Keytan oder das Band ab. Hin und wieder finden sich am Ende jedes Keytans abwechselnd Perlen und Smaragde. Die unzähligen goldenen Pailletten verbergen das Haar fast vollständig, sie glitzern und bimmeln bei jeder Kopfbewegung.

Turbane

Mit einem Turban kann man sich gut vor der Sonne schützen. Wenn Sie ein heißes Land besuchen, nehmen Sie besser ein paar lange Schals oder Sarongs als einen Sonnenhut mit. Diese kann man in einen Turban verwandeln, ebenso aber auch als Strandtuch verwenden (oder einen häßlichen Tisch oder Lampenschirm damit abdecken).

Sie können einen einfachen Turban als Schutz vor den Sonnenstrahlen herstellen, indem Sie sich ein Tuch um den Kopf schlingen wie die Inderinnen. Legen Sie das Tuchende oben auf Ihren Kopf, so daß es in den Nacken fällt. Halten Sie mit der einen Hand das Tuch auf dem Kopf fest, während Sie mit der anderen anfangen, es waagrecht um den Kopf zu schlingen. Wenn Sie fertig sind, stecken Sie das Ende fest unter den Turban.

Wenn Sie für eine Party einen Turban als Schmuck wollen, nehmen Sie mehrere Tücher oder Schals in unterschiedlichen Farben. Bedecken Sie mit dem ersten Tuch Ihr Haar und befestigen Sie es im Nacken. Darüber arrangieren Sie vier oder fünf Tücher oder Stoffstreifen unterschiedlicher Farbe und Qualität – glitzernd, gemustert, einfarbig, was Sie gerade zur Hand haben. Um Form und Fülle herzustellen, werden sie gefaltet und gedreht. Dann werden sie um den

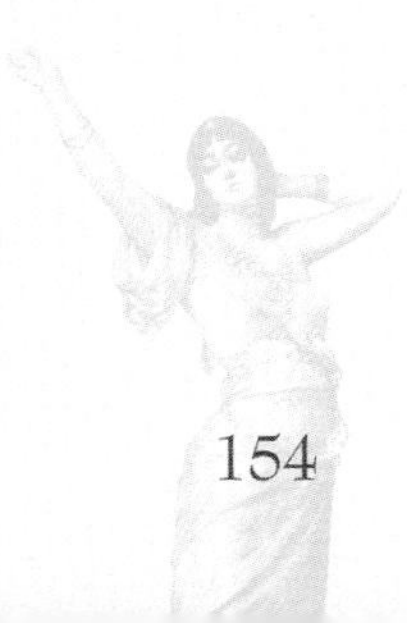

Kopf gewickelt. Damit sie nicht verrutschen, stecken Sie die Enden ineinander. Clips sollten überflüssig sein. In den letzten Schal drehen Sie eine Perlenkette oder eine silberne Halskette mit ein, bevor Sie ihn befestigen.

Als letzten Schliff hängen Sie sich vielleicht eine Kette mit einer Münze über die Stirn, wobei Sie die Enden in Ihren Turban stecken oder mit Haarklemmen befestigen. Sie können dafür auch eine elastische Binde nehmen, die unter dem Turban entlangläuft.

Perlen im Haar

Für ihre Hochzeit ließ meine iranische Freundin Perlen symmetrisch in ihr glänzendes schwarzes Haar auffädeln. Wenn sie ihren Kopf bewegte, schwangen sie sachte hin und her. Wie von Zauberhand schienen sie im Haar zu schweben, da sie so kunstvoll eingearbeitet

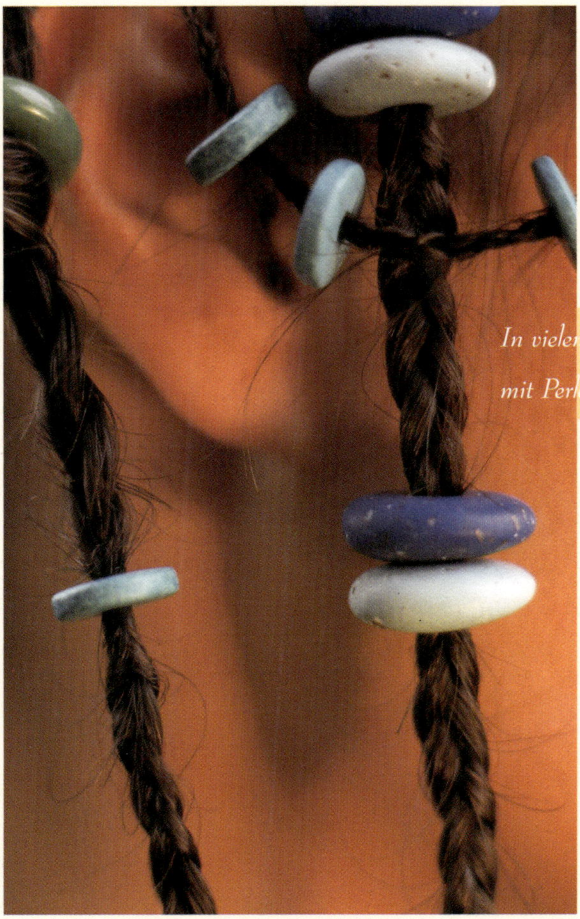

In vielen Ländern ist Haareflechten mit Perlen eine Kunst.

waren, daß man selbst bei näherer Betrachtung unmöglich entdecken konnte, wie sie befestigt waren.
Diese wunderbare Wirkung kann man bei kurzen Haaren ebenso erzielen wie bei langen, doch wie viele andere Schönheitsmaßnahmen erfordert sie etwas Zeit. So wird es gemacht:
Abgesehen von den Accessoires, die Sie benutzen wollen, brauchen Sie kleine bleifreie Kugeln (wie sie die Fischer benutzen) und eine kleine Zange. Jede Paillette oder Perle wird angebracht, indem man sie auf eine einzige Haarsträhne auffädelt (wenn Sie keine guten Augen haben, werden Sie sich für diesen Arbeitsgang einen Einfädler holen müssen!).
Fädeln Sie ein einzelnes Accessoire auf eine Haarsträhne. Dann befestigen Sie mit der Zange eine Kugel direkt darunter. Die Kugel sorgt dafür, daß das Schmuckstück an seiner Stelle bleibt und sich nicht löst. Auf diese Weise können Sie Pailletten und Edelsteine arrangieren, die Sie entweder symmetrisch auf Reihen ziehen oder unregelmäßig im Haar verteilen. Pailletten sind einfach zu benutzen, weil sie leicht sind, während die Kugeln eindeutig schwerer wiegen.

Afro-karibisches Flechten

Die lockige Struktur von afrikanischem Haar läßt das Haar schneller austrocknen als das Haar der Weißen, es wird spröder. Auch häufiges Waschen entzieht dem Haar essentielle Fette. Stark gekräuseltes Haar muß also oft eingefettet werden, um gesund zu bleiben, und einer der Gründe für das beliebte Flechten ist, daß es das Haar vor dem Austrocknen bewahrt. Außerdem fördert es den kräftigen Haarwuchs.
Flechten oder das Einflechten von Kunsthaar kann ein paar Stunden oder länger dauern, aber die Zöpfe halten mehrere Wochen. Die Haarwäsche besteht dann lediglich darin, die Zöpfe gründlich in Wasser zu spülen; außerdem sind sie weniger schmutzanfällig als locker herunterhängendes Haar. (Flicht man zu straffe Zöpfe, wird das Haar jedoch geschwächt und bricht schneller. Es ist also nicht ratsam, diese Frisur immer zu tragen.) Wenn Sie Zöpfe haben, können Sie auch Hennawachs in Ihr Haar massieren. Wickeln Sie es in ein heißes

Handtuch, und lassen Sie das Wachs einwirken, während Sie sich im Bad entspannen.

Es gibt zahlreiche Varianten afro-karibischer Flechtkunst. Während der Kindheit wird das Haar gewöhnlich nur teilweise geflochten; nach der Pubertät werden die Frisuren dann zunehmend komplexer.

Zöpfe können einfach herunterhängen, um den Kopf geschlungen oder im Nacken zu einem Knoten gesteckt werden. Einen schönen Effekt kann man erzielen, wenn man Gold- und Silberfäden in die Zöpfe einflicht. Ebenso können Blumen, Pailletten, Muscheln und Perlen mit hineingeflochten werden, was oft wunderbar aussieht.

CORNROWING. Dies ist die gebräuchlichste Form des Flechtens. Kämmen Sie das Haar, um widerspenstige Locken zu glätten. Ziehen Sie einen Scheitel vom Stirnansatz bis zum Nacken. Die eine Hälfte des gescheitelten Haares stecken Sie mit einem Kamm oder mit Clipsen fest. Teilen Sie die andere Hälfte in drei gleich große längliche Partien.

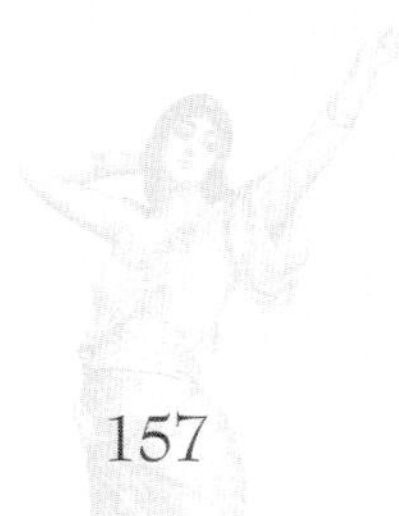

Beginnen Sie mit der hinteren Partie. Nehmen Sie drei kleine Haarsträhnen, und flechten Sie sie, jeweils von hinten nach vorne, zu einem dreiteiligen Zopf, der flach auf der Kopfhaut anliegt. Fahren Sie auf diese Weise fort, indem Sie das Haar vom Ansatz her in kurzen Abständen aufnehmen und in jede Strähne mit einflechten. Flechten Sie das Haar bis vorne in die Spitze, und drehen Sie die Enden sauber ein.
Wiederholen Sie den Vorgang nun mit den beiden anderen Haarpartien, und arbeiten Sie sich bis zum Oberkopf vor. Wiederholen Sie diese Technik mit der anderen Hälfte Ihres Haars.
Sie sollten Ihre Kopfhaut jeden Tag einölen, um Schuppen zu vermeiden. In der Karibik sind Kokosöl, Palmöl und Sheabutter beliebt.

CROSS-BRAIDING. Diese Technik ist so ähnlich wie Cornrowing, nur werden jetzt mehrere Zöpfe übereinander geflochten. Dadurch gewinnt die Frisur an Höhe.

WEAVING. Darunter versteht man das Einflechten von Haarverlängerungen oder anderen Accessoires. Sie werden zuerst befestigt, und dann verfährt man wie beim Cornrowing. Die Zopfenden werden mit Nadel und Faden zusammengenäht. Zum Schluß werden die Enden aufgedreht und an der gewünschten Position festgeheftet.

THREADING. Hierbei handelt es sich um eine Technik, bei der abgeteilte Haarpartien mit einem Faden umwickelt werden. Sie benötigen dazu einen hölzernen Afro-Kamm, Haaröl, eine Schere oder ein Rasiermesser und Garnrollen. Um Spannungen der Kopfhaut zu vermeiden, umwickeln Sie das Haar gleichmäßig und nicht zu stramm.
Zuerst kämmen Sie das Haar durch. Teilen Sie es in sechzehn Partien ein. Jede einzelne Strähne wird mit Clipsen festgesteckt oder mit Gummibändern abgebunden. Lassen Sie die Strähne aus, an der Sie gerade arbeiten.
Ölen Sie die zu behandelnde Partie ein. Nehmen Sie einen doppelten Faden von 1 m Länge in Ihre rechte Hand, und halten Sie die eingeölte Strähne zwischen Ihrem linken Daumen und Zeigefinger an der

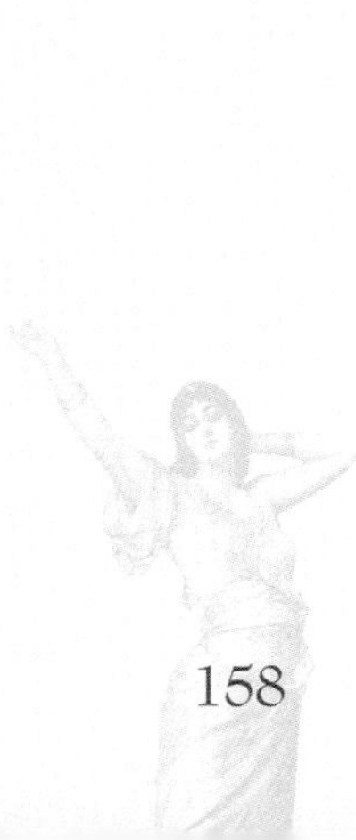

Kopfhaut fest. Wenn Sie das Ende des Fadens befestigt haben, winden Sie den Faden, am Haaransatz beginnend, im Uhrzeigersinn um die Strähne herum, wobei Sie sich allmählich in Richtung Haarspitze bewegen. Wenn Sie an der Spitze ankommen, knoten Sie den Faden zwei- oder dreimal fest, so daß er sich nicht auflösen kann. Schneiden Sie das Ende des Fadens ab.

Wiederholen Sie diesen Vorgang mit jeder anderen Partie, bis alle Haare bearbeitet sind. Ölen Sie jeden Tag die Kopfhaut ein.

Es ist nicht ratsam, diese Frisur länger als eine Woche zu tragen. Dann sollten Sie die Fäden lösen und das Haar waschen. Durch Threading wird das Haar zwar zu stärkerem Wachstum angeregt, doch wenn man ständig diese Technik verwendet, kann der Haaransatz an den Schläfen zurückgehen. Es ist also sinnvoll, diese Frisur mit Cornrowing abzuwechseln.

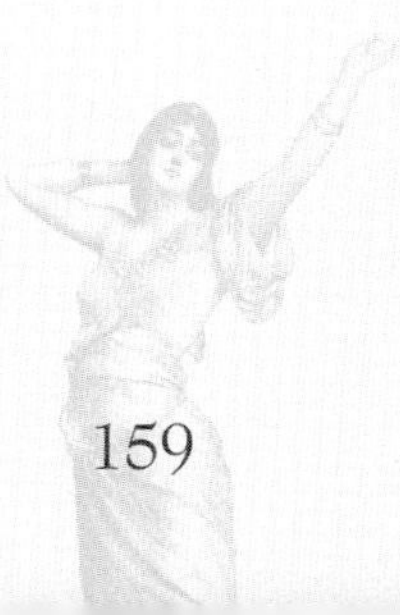

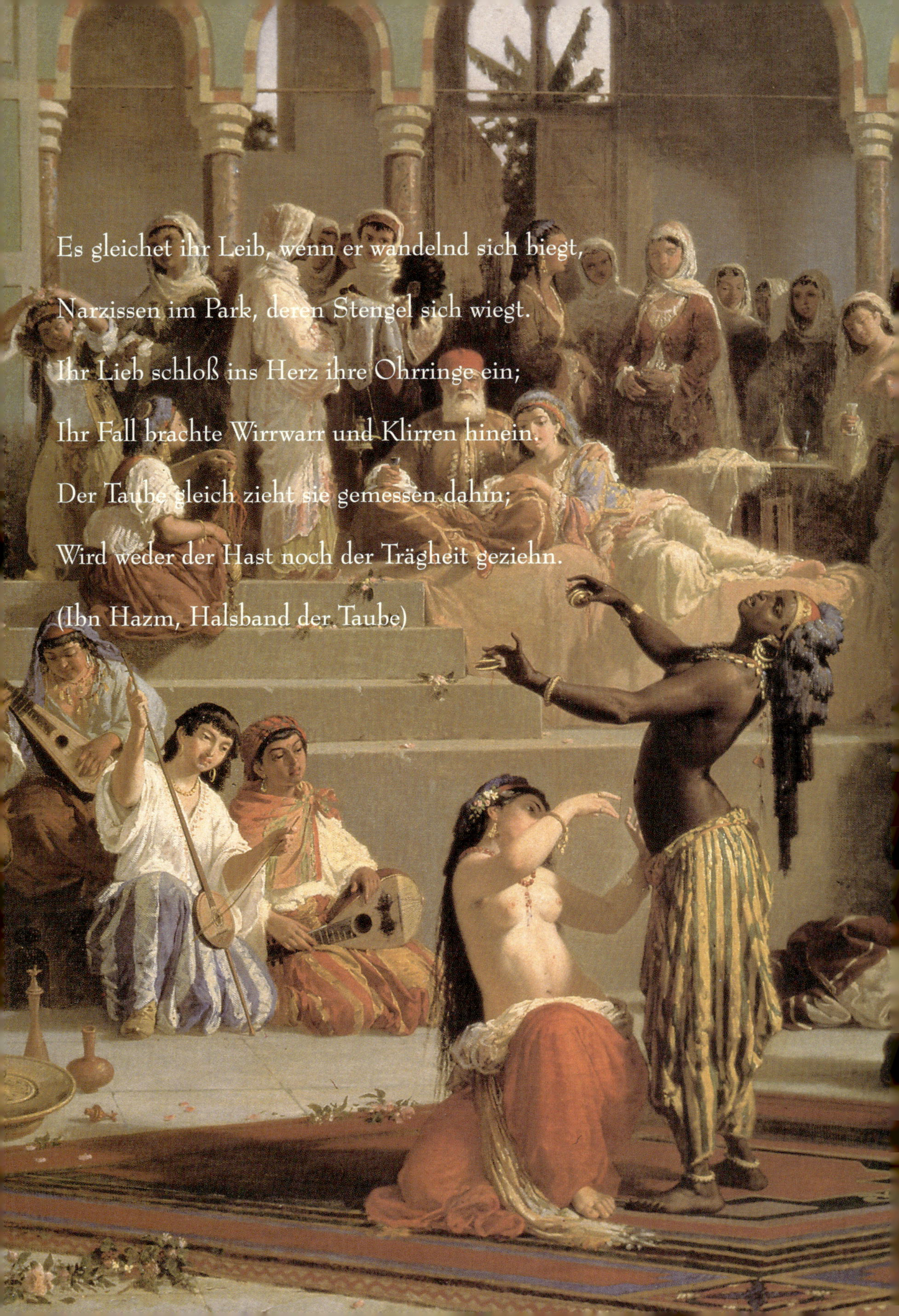

Es gleichet ihr Leib, wenn er wandelnd sich biegt,
Narzissen im Park, deren Stengel sich wiegt.
Ihr Lieb schloß ins Herz ihre Ohrringe ein;
Ihr Fall brachte Wirrwarr und Klirren hinein.
Der Taube gleich zieht sie gemessen dahin;
Wird weder der Hast noch der Trägheit geziehn.
(Ibn Hazm, Halsband der Taube)

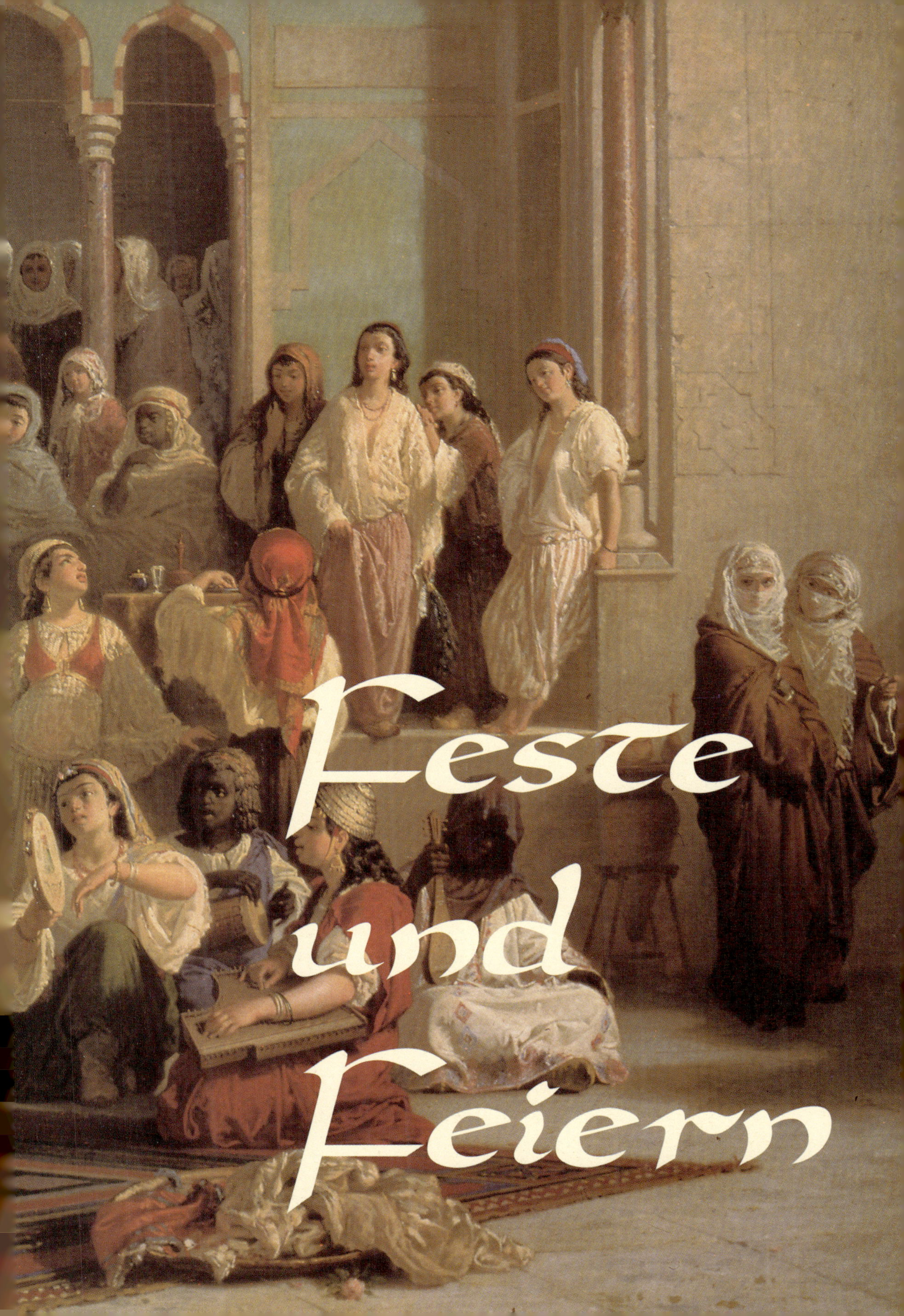
Feste
und
Feiern

Augenlust und Sinnesfreude

Ich erinnere mich an ein Gespräch mit einer Iranerin, die in ihrer Jugend oft den Wohnsitz wechseln mußte, weil ihr Vater Diplomat war. Obwohl sie bei ihren Umzügen nicht alle Möbel mitnahmen, hatten sie immer einen Koffer mit wunderschönen Teppichen dabei. Sie erinnert sich, daß sie einmal krank und mißmutig im Bett lag und sich fragte, ob es ihr je wieder bessergehen würde, als ihr Vater mit einem Teppich zur Tür hereinkam. Er brachte dann einen Teppich nach dem anderen herein und legte sie im ganzen Zimmer aus, damit seine Tochter sie betrachten konnte. »Ich lag dort und schaute auf die Muster und Farben, und sie waren so wunderschön, daß ich in eine Art Meditation verfiel«, sagte sie. »Ich merkte, wie ich wieder neuen Mut faßte, und nach einer Weile ging es mir auch besser.«

In einer Welt, in der es so viel Kummer und Leid gibt, können wir die Wirkung von Schönheit auf unser Gemüt kaum hoch genug einschätzen.

Die Worte »Lassen Sie Ihre Augen weiden«, mit denen ein Teppichhändler Sie in seinen Laden geleitet, beschreibt meiner Meinung nach sehr gut die Wirkung orientalischer Teppiche, die den Boden mit einer Pracht bedecken, die der von Edelsteinen gleichkommt. Sie sind wirklich eine Augenweide, und mir ist nicht wohl bei dem Anblick von Touristen, die in ihren Straßenschuhen herumstapfen und Schmutz und Staub in exquisite Kunstwerke treten.

Leider haben wir im Westen nie die Tradition entwickelt, beim Betreten des Hauses die Schuhe auszuziehen; in östlichen Ländern ist dieses Ritual jedoch weit verbreitet. In Indien und Südostasien findet man vor der Haustür immer eine Reihe von Schuhen, die ihre Besitzer einfach von sich geschleudert und stehengelassen haben. Die Japaner benutzen für jedes Zimmer andere Hausschuhe, selbst ein Paar für die Toilette, auf dem »WC« steht.

Die Straßenschuhe auszuziehen ist einer jener Bräuche, die erkennen lassen, wie peinlich genau in vielen östlichen Ländern auf Reinlich-

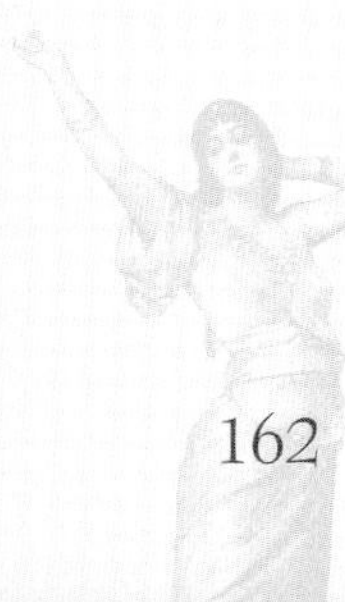

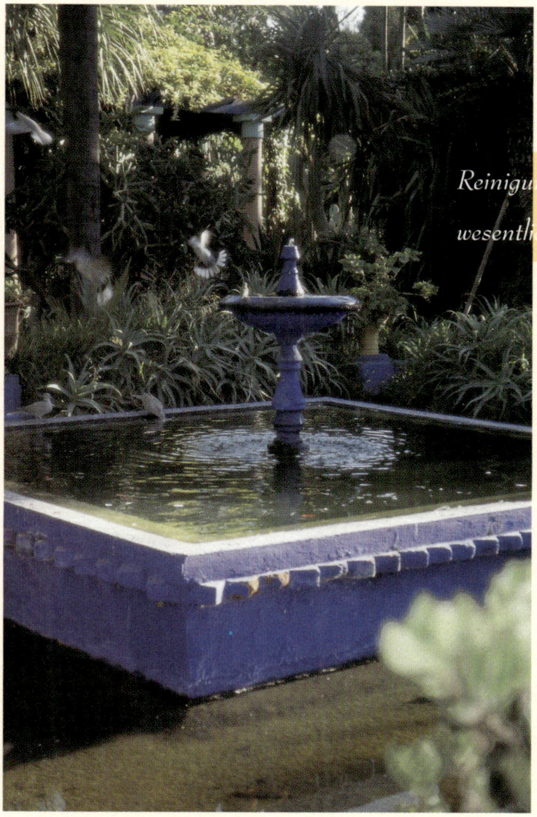

Reinigung ist in arabischen Ländern ein wesentlicher Teil der Gastlichkeit.

keit geachtet wird. Es gibt noch weitere Reinlichkeitsrituale, die als unerläßlich gelten, wenn man sich ein behagliches Zuhause schaffen und darin Besucher empfangen will.

Im Islam gehören Gastfreundschaft und Großzügigkeit Fremden gegenüber zu den wesentlichen Grundsätzen des Lebens. Oftmals sind die, die es sich am wenigsten leisten können, am großzügigsten, wenn es darum geht, einen Fremden einzuladen und Essen und Trinken mit ihm zu teilen. Es ist eine Art Triumph und gleichzeitig eine Ehre für den Gastgeber, wenn es ihm gelingt, einen Besucher zu überreden, in seinem Haus zu speisen. Ein altes arabisches Sprichwort drückt es so aus: »Wenn ein Fremder vor deiner Tür steht, schlag sie ihm nicht vor der Nase zu.« Gastfreundschaft gilt Freunden wie

Fremden gegenüber als Pflicht. Bei den Beduinen der Wüste, die unter extremsten Bedingungen überleben mußten, kam es einem Todesurteil gleich, wenn man einen Fremden des Zeltes verwies, denn der nächste Brunnen, das nächste Trinkwasser konnte viele Kilometer entfernt sein.

Menschen, die in einer so kargen Gegend leben, träumen von Wasser und Grün. Für Wüstenbewohner ist das der Stoff für Gedichte. In seinem Buch *Was mache ich hier?* erzählt Bruce Chatwin die Geschichte eines Elendsviertels von Marseille, in dem algerische Gastarbeiter lebten. In einer behelfsmäßigen Hütte fiel ihm auf, daß der einzige Wandschmuck aus einem Bild mit zwei Gladiolen bestand, das der dort lebende Junge aus einem Katalog für Blumenzwiebeln herausgerissen hatte.

In Andalusien herrschten fast 500 Jahre lang die Araber und Berber, und diese »Mauren« hinterließen eine Kultur der Brunnen und blühenden Höfe, die wir heute noch bewundern können. Zu einer Zeit, als es im restlichen Europa noch undenkbar schien, fließendes Wasser im Haus zu haben, hatten die Mauren in Andalusien bereits ein umfassendes Wasserversorgungssystem eingeführt, das bis heute besteht.

Blumen und Düfte spielen eine wesentliche Rolle, wenn man eine beruhigende, einladende Atmosphäre schaffen möchte. Im alten Ägypten bestand die erste Gastgeberpflicht darin, die Perücken der Gäste mit Duftölen zu parfümieren; und in Indien und Südostasien werden Neuankömmlingen auch heute noch Blumenkränze um den Hals gelegt.

Wenn sich ein Duft in einem warmen Raum ausbreitet, verhindert er, daß die Hitze frei ausstrahlt, und senkt somit die Temperatur. In Indien steckt man Kuskuswurzeln (Vetivergras) in die Jalousien. Wenn die Rollos tagsüber mit Wasser besprüht werden, um die Temperatur niedrig zu halten, verbreitet sich ein zarter, veilchenähnlicher Duft.

In Palästina pflegten die Menschen zur Abkühlung Zweige mit frischen grünen Blättern über das Bett zu hängen. Ebenso steckten sie getrocknete Kräuter und Blüten, denen man eine schlaffördernde Wirkung zuschrieb, in die Füllung von Matratzen und Kissen.

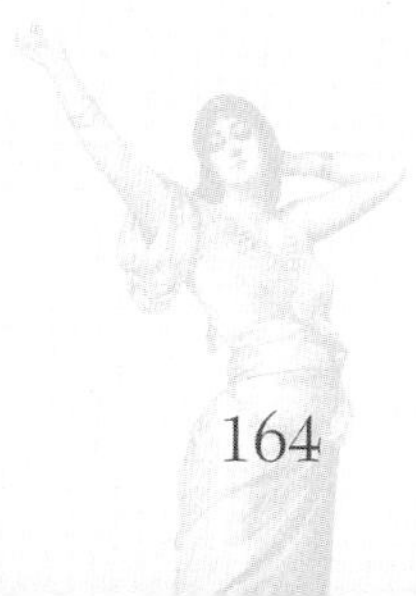

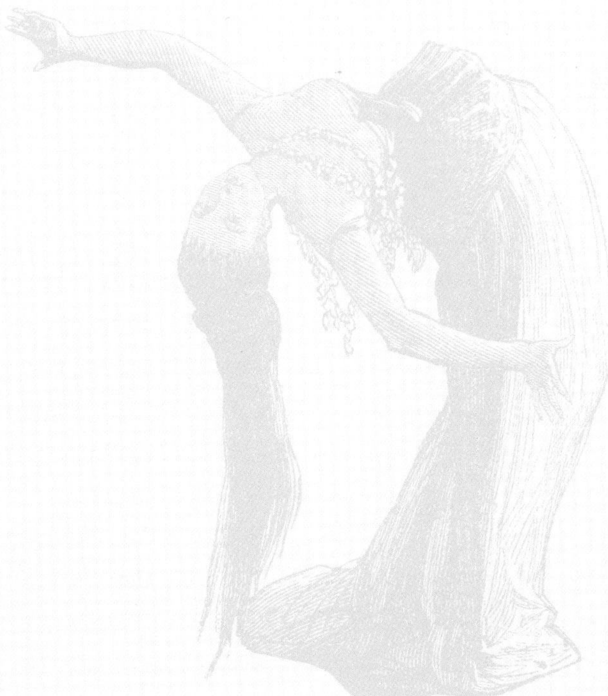

In Saudi-Arabien, wie in vielen anderen Ländern, verbrennt man am Hauseingang Räucherwerk, um eine beruhigende Atmosphäre zu schaffen, und es gehört zum Begrüßungsritual, daß man die Gäste auffordert, ihre Kleidung über den Rauch zu halten, damit sie den Duft einfangen. Nachdem sie sich gesetzt haben und man ihnen Süßigkeiten und Früchte gereicht hat, wird das Räuchergefäß hereingebracht, so daß sie auch ihr Haar mit dem Rauch parfümieren können. Am Ende des Abends, wenn es Zeit ist zu gehen, wird das Räucherwerk abermals hereingeholt und herumgereicht, als Zeichen dafür, daß die Feier vorbei ist. Es wäre unhöflich, als Gast danach noch weiterhin unter dem Dach des Gastgebers zu verweilen. Man stellt Räuchergefäße auch für kurze Zeit in die Garderobe, um die Kleidung zu parfümieren.

In Indien und im Iran entzündet man ein Räucherwerk vor dem Bild eines Toten, um seiner Seele zu helfen, zur nächsten Seinsstufe aufzusteigen. Im Iran werden die Familien auf dem Weg zur Beerdigung mit Rosenwasser besprengt, um ihre Trauer zu lindern. Es gibt in der

Tat wenige Bereiche menschlicher Erfahrung, in denen Düfte keine Rolle spielen. In ganz Indien, der Golf-Region und Saudi-Arabien wird Räucherwerk eingesetzt, um die Stimmung aufzuhellen. Man sprenkelt es über die Köpfe der Hochzeitsgäste; man verbrennt es, bevor man verreist, um Schaden abzuwenden und Glück und eine sichere Heimkehr zu beschwören. Ebenso soll es auch schlechte Gefühle aus dem Raum vertreiben. Angenehme Düfte wirken sicherlich Wunder auf das Unterbewußtsein; sie können die Laune verbessern und uns in einen anderen Gemütszustand versetzen.
Zu den beliebtesten Substanzen für ein Räucherwerk zählt *bahour* (mit dem Gummiharz des arabischen Weihrauchbaums verwandt). In Tunesien wird sie bei Hochzeiten die ganze Nacht über verbrannt. Man mischt sie mit Moschus und pulverisiertem Ambra und erhitzt sie in einer Pfanne, bis eine geleeartige Konsistenz entsteht. Nach dem Abkühlen werden daraus kleine Kugeln geformt, die in luftdicht verschlossenen Gläsern aufbewahrt werden. Kunstvoll geschmiedete Räuchergefäße aus Messing, die man hängen oder stellen kann, sind für sich schon wunderschöne Gegenstände, und bei der Benutzung verströmen sie im Haus einen lang anhaltenden Duft im Haus. Es ist jedoch fast schon eine Kunst, sie nicht verlöschen zu lassen. Man muß sich um sie kümmern wie um eine Feuerstelle und in regelmäßigen Abständen Holzkohle und Räuchersubstanzen nachlegen. Deshalb macht man es sich heute manchmal leichter und verwendet lieber einen elektrischen Brenner.

Wie man ein Räuchergefäß benutzt

Wenn bei Ihnen bereits ein Kaminfeuer oder Ofen brennt, so entnehmen Sie ihm einige glühende Kohlen und legen sie auf den Boden des Räuchergefäßes. Wenn nicht, erhitzen Sie etwas Holzkohle (im Haushaltwarengeschäft erhältlich), bis sie glühend heiß ist. Wahrscheinlich müssen Sie die Kohle einige Minuten leicht anblasen, um sie zu entfachen.
Jetzt werfen Sie die Substanzen für das Räucherwerk hinein. Wenn Sie ein ganzes Stück haben, krümeln Sie etwas davon auf die Kohlen. Eine meiner Favoriten ist Benzoe (das übrigens in verdünnter Form auch zum Inhalieren verwendet wird). Man erhält es in festen

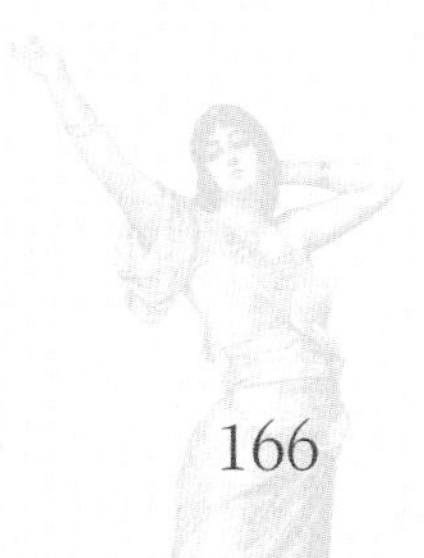

weißen Stücken mit glitzernden braunen Adern. Benzoe entwickelt einen starken Duft, der lange anhält.

Andere Möglichkeiten, Düfte im Haus zu verwenden

Eine einfache Methode, einen Raum zu parfümieren, besteht darin, eine Keramikduftlampe zu verwenden, die man in Naturkostläden und ähnlichen Geschäften kaufen kann. Unten ist Platz für ein Teelicht, und darüber ist eine kleine Schale, die mit Wasser und einigen Tropfen Ihres Lieblingsöls gefüllt werden kann.

Duftgefäß und Blickfang in einem – die leuchtenden Keramikschüsselchen, die mit geriebenem Blütenpulver und Pigmenten gefüllt sind.

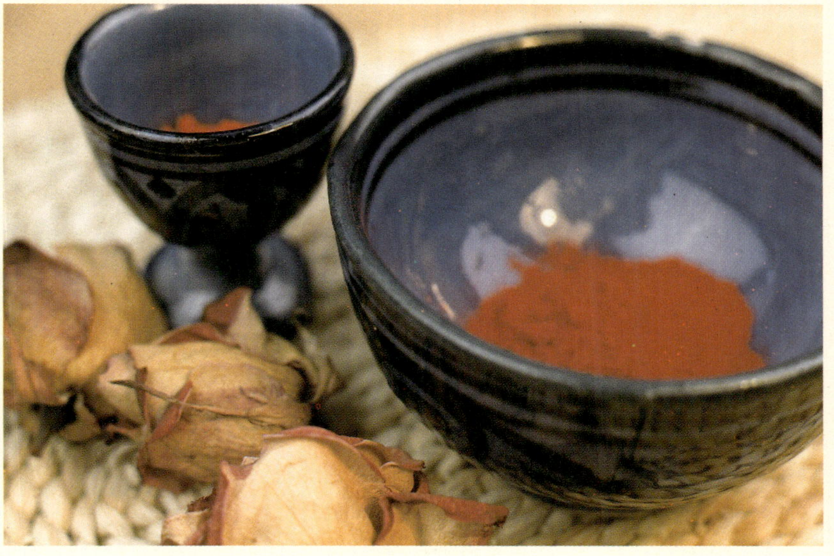

Viele dieser ätherischen Öle besitzen antibakterielle Eigenschaften, sie parfümieren also nicht nur den Raum, sondern reinigen auch die Luft, wenn jemand krank ist. Frauen, die ihr Kind in einem nach ätherischen Ölen duftenden Zimmer bekommen, finden oft, daß der beruhigende Duft ihnen hilft, sich zu entspannen und das Erlebnis erträglicher zu machen.

Früher wurden Krankheiten behandelt, indem man aromatische Öle verbrannte; die Assyrer räucherten Räume mit Cannabis aus, um die

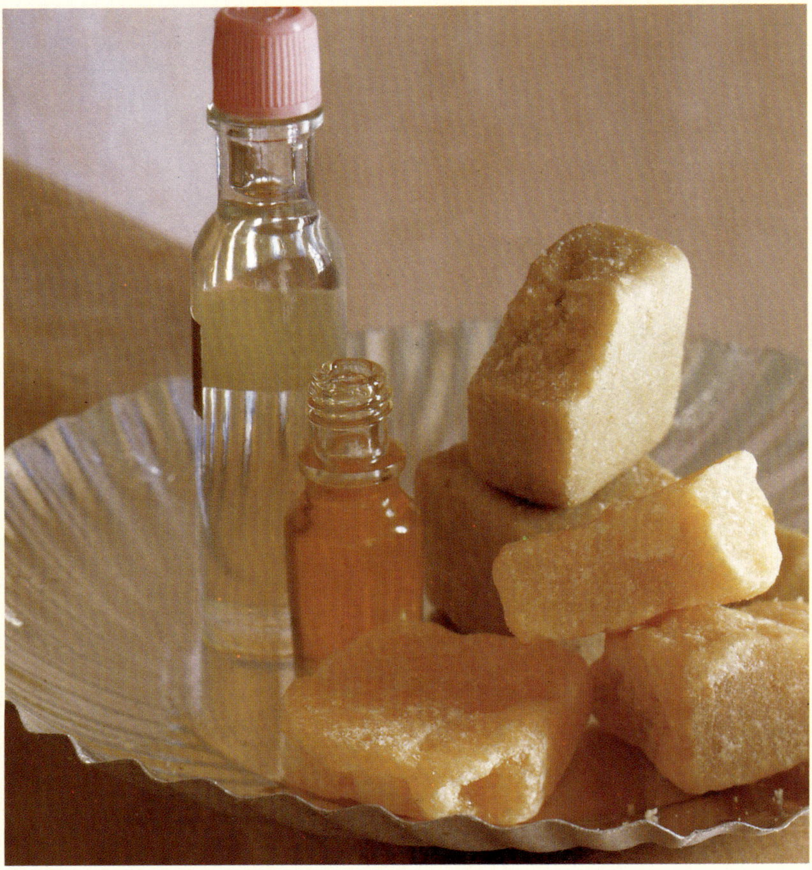

Duftsteine aus Harzen und Wachs dienen dem Aromatisieren von Schränken und Räumen.

Stimmung aufzuhellen, und Syphilis wurde behandelt, indem man brennendes Zinnober inhalierte.

Wenn Sie keine Duftlampe besitzen, geben Sie einfach einige Tropfen Öl in eine Schale mit warmem Wasser und stellen sie neben einen Heizkörper oder ein Kaminfeuer. Sie können auch einige Tropfen auf einen Wattebausch träufeln, den sie auf die Heizrohre legen.

Ebenso können Sie 1 oder 2 Tropfen auf die Glühbirne einer Tischlampe geben. Wenn sich die Birne erhitzt, verströmt sie einen zarten Duft. Doch denken Sie daran, daß ätherische Öle feuergefährlich sind und sich leicht entzünden, sie sollten sie also nur auf die kalte Glühbirne geben, wenn die Lampe ausgeschaltet ist.
Sie können 1 oder 2 Tropfen auf das geschmolzene Wachs einer Kerze geben, doch vergessen Sie auch hier nicht, daß diese Öle entzündbar sind. Seien Sie also vorsichtig, und kommen Sie dem Docht nicht zu nahe!
Wenn Sie im Winter ein brennendes Holzfeuer haben, geben Sie eine halbe Stunde vor dem Anzünden 1 Tropfen Öl auf jedes Scheit. (Das Holz speichert den Duft lange, nehmen Sie deshalb also nicht mehr als einen Tropfen für jedes Holzscheit.) Zypresse, Zedernholz, Kiefer und Sandelholz eignen sich besonders gut.
Sie können auch saubere, trockene Handtücher oder Unterwäsche mit Duftölen beträufeln und sie vor dem Benutzen auf einen Heizkörper legen.

Ein antiseptischer Raumerfrischer

Geben Sie einige Tropfen Bergamotte oder Lavendel ins Wasser einer brennenden Duftlampe. Sie können das Öl auch in eine Schüssel mit Wasser geben und sie auf einen Heizkörper oder eine andere Wärmequelle stellen. Andere antiseptische Öle, die als angenehm duftende Raumerfrischer in Frage kommen, sind Kiefer, Geranie, Basilikum, Zimt und Nelke.
Wer Zeit und Lust hat, kann selbst Duftspender herstellen:

Gewürzkugeln

Man kann Duftkugeln als Potpourri von allen möglichen Bestandteilen herstellen – Blüten, Samen, Gummiharze und Blätter, die zusammen in einem Mörser zerstoßen werden. Geben Sie eine ausreichende Menge Tragant und Rosenwasser hinzu, damit eine klebrige, teigartige Paste entsteht. Rollen Sie diesen Teig in kleine Kugeln, die Sie an der Luft trocknen lassen. Bewahren Sie diese in einer Schachtel oder einem Glas auf (nicht in einer Plastiktüte, da sie dort weich bleiben und Pilzbefall droht).

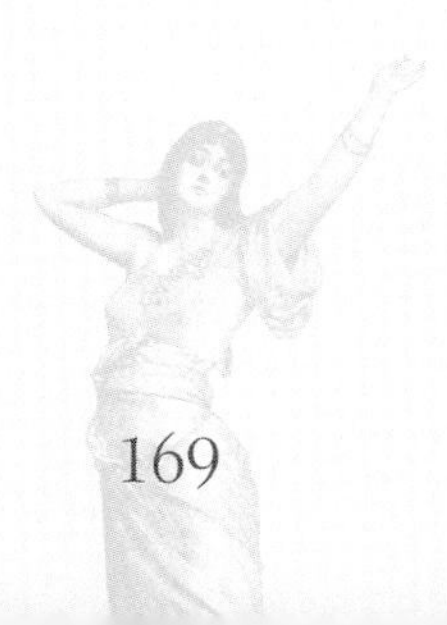

Hier ein Vorschlag für eine Duftkombination:

90 g pulverisierte Iriswurzel
30 g Kassie
30 g Lavendelblüten
30 g Gewürznelken
15 g Kanarisches Rosenholz
1 Teelöffel Vanille
15-20 Tropfen Verbenaöl
½ Tasse Rosenwasser oder einige Tropfen Rosenessenz
Weitere mögliche Zusätze:
ein paar Tropfen Moschus, Ambra oder Benzoe-Tinktur.

Duftkissen

Für angenehme Träume mischen Sie gut getrocknete Rosenblätter mit Basilikum, getrockneter Minze und zerstoßenen Nelken und füllen ein kleines Kissen mit dieser Mischung.

Die erotischen Künste

Ein feuchter Kuß ist besser als ein schneller Koitus.
(Scheich Nefzawi, Der duftende Garten)

Als Kleopatra Marcus Antonius das erste Mal einlud, mit ihr zu speisen, ließ sie die Böden knietief mit Rosenblättern bestreuen. Die ägyptische Königin wurde als Isis verehrt, die Göttin der Liebe. Ihr Lieblingsparfüm war eine Kombination aus Krokus, Rose und Veilchen. Sie salbte ihre Füße mit Aegyptium ein, einer Mandelöllotion, die Zimt, Honig, Orangenblüten und Henna enthielt, und benutzte für jeden Körperteil einen anderen Duft. Rosen wurden in Netzen an die Wände ihres Palastes gehängt, und selbst die Segel ihrer Barke waren mit Düften getränkt.

Die Literatur des alten Orients ist in ihrer blumigen Sprache und dem überlieferten Wissen über die Kunst der Sinne selbst eine anregende Lektüre. Erotische Begegnungen werden als harmonisches Zusammenspiel von Anblick, Klang, Berührung, Geschmack und

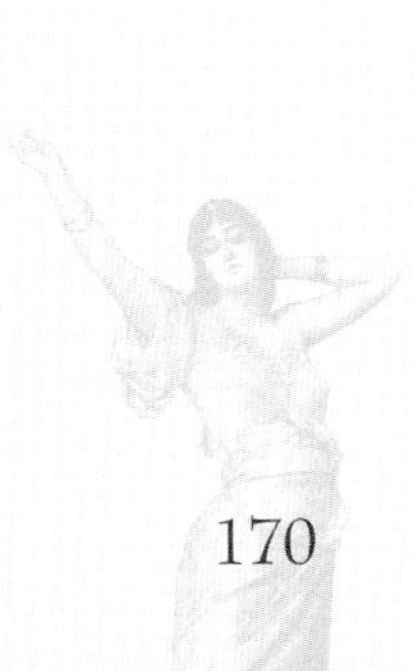

Geruch beschrieben, das erst zur sexuellen Erfüllung führt, und auch an Vorschlägen, wie man ein sinnliches Ambiente schaffen kann, mangelt es nicht:

> *Morgen früh schlage ein Zelt aus bunten Seidenstoffen auf. Breite prächtige Seide auf dem Boden aus. Besprühe ihn mit dem Duft von Rosenblättern, Orangenblüten, Weinrose, Jasmin, Nelke, Veilchen und anderen Essenzen. Dann verbrenne Räucherwerk in goldenen Gefäßen. Achte darauf, daß das Zelt luftdicht ist, so daß kein Duft hinausströmen kann. Wenn sich das Räucherwerk mit dem Wohlgeruch der Duftwässer vermischt hat, nimm deinen Platz auf dem Thron ein und warte auf sie. Dann empfange sie alleine in dem Zelt. Wenn sie so viele Düfte wahrgenommen hat, wird alles in ihr weich. Sie wird berauscht werden. Sie wird beinahe ihr Bewußtsein verlieren. Dann nähere dich ihr, wie es sich für einen Mann wie dich geziemt …*
> *(Scheich Nefzawi, Der duftende Garten)*

Den Raum mit Düften zu füllen, um den Geruchssinn zu befriedigen, war nur einer von vielen Vorschlägen, eine allumfassende Atmosphäre sinnlicher Freuden zu schaffen. Ein reich geschmückter Körper sollte das Auge erfreuen, Musik und Gedichte die Ohren besänftigen, und die aphrodisischen Zutaten in Speisen und Getränken die Geschmacksnerven wecken und die Libido anregen.
Vielen Nahrungsmitteln wurde zu ihrer Zeit eine aphrodisische Wirkung nachgesagt, und bestimmte Gewürze regen das Nervensystem tatsächlich stärker an als andere. Eines davon ist Muskat, der eine Art halluzinogen wirkender Amphetamine enthält und in hohen Mengen eingenommen äußerst giftig ist. Gekochter Sellerie enthält eine Substanz, die den Pheromonen ähnelt, chemischen Substanzen, die von Insekten und anderen Tieren als Sexuallockstoffe abgesondert werden. Basilikum, Zimt, Gewürznelken, Ingwer und Spargel gehören zu den Nahrungsmitteln, denen man aphrodisische Eigenschaften nachsagt. (Neueren wissenschaftlichen Erkenntnissen zufolge basiert die Verbindung, die wir oft zwischen Nahrung und Sex herstellen, einfach auf der Tatsache, daß das Innere des Mundes und der

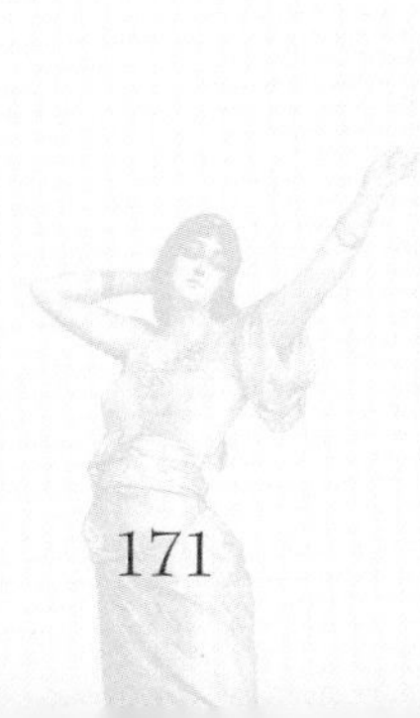

Geschlechtsorgane bei unserer Spezies ähnliche Nervenenden aufweisen.) Doch wer braucht schon einen Fachmann, um zu wissen, daß ein Mahl in betörender Umgebung mit einem attraktiven Gegenüber bereits verführerisch wirkt – ob man nun ein bestimmtes Nahrungsmittel zu sich nimmt oder nicht!

Es gibt jedoch einige Aphrodisiaka (im Osten haben sie eine lange Tradition), die Gifte enthalten. Diese können nicht nur schwere Funktionsstörungen des Magens und der Leber hervorrufen, sondern auch zum Tode führen. Dazu zählt die berühmt-berüchtigte »Spanische Fliege«, eine Gattung der Blasenkäfer, die in Nordafrika und im gesamten Mittelmeerraum als sexuelles Stimulans benutzt wurde und, etwas prosaischer, als Warzenmittel. Mehrere Stunden nach der äußerlichen Anwendung fängt die Haut an, Blasen zu bilden, man kann sich also vorstellen, was mit dem Magen passierte. In der Tat wirkt diese hochgiftige Substanz, indem sie den Urogenitalbereich reizt. Der Marquis de Sade benutzte sie als Pralinenfüllung (damals war in Schokolade oft Opium enthalten, das bekannt dafür war, die Sinne zu reizen). Die Substanz wird auch in alten marokkanischen Kochbüchern erwähnt. Man kann die »Spanische Fliege« immer noch auf den Gewürzmärkten Nordafrikas und des Nahen Ostens finden, ebenso andere dubios klingende Aphrodisiaka wie »Drachenschwanz« und »Ogermilch« – letzte Relikte eines Handels mit Liebestränken, die die begehrteste aller Erfahrungen versprechen: sexuelle Befriedigung.

In der profanen Literatur des Orients findet man verschiedene interessante Rezepte für Aphrodisiaka. Einige sind zum Verzehr gedacht, andere werden in die Haut einmassiert oder in verschiedene Körperöffnungen eingeführt. Frauen wird geraten, die zermahlenen Stiele von Lavendel und Rosmarin zu vermischen und sie in die Vagina einzuführen, wo sie einen zarten Duft verbreiten. Wenn einem das nicht gefällt, werden ersatzweise kleine Silberkugeln empfohlen, die durch die rhythmische und melodische Untermalung des Liebesspiels die Lust steigern sollen.

Das Küssen wird ausführlich in *Der duftende Garten* behandelt, der Beispiele für angemessene und unangemessene Arten des Küssens gibt. Beachten Sie also folgendes: »Der Kuß, der auf den äußeren Teil

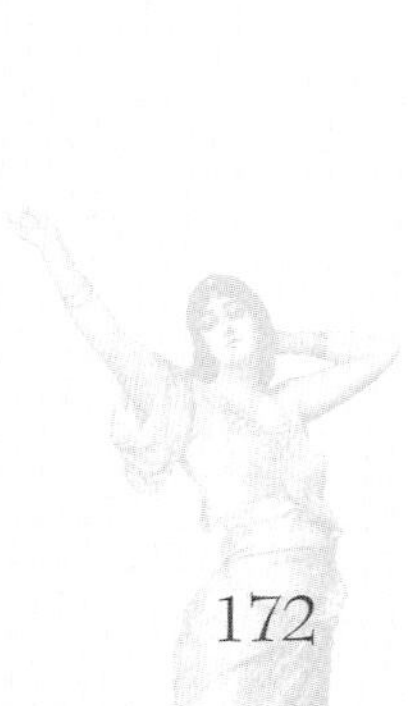

der Lippen gegeben wird und klingt, als würden Sie Ihre Katze rufen, bereitet kein Vergnügen.«
Einer Frau, die unter sexueller Lustlosigkeit leidet, wird geraten, zermahlene Kamillenblüten und Affodille mit Lubinöl zu mischen und ihre Vagina damit einzusalben. Angeblich glüht sie danach vor Verlangen, und sie wird keine Ruhe geben, bis sie nicht Befriedigung findet.

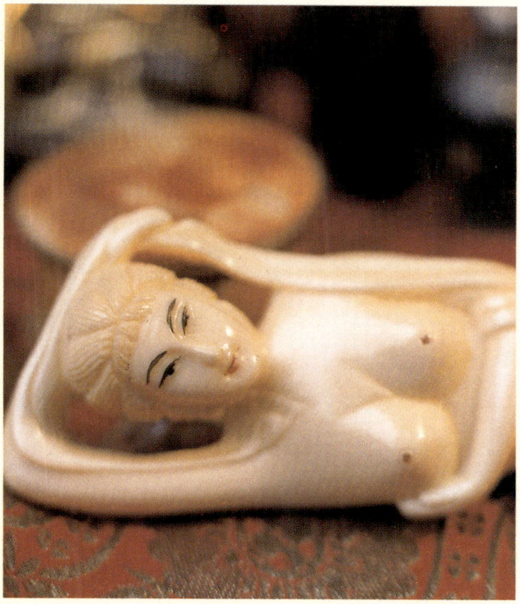

Weit nützlicher als diese Vorschläge ist meiner Meinung nach jedoch Scheich Nefzawis Rat an die Männer:

> *Eine Frau ist wie Basilikum; wenn man seinen Duft genießen möchte, muß man die Blätter zwischen die Finger nehmen und daran reiben, dann verströmt die Pflanze ihren Duft. Sonst bekommt man gar nichts, denn sie wird ihren köstlichen Duft hüten.*

Die Gärten des Paradieses

Das Wort Paradies kommt vom Persischen *pairi* (»herum«) und *daeza* (»Mauer«), wir sehen also, daß der ideale islamische Ort der Ruhe ein abgeschlossener Garten ist, eine Stätte wunderschöner, doch beherrschter Natur. Die frühesten persischen Gärten, die ins Jahr 2000 v.Chr. zurückgehen, waren bekannt als *chahar bagh,* vierfacher Garten. Islamische Gärten sind ähnlich angelegt: Quadratische oder rechteckige Einfriedungen teilen ihn in vier Teile, die zu einem lebensspendenden Brunnen in der Mitte führen. Geometrie und Symmetrie sind von größter Bedeutung, und die vier Teile sind durch Wasserläufe voneinander abgegrenzt, die sich in einem Teich oder Brunnen in der Mitte treffen. Wasser spielt im islamischen Garten eine zentrale Rolle, gerade weil es im trockenen Klima des Nahen Ostens so knapp ist. Das Paradies stellt man sich als einen Ort vor, in dem Wasser im Überfluß vorhanden ist, und in islamischen Gärten sind alle Gefäße immer randvoll mit dieser wertvollsten aller Flüssigkeiten gefüllt. Der Klang von fließendem Wasser, das in den Brunnen rieselt und über Steine plätschert, fügt sich harmonisch in die Stille des islamischen Gartens, einer heiligen Stätte voller Ruhe und Frieden. Bei den Persern war es üblich, nachts Hunderte winziger Kerzen auf den Teichen treiben zu lassen, und ihr Widerschein im Wasser muß einen bezaubernden Anblick geboten haben. Die Pflanzen für den islamischen Garten wurden sorgfältig nach ihrem Duft ausgewählt, wobei Zitrusdüfte überwogen.

Das Paradies des Korans ist demnach ein Ort der Ruhe, eine Stätte erhabener Schönheit und Sinnesfreude. Es ist ein Ort der intensivsten Freuden, die man sich überhaupt vorstellen kann. Jeder der fünf Sinne wird ständig über alles menschliche Maß hinaus erquickt. Die Natur steht immer in Blüte und bringt nie gesehene Formen hervor. Eine Baumart wird beschrieben, deren Stamm mit Perlen bedeckt und duftenden Hyazinthen gefüllt ist. Die Zweige des Baumes sind aus glitzerndem Topas, die Blätter aus gesponnener Seide. Hyazinthen und Gold, Smaragde und Saphire, Korallen und Diamanten sind die Baustoffe dieses künstlichen Himmels, in dem wir nach Herzenslust und ohne Verdauungssorgen essen und trinken können. Wenn wir das Paradies betreten, duftet unser Atem nach Moschus.

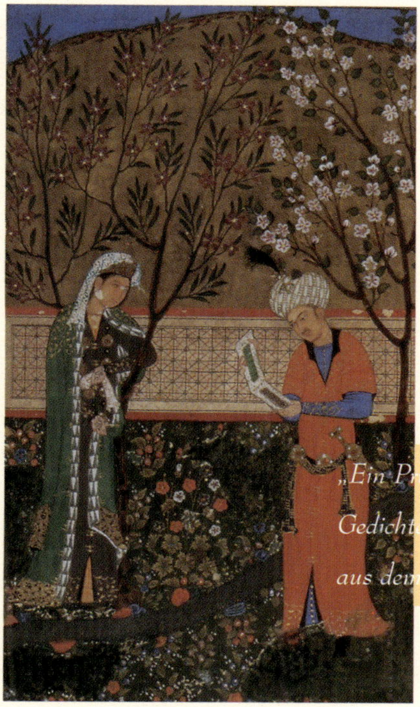

„Ein Prinz liest einer Prinzessin Gedichte vor." (Indische Miniatur aus dem 17. Jahrhundert)

Mit jedem Tag werden wir schöner, und unser Appetit nimmt zu, und vor allem ist auch unsere erotische Befriedigung größer und intensiver, als wir es uns jemals auf Erden vorstellen konnten. In der Wüste wird der Durst nie gelöscht, doch das nach Moschus duftende Wasser des Paradieses wird unseren Durst für alle Zeiten löschen.

Obwohl das weibliche Verlangen flüchtig erwähnt wird, ist dieses Paradies jedoch vollkommen auf die Befriedigung des männlichen Geschlechts ausgerichtet. Es ist bevölkert mit Sklavinnen, die die niedere Arbeit verrichten, und Huris, deren einziger Daseinszweck die Befriedigung des männlichen Verlangens ist. Sobald ein Mann das Paradies betritt, bekommt er siebzig Huris. Und wenn er die Fastenzeit Ramadan eingehalten hat, wird er mit einer besonderen, schwarzäugigen Huri belohnt, die in einem Zelt aus weißen Perlen lebt. Wir sollten uns nicht darüber wundern, daß es kein männliches Äquivalent dieser Huris für das weibliche Verlangen gibt. Huris haben den Namen ihres Ehemanns auf ihrer Brust stehen. Sie sind Lebewesen, die »so weiblich sind, wie man es sich nur vorstellen kann … von den

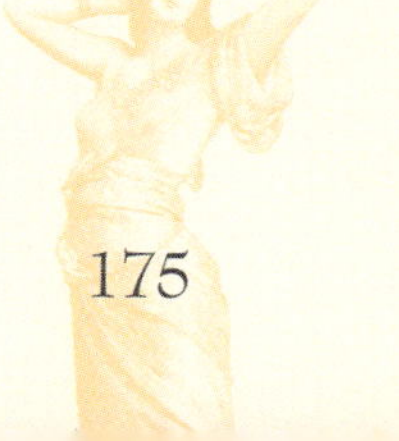

Zehen bis zu den Knien bestehen sie aus Safran, von den Knien bis zur Brust aus Moschus, von der Brust bis zum Nacken aus Ambra, vom Nacken bis zur Kopfspitze aus Kampfer.« Im Paradies wird die Potenz eines Mannes so gesteigert, daß »jeder Höhepunkt hinausgezögert wird und fünfundzwanzig Jahre dauert«. Man wundert sich kaum, daß Männer darauf erpicht sind, sich in heiligen Kriegen zu opfern, wenn ihnen eine sofortige Beförderung an diese außergewöhnliche Stätte erotischer Schwelgerei zugesichert wird.

Gepriesen sei Allah, der keinen
Bezaubernderen Anblick schuf als den zweier Liebender.
Trunken vor Sinnenlust
Liegen sie auf ihrem Bette,
Ihre Arme umschlungen,
Ihre Hände umklammert,
Ihre Herzen in Einklang schlagend.
(Tausendundeine Nacht)

Es ist aufschlußreich, die Haltungen verschiedener Glaubensrichtungen zur Erotik zu vergleichen. Im indischen Tantra ist es das Ziel der Sexualität, eine höhere Bewußtseinsebene und eine Verschmelzung mit dem Göttlichen zu erreichen. Eine Frau salbt ihren Körper mit verschiedenen Düften ein, um die verschiedenen Sinne zu wecken: Jasmin für die Hände, Patchouli für Wangen und Nacken, Narde für das Haar, Ambra für die Brustwarzen, Safran für die Füße, Sandelholz für die Innenseiten der Oberschenkel und Moschus für den Schambereich. Das Christentum hat bekanntlich nie viel von Sinnesfreude gehalten. Schon der Heilige Paulus warnte die Männer davor, sich mit einer Frau einzulassen. Für ihn ist das Zölibat das menschliche Ideal schlechthin, doch zum Glück hat nicht die ganze Menschheit seine Vorstellungen ernst genommen.

Das Judentum dagegen wettert ständig gegen sinnliche Genüsse. Im Buch der Sprichwörter werden die Männer vor einer Frau gewarnt, die ihr Bett mit Myrrhe, Aloe und Zimt parfümiert. Ihnen wird nahegelegt, Frauen zu meiden, die mit glitzerndem und klingendem Schmuck die Aufmerksamkeit auf sich ziehen wollen. Dennoch ent-

hält das Alte Testament etwas ganz Außergewöhnliches – das Hohelied, das die Schönheit des Menschen und die Freuden der Sexualität preist:

Verzaubert hast du mich, meine Schwester Braut,
Mit einer Perle deiner Halskette.
Wie schön ist deine Liebe;
Wieviel süßer ist deine Liebe als Wein!
Der Duft deiner Salben köstlicher als alle Balsamdüfte!
Von deinen Lippen, Braut, tropft Honig;
Milch und Honig ist unter deiner Zunge.
Der Duft deiner Kleider ist wie des Libanon Duft.
Ein verschlossener Garten ist meine Schwester Braut;
Ein verschlossener Garten, ein versiegelter Quell.
Ein Lustgarten sproßt aus dir,
Granatbäume mit köstlichen Früchten,
Hennadolden, Nardenblüten,
Narde, Krokus,
Gewürzrohr und Zimt, alle Weihrauchbäume, Myrrhe und Aloe,
allerbester Balsam. [...]
Leg mich wie ein Siegel auf dein Herz, wie ein Siegel an deinen Arm:
Stark wie der Tod ist die Liebe.

Das Lied der Lieder ist ein Rätsel. Wir finden es ausgerechnet in der Mitte eines Buches, das Predigten über moralische Rechtschaffenheit gewidmet ist. Sie werden begleitet von dem Grollen eines fordernden, rachsüchtigen Gottes, der sein Volk ermahnt, Krieg gegen seine Feinde zu führen. In diesem Zusammenhang ein seitenlanges, wunderschönes Liebeslied zu entdecken ist so, als sähe man einen phantastischen Schmetterling, der in einem Hornissennest lebt. Es wird immer ein Geheimnis bleiben, wie es dorthin gelangte.

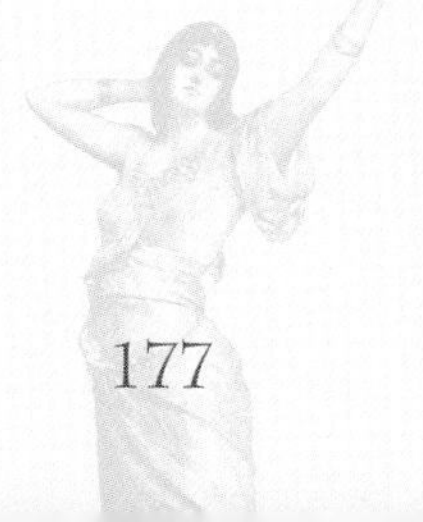

Persisches Neujahrsfest (Norouz)

Wenn Sie zufällig dreizehn Tage nach dem persischen Neujahrsfest in der Londoner Innenstadt sind, wird Sie der Anblick iranischer Familien erfreuen, die kleine Töpfe mit grünen Trieben durch den Hyde Park in Richtung Serpentine tragen. Dort werfen sie dann, als Abschluß ihrer Feierlichkeiten, die Töpfe in die Bäche, die sich durch die Mitte des Parks schlängeln.

Das persische Neujahrsfest fällt auf den 21. März, den ersten Frühlingstag, und steht im Zeichen aufwendiger Feierlichkeiten. Auf den Tisch wird ein *haft seen* gelegt, das aus mindestens sieben Gegenständen besteht, die mit dem Buchstaben »s« beginnen. In vorislamischen Zeiten wurde der Tisch mit einem *haft sheen* gedeckt (sieben Gegenstände, die mit »sh« anfangen). Dazu gehörten *shokafa* (Blüten), *shireeni* (Süßigkeiten), *sham* (Kerzen), *shekair* (Zucker) und *sheer* (Milch). Wein (*sharab*) zählte auch dazu, doch da die Muslime keinen Alkohol trinken dürfen, wurde das »sh« später durch »s« ersetzt: Der Wein wurde vom Tisch entfernt und durch Essig (*serke*) ersetzt.

Das heutige *haft seen* könnte sich zusammensetzen aus *seeb* (Apfel), *seer* (Knoblauch), *sombol* (Hyazinthen), *sekea* (Münzen), *somagh* (ein Trockengewürz), *senjet* (getrocknete Beeren) und *samanoo* (ein süßes Dessert, daß nur zum Neujahrsfest zubereitet wird). Weiterhin gehört ein Spiegel zum *haft seen,* der Licht verkörpern soll, ein Goldfisch für Gesundheit und Wohlstand und ein Topf *sabse* (grüne Triebe), der eine reiche Ernte symbolisieren soll. Abgerundet wird das *haft seen* durch eine Ausgabe des Korans, in deren Seiten druckfrische Banknoten für die Kinder gelegt werden.

Das *haft seen* bleibt dreizehn Tage lang auf dem Tisch. Dann werden die grünen Triebe hinausgebracht und in einen Fluß oder fließendes Wasser geworfen. An diesem Tag wird außerdem ein traditionelles Picknick veranstaltet. Eine iranische Freundin erzählte mir schmunzelnd, daß dann auch die meisten Einbrüche stattfinden, weil jeder draußen beim Picknick ist und seinen Topf mit den Trieben ins Wasser wirft.

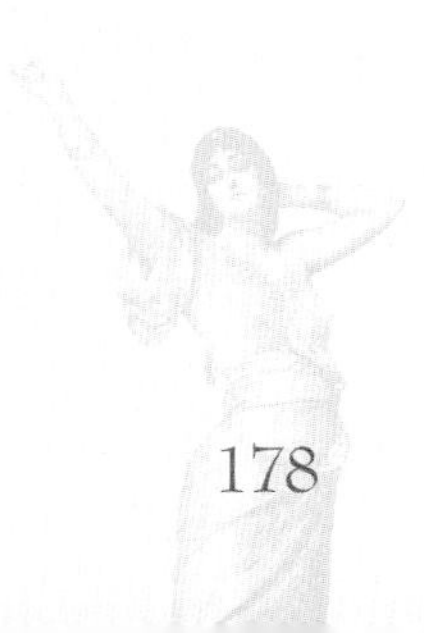

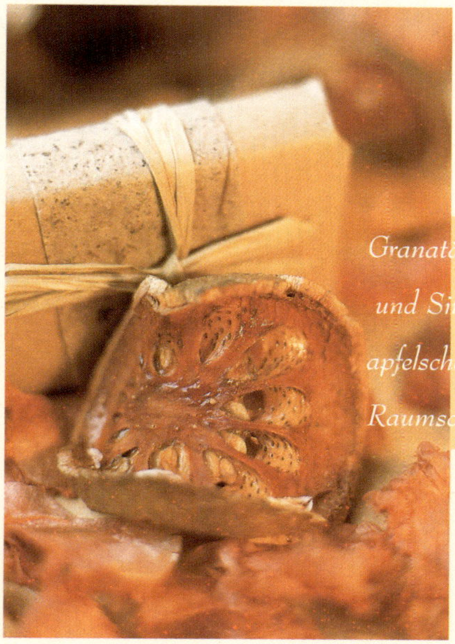

Granatäpfel symbolisieren Fruchtbarkeit und Sinnlichkeit. Getrocknete Granatapfelscheiben sind ein exotischer Raumschmuck.

HOCHZEITSBRÄUCHE

Ich bin Er, sagt der Mann zu der Frau vor dem Zeugen Feuer,
Du bist Sie.
Ich bin die Melodie,
Du bist der Text.
Ich bin der Himmel,
Du bist die Erde.
Laß uns nun eins sein.
Laß Kinder aus uns hervorgehen.
(Indisches Hochzeitsgelöbnis)

Vor vielen Jahren wurde ich zu einer Dorfhochzeit im Süden Marokkos eingeladen. Noch heute fühle und schmecke ich die Eindrücke: den vollen Duft des nachtblütigen Jasmins, der durch das offene Fenster hereinströmte; den scharfen Geruch nach Zitronenessenz, die auf meine Hände geträufelt wurde, als wir uns alle zum Essen setzten; den aromatischen Dampf, der aus dem *tagine* (Eintopf) emporstieg und stark nach Safran, Kreuzkümmel und Koriander roch. Und später

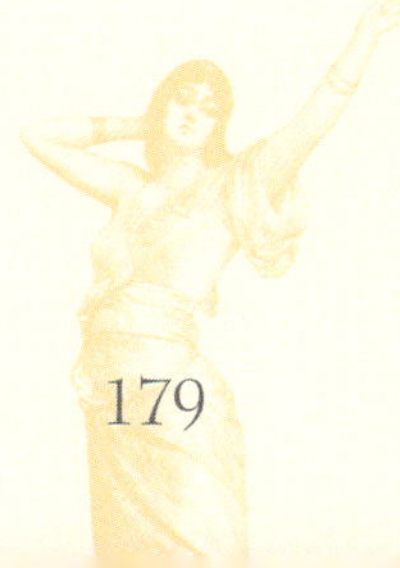

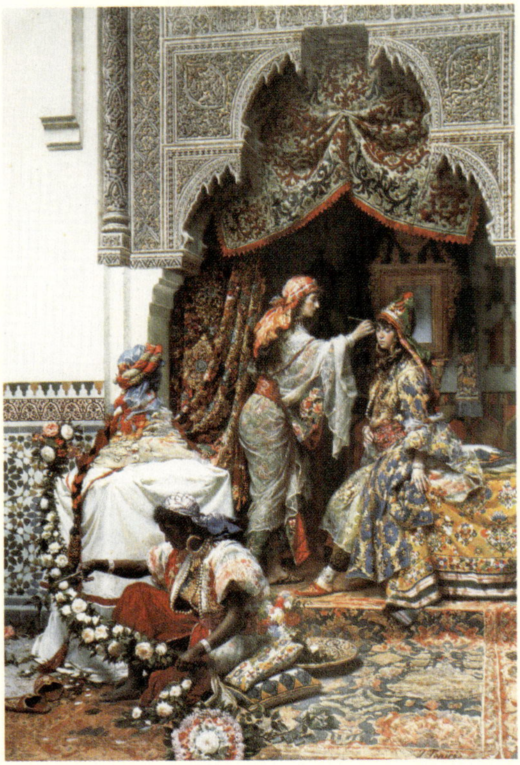

José Tapio y Baro (1830–1913), »Vorbereitung für die Hochzeit der Tochter des Sultans in Tanger«

dann die Tropfen warmen Honigs, die meinen Arm herunterliefen, als ich mir kleine Kuchen frisch aus dem Ofen holte.

Ich hatte den Bräutigam, einen jungen Mann, der auf dem Basar Schmuck verkaufte, am Tag zuvor kennengelernt. Nachdem wir zehn Minuten lang geplaudert hatten, lud er meinen Partner und mich zu seiner Hochzeit ein und bestand hartnäckig auf unserem Erscheinen. Wer von uns im Westen würde auch nur im Traum daran denken, wildfremde Leute zu seiner Hochzeit einzuladen? Wer von uns würde sie an seiner Tafel Platz nehmen lassen und ihnen von allem nur das Beste anbieten, noch bevor selbst die engsten Freunde und Verwandten etwas gegessen haben? In vielen Ländern wird dieses Szenario jedoch als absolut normal empfunden.

Einen Fremden beim Festmahl zu haben bringt Glück, so glaubt man. Es ist also etwas Magie dabei, und zugleich kommt man damit der Verpflichtung nach, sein Glück zu teilen.

In vielen Ländern Asiens und des Nahen Ostens gehört eine Straßenprozession zum Hochzeitsritual, die von Musik, Tanz und Gesang begleitet wird. Passanten werden oft in diese Festivitäten mit einbezogen oder beobachten sie vom Straßenrand aus.

Eine Explosion leuchtender Farben und wahre Blumenmeere gehören ebenfalls zu jedem Hochzeitsfest. In Indien überwiegen Rot und Orange in allen Schattierungen. Man wird dort nie eine Braut in Weiß sehen, der Farbe des Todes und der Trauer.

Auf den verschmutzten Straßen und im Smog Delhis hält man plötzlich inne beim Anblick von Blumenbergen, die in schillerndem Gold, Orange und Gelb auf dem Boden aufgehäuft sind. Männer sitzen im Schneidersitz um diese Hügel prächtiger, noch taubenetzter Blumen herum. Sie stellen Blütenketten her, von denen bei Hochzeitsfeiern ganze Körbe benötigt werden.

Eine indische Braut salbt ihren ganzen Körper mit leuchtendgelber Kurkumapaste, die ihre Haut seidenweich und um mehrere Nuancen heller macht. Ihre Haare werden mit »drei Früchten« gewaschen, über Räucherwerk getrocknet, dann eingeölt und in Schnecken geflochten, die ihr Gesicht umrahmen. Ihr Make-up ist komplizierter als gewöhnlich, goldene und silberne Pünktchen werden um die Augenpartie aufgetragen, und ein Goldschimmer wird über den ganzen Körper verteilt. Das Ehebett ist mit den feinsten Seidenstoffen bedeckt, jeder ein Klassiker seiner Art, und Kästchen mit den Schmuckstücken der Vorfahren werden geöffnet, damit die Braut ihre Auswahl treffen kann. Sie trägt diese Schmuckstücke in ihrer Hochzeitsnacht zum ersten und letzten Mal, und danach werden sie weggelegt und für ihre Kinder aufbewahrt.

Nicht nur in Indien, sondern auch in anderen Ländern können Hochzeitsfeierlichkeiten – je nach dem Wohlstand der Familie – mehrere Tage lang dauern, wobei für jeden Tag ein bestimmtes Ritual vorgesehen ist. Für die Braut ist der Tag in den Bädern der wichtigste, ein Tag der Reinigung, an dem sie sich allen möglichen Schönheitsbehandlungen unterzieht und Haar und Körper rituell mit Henna gefärbt und bemalt werden. Es ist das letzte einer Reihe von Reinigungs- und Schönheitsritualen, die der Hochzeitsnacht vorausgehen, ein fröhliches Ereignis für alle beteiligten Frauen. Das Auftragen von Henna ist immer ein willkommener Anlaß für ein Fest, da es mehrere Stunden dauert. Wenn die Familie es sich leisten kann, engagiert

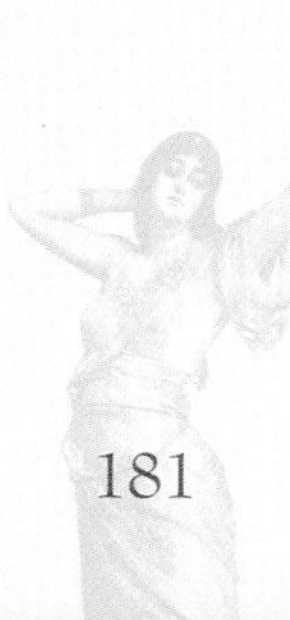

sie eine professionelle Hennazeichnerin, ansonsten übernehmen Freunde und Verwandte die Aufgabe. Eine geschickte Hennazeichnerin, die komplizierte Zeichnungen kreiert, ist sehr gefragt. Es ist ein guter Beruf für eine junge Frau, da sie sich in der Ausübung ihres Handwerks frei in der Öffentlichkeit bewegen kann. In strengen muslimischen Ländern, in denen Frauen nicht gerade ermutigt werden, eine öffentliche Rolle zu spielen, gehört das Hennazeichnen zu den respektabelsten Berufen, um Geld zu verdienen.

Tanz

Die Körper in engem Tanze sich wiegen
Wie das Wiegen des grünen Schilfs
Oder Gräser, die schwanken im Winde.
Blicke schießen aus den Augen
Braunen Pfeilen gleich, in Gold getaucht.
(»Zehn junge Mädchen auf einer Wiese«, Tausendundeine Nacht)

Eine iranische Freundin nahm mich kürzlich mit auf eine Frauenparty in London. Ihre Freundinnen waren in den Vierzigern und Fünfzigern und so elegant gekleidet wie für einen Gesellschaftsabend in der Stadt (eine von ihnen zog sich sogar nach einiger Zeit nochmals um, als sie uns mit einem besonderen Tanz unterhalten wollte). Sie hatten die Männer weggeschickt, damit sie ihre Haare herunterlassen konnten, ohne mißbilligende Blicke zu ernten.
»Wenn sie anfangen, *ruhozy* zu tanzen«, sagte meine Freundin, »hat bestimmt ein Mann etwas dagegen – besonders wenn es sich um seine Frau handelt und auch andere Männer dabei sind. Also müssen wir zuerst die Männer loswerden!«
Der persische *ruhozy* ist ein derb-komischer Tanz, der viel Spaß macht. Die Frauen auf dem Fest hatten jahrelang im Exil gelebt und ein Jet-set-Leben in den Hauptstädten der ganzen Welt geführt. Doch wenn sie sich einmal richtig amüsieren wollten, schleuderten sie ihre Schuhe von sich und vergnügten sich auf traditionelle Weise: Eine nach der anderen stand auf und tanzte, während die anderen mit den

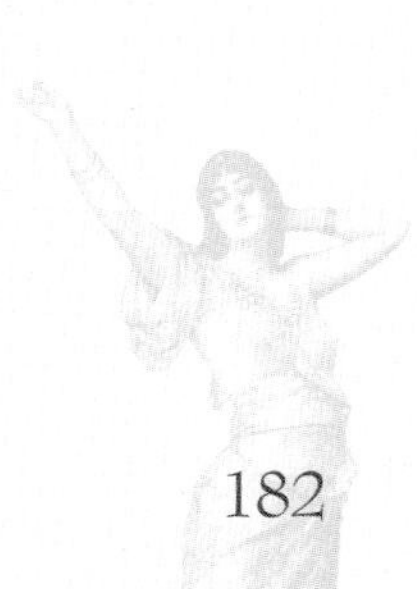

Händen klatschten oder zur Musik sangen. In den frühen Morgenstunden waren sie immer noch voll in Form, und nur einmal fiel ein Schatten auf ihre fröhliche Runde, als sie alte persische Musik hörten und zu träumen anfingen – Musik, die sie an all das erinnerte, was sie verloren hatten, als sie ihr Heimatland verließen.

In vielen Kulturen, von den frühesten Zeiten bis zum heutigen Tag, gelten Tänzerinnen als Glücksbringer, besonders bei Hochzeiten. Ohne ihren Auftritt fehlt bei einer Feier etwas, obwohl die Berufstänzerin in der arabisch-islamischen Welt aus vielerlei Gründen einen etwas problematischen Status besitzt. Das Tanzen im privaten Kreis ist jedoch eine völlig andere Sache. Kleine Mädchen lernen bereits,

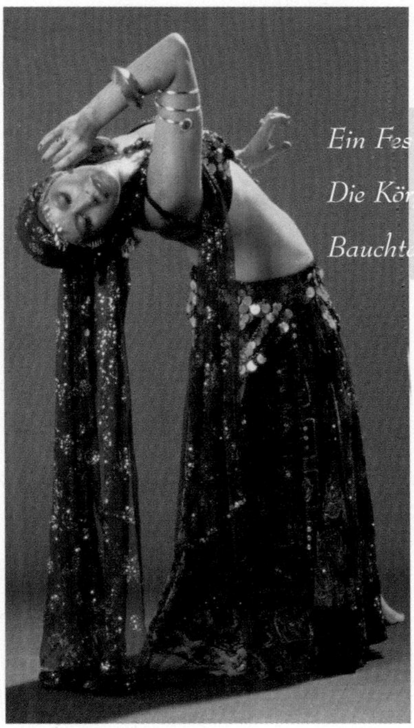

Ein Fest ohne Tanz ist kein Fest. Die Körperempfinden wird durch den Bauchtanz geschult und geformt.

ihre Mutter auf zwanglosen Festen nachzuahmen und zu tanzen, indem sie die Hüften und Arme auf eine feine, lyrische und spielerische Weise bewegen. In Ägypten ist das private Tanzen unter Frauen immer noch eine Möglichkeit für ein junges Mädchen, ihre Reize vor einer zukünftigen Schwiegermutter auszubreiten!

Die amüsantesten Feiern sind oft die inoffiziellen, bei denen sich Menschen spontan zusammenfinden und Tanz und Musik aus der

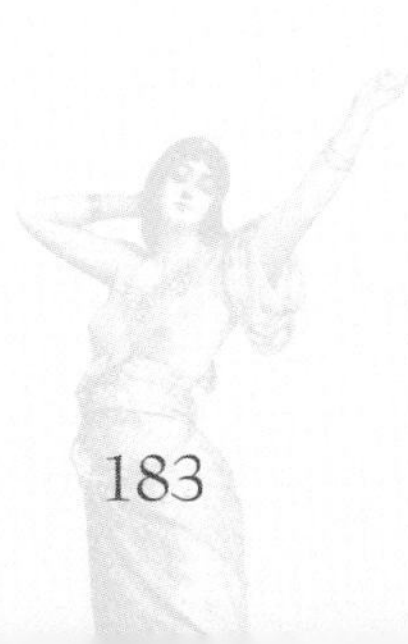

Laune des Augenblicks heraus entspringen. Die tunesische Künstlerin Leyla Haddad beschrieb improvisierte Familienfeiern daheim in Djerba: »Mein Onkel spielt wunderbar *oud* (Laute). Es ist zwar nicht sein Beruf, aber er spielt schon seit vielen Jahren. Abends holt er manchmal, wenn ihm danach ist, aus heiterem Himmel seine *oud* hervor. Er kann stundenlang spielen. Die Nachbarn kommen vorbei, jeder bringt noch einen anderen mit, und so werden aus fünf Leuten fünfundzwanzig! Wer singen kann, der singt, und dann stehen die Leute auf und fangen an zu tanzen. Und schon, aus dem Nichts heraus, haben wir ein Fest! Weil ganz plötzlich die entsprechende Stimmung da ist, die Leute da sind und ein Lied zum anderen führt. Und es wird ein zauberhafter Abend!«

In den letzten Jahren sind auch westliche Frauen dem Bann des arabischen Tanzes verfallen, der immer mehr Anhängerinnen gewinnt. »Als ich zum ersten Mal eine ägyptische Tänzerin sah, fiel mir die Kinnlade herunter«, sagte mir eine Schülerin. »Ich bemerkte, daß ich mit offenem Mund dasaß! Damals dachte ich nur, oh, ich möchte meinen Körper auch so bewegen können! Es war einfach wunderschön!« Auch ich habe mich persönlich angesprochen gefühlt, als ich das erste Mal arabische Tänze sah. Und in vielen Jahren des Unterrichtens habe ich Tausende von Frauen gesehen, die sich von ihm ähnlich inspiriert fühlten.

Beim Tanz geht es immer um sinnliche Ausdruckskraft. Es geht um Energie und Vitalität, und das Tanzen gehört zu den befreiendsten Aktivitäten, die wir kennen. Es gibt keine bessere Möglichkeit, Dampf abzulassen, in Gesellschaft zu sein und sich selbst auszudrücken. Wenn wir die Tanzfläche betreten, lassen wir all unsere Sorgen hinter uns. Wenn wir uns abgespannt fühlen, füllt der Tanz unsere Batterien wieder auf; und wenn wir gesundheitlich angeschlagen sind, geht es uns am Ende eines Tanzabends höchstwahrscheinlich wieder besser.

Tanzen setzt eine chemische Substanz im Körper frei, die das Wohlbefinden steigert, und wenn dies über mehrere Stunden andauert (wie beim tranceartigen Tanzen), kann es zu einem Zustand der Ekstase führen, auch ohne daß man Alkohol oder andere Drogen konsumiert. Doch besucht natürlich kein Mensch einen Tanzkurs, weil er denkt,

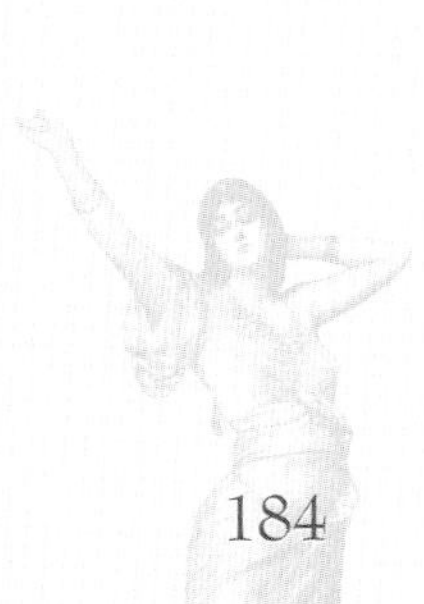

daß es ihm guttut – obwohl dieser Grund eigentlich ausreichen dürfte.

In unserem zunehmend bewegungsärmeren Leben gibt es kein natürliches Umfeld mehr für eine ausdrucksstarke und schöpferische körperliche Betätigung. Eine befreundete Ärztin gestand: »Neulich saß eine Gruppe von uns zusammen und unterhielt sich, und wir kamen alle zu dem Schluß, daß das, was in unserem Leben fehlte, das Tanzen war.«

Viele Menschen gehen heute in Tanzkurse, weil sie erkennen, wie unbewußt auch immer, daß sie über körperliche Energien verfügen, die sich entladen müssen. Multikulturelle Tanzformen, wie Flamenco, Tango, afrikanischer und arabischer Tanz, haben in den letzten Jahren eine riesige Anhängerschaft gewonnen. Der Grund dafür liegt meines Erachtens zum Teil darin, daß all diesen Formen eine herausfordernde und leidenschaftliche Sinnlichkeit gemein ist. Unterschiedliche Tanzformen bieten auch Unterschiedliches an, und jeder von uns findet die Form, die seinen ureigensten Bedürfnissen entspricht.

Im Gegensatz zum westlichen Tanz, der, ganz allgemein gesprochen, viel Raum einnimmt und auf der Bewegung der Gliedmaßen basiert, liegt der Schwerpunkt beim arabischen und afrikanischen Tanz auf der Gelenkigkeit des Rumpfes. Die Energie in diesem wenig benutzten Körperteil wird wieder zum Leben erweckt und mit dem Rest des Körpers vereinigt, so daß sie fließt, ohne behindert oder blockiert zu werden. Beide Tanzformen haben tiefe Wurzeln und basieren auf einer Bewegungsfülle des Beckens, dem Sitz nicht nur intensiver Wahrnehmung, sondern auch unserer tiefsten Tabus. Die Bewegungen in diesem Teil des Körpers zu erforschen kann überaus befreiend sein. Beim arabischen Tanz liegt der besondere Reiz in den wogenden, geschmeidigen Hüft- und Körperbewegungen.

Einen neuen Tanz zu lernen – besonders aus einer fremden Kultur – erfordert viel Mühe und Schweiß. Man lernt, die Muskeln zu kontrollieren, und entwickelt einen Sinn für Musik (möglicherweise eine völlig fremde Art von Musik). Wir werden dabei in eine andere Kultur eingeführt, sogar in einen anderen Lebensstil. Welchen Tanz wir auch lernen, wir sind gezwungen, uns genau anzuschauen, welches Selbst-

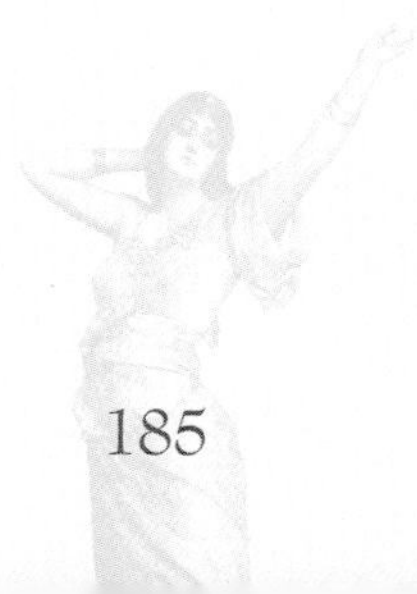

bild wir von uns haben und wie wir nach außen hin erscheinen. Tanz ist ein feiner Gradmesser unseres Selbstwertgefühls. Wenn wir tanzen, offenbaren wir durch unsere Haltung und die Leichtigkeit oder Gehemmtheit unserer Bewegungen weitaus mehr von uns, als wir meinen.

»Manchmal gehe ich direkt nach der Arbeit in meinen ägyptischen Tanzkurs, obwohl ich richtig müde bin. Aber danach bin ich wieder fit!« erzählte mir eine Frau. »Es liegt zum Teil an der Atmosphäre in einer reinen Frauengruppe und daran, daß es kein Konkurrenztanz ist, sondern ein Tanz, der gegenseitig Halt gibt. Er knüpft ein Band zwischen den Frauen in der Gruppe. Ich habe viel mehr davon als von Turnübungen oder anderen Tänzen.« Eine andere Frau sagte: »Tanzen gibt mir ein Gefühl großer Stärke und macht Freude. Es erhält mich am Leben. Ich nehme an, es läßt einen Teil von mir, der sonst nicht gezeigt wird, nach außen dringen. Man fühlt seine Ursprünglichkeit, seine Sinnlichkeit.«

Ich habe viele Frauen aufblühen sehen, während sie den arabischen Tanz lernten, gesehen, wie sie mit neuem Stolz auftraten und wie selbst schrecklich schüchterne Frauen das Selbstvertrauen entwickelten, aufzustehen und spontan vor der Gruppe etwas vorzuführen.

Manche Frauen erzählten mir, daß sie sich durch den Tanz selbst geheilt haben, als weder Arzt noch Medikamente halfen. Eine Frau Ende Vierzig, die wegen Bandscheibenvorfall operiert worden war, fühlte sich nach der Entlassung eher schlechter als besser: »Mein Arzt sagte mir, daß keine Besserung zu erwarten sei. Aber ich habe ihm das Gegenteil bewiesen. Das Tanzen war für mich ein Anreiz, wieder gesund zu werden. Es spielte eine große Rolle bei meiner Genesung.«

In der westlichen Kultur ist die Auffassung tief verwurzelt, daß die Selbstdarstellung auf der Tanzfläche nur der Jugend vorbehalten sei. Eine Frau, die meine Sommerkurse besucht und in den Siebzigern sein muß, habe ich besonders ins Herz geschlossen. Sie ist eine zerbrechlich wirkende Dame mit weißem Haar und einer straffen Dauerwelle. Doch hinter ihrer scheinbaren Zartheit verbirgt sich ein starker Wille. Bisher ist es niemandem gelungen, ihr Alter herauszufinden. Als sie das erste Mal danach gefragt wurde, antwortete sie mit zittriger Stimme: »Alt genug für den Führerschein.« Später, nach

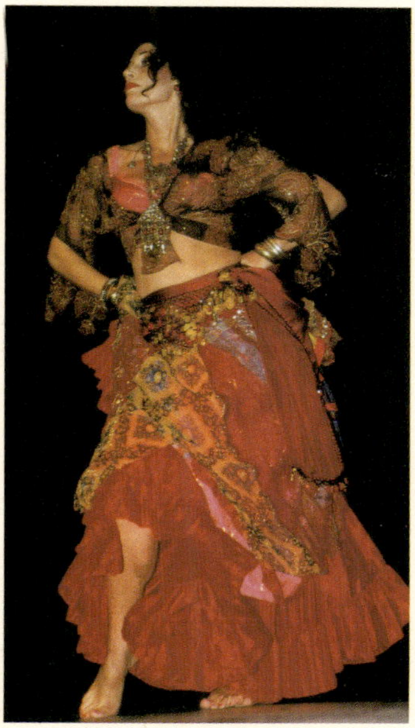

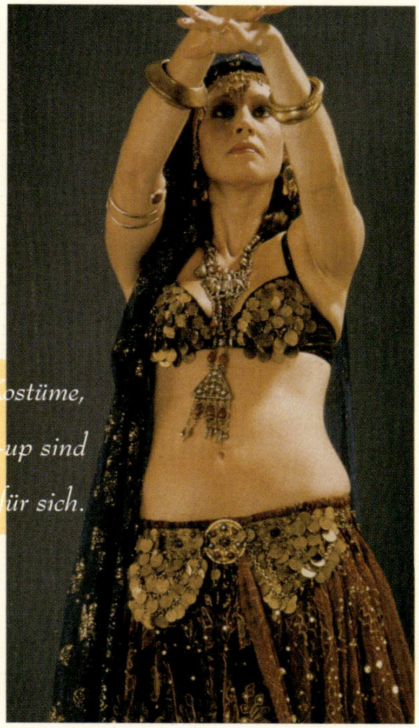

Die Gesten des Bauchtanz, die Kostüme, die Musik, Haare und Make-up sind eine Sprache für sich.

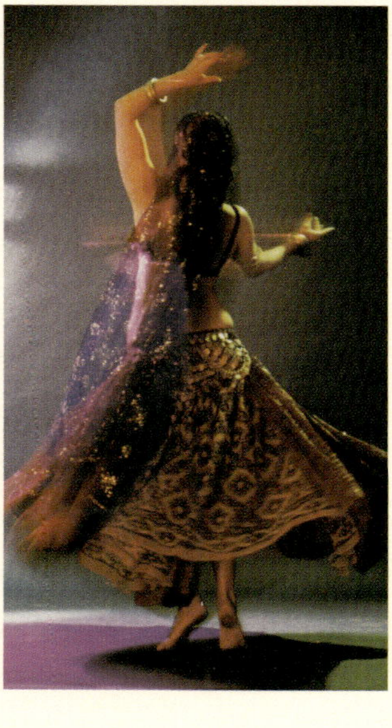

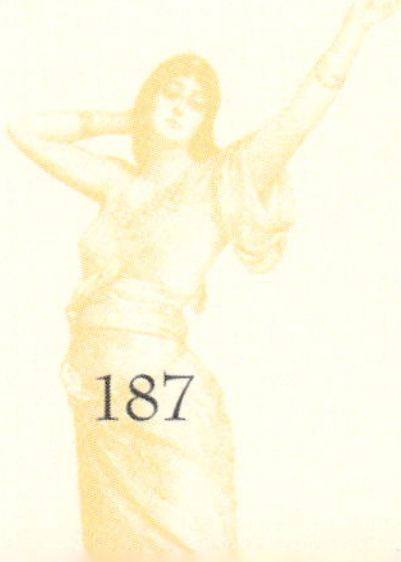

dem Abendessen und einigen Gläsern Wein, stellte jemand anders eine ähnliche Frage, und sie antwortete trocken: »Alt genug, um auf der Hut zu sein.« Doch auf der Abschiedsparty überraschte sie uns alle. Sie kam in einem hauchdünnen schwarzen Überkleid herein, das mit einem kräftigen Rot eingefaßt war, und einer roten Schärpe um die Hüften. Mit einem stillen Lächeln auf dem Gesicht und völlig in ihren Tanz versunken bewegte sie sich über die Tanzfläche. In dem tosenden Schlußapplaus sah man überall strahlende Gesichter und erstaunte Mienen.

Schließlich bietet der arabische Tanz gerade auch üppigeren Frauen eine Möglichkeit, sich mit ihrer unzeitgemäßen Figur zu versöhnen: sie entdecken einen Tanz, der sie nicht ausschließt, sondern ihnen im Gegenteil Sicherheit und Wohlgefühl vermittelt.

Eine Ästhetik, die Jugend und Schlankheit als einzige Schönheitskriterien gelten läßt, erscheint fragwürdig. Es ist jedoch nicht leicht, gegen eine Mode anzugehen, in deren Durchsetzung soviel Zeit und Geld investiert wurde. Die Schönheitsindustrie hat kein Interesse an Toleranz, ebensowenig wie die Modewelt ein Interesse daran hat, die menschliche Vielfalt zu akzeptieren. Schließlich ist es ein gutes Geschäft, Frauen davon zu überzeugen, daß sie Übergewicht haben, daß ein paar Falten sie unansehnlich machen oder ihre Körper nicht fit genug oder überhaupt falsch gebaut sind. Am schlimmsten ist es jedoch, wenn sie als zu alt abgestempelt werden, um sich zu amüsieren, ohne lächerlich zu wirken. Auch schwangere Frauen schämen sich oft für ihre Figur oder haben das Gefühl, abstoßend auszusehen, und nur wenige wagen es, eine Tanzfläche zu betreten.

Nur Banu ist eine italienisch-ägyptische Berufstänzerin, die ihre eigene kleine Firma gegründet hat. Sie hatte jung zwei Kinder bekommen und wollte es dabei belassen. Doch mit über Dreißig entdeckte sie, daß sie wieder schwanger war: »Ich hatte eine Show arrangiert. Ich konnte sie nicht mehr absagen. Zu der Zeit, als wir auf Tournee gehen mußten, würde ich im achten Monat sein. Was sollte ich nun machen? Ich legte mich hin und starrte ein paar Tage lang die Decke an. Dann dachte ich, okay, ich mach's. Natürlich war es schwierig. Ich gab mir nur einen kleineren Part in der Show, mußte aber den Solotanz machen, denn sonst war niemand da. Ich weiß noch, daß ich ein wunderschönes Kostüm anhatte, ein langes Kleid. Es war hart. Ich mußte meine ganze Energie aufbringen. Aber die Resonanz bei den Frauen im Publikum war einfach unglaublich! So viele Frauen kamen nach der Show hinter die Bühne und hatten Tränen in den Augen. Sie sagten: ›Wir dachten immer, wir seien häßlich, als wir schwanger waren. Wir haben immer gedacht, wir müßten uns vor der Welt verstecken. Jetzt wissen wir, daß wir wunderschön aussehen können!‹«

»Sobald wir aus dem Mutterleib kommen, tanzen wir«, lacht die tunesische Künstlerin Leyla Haddad. »Es gehört zum täglichen Leben. In meinem Land ermutigt dich jeder dazu, sobald du laufen kannst, sobald du anfängst, Musik zu hören. Diese ›Sie tanzt gut, sie tanzt nicht gut‹-Haltung gibt es gar nicht. Man urteilt nicht über die Menschen. Jeder möchte, daß du tanzt, und sie verstehen nicht, wenn ein Mensch es nicht tut. Weil jeder im Herzen ein Tänzer ist.«

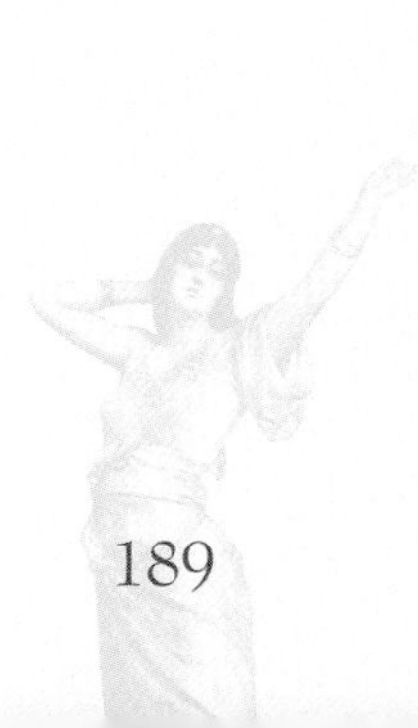

REGISTER

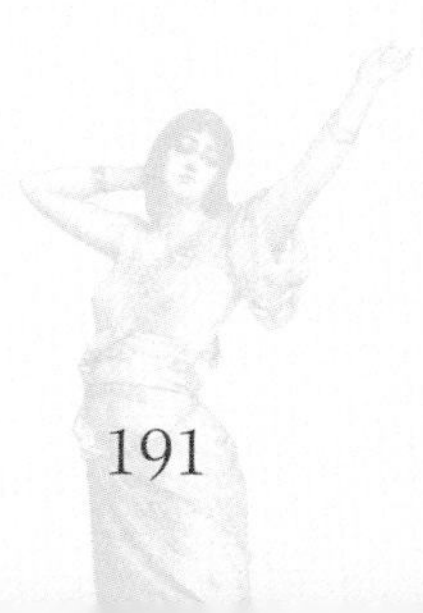

Bildnachweis:
Archiv für Kunst und Geschichte, Berlin: S. 18, 22, 53, 86/87, 175, 180
Bildarchiv Preussicher Kulturbesitz, Berlin: S. 44, 160/161
Christine Paxmann: S. 3, 6, 7, 9, 26, 30, 34, 35, 36/37, 41, 50, 57, 58, 59, 60, 64, 67, 69, 70, 75, 78, 80, 90, 92, 95, 96, 103, 106/107, 115, 120, 126, 129, 131, 134/135, 143, 151, 152, 155, 163, 167, 173, 179
Saqi Books: S. 109
Rolf Seiffe / Food Centrale, Hamburg:
S. 14/15, 21, 39, 47, 48, 62/63, 101, 119, 128, 168
Pepe Botella / Jahreszeiten Verlag: S. 111,
Christian Dahl / Jahreszeiten Verlag: S. 116. 139, 147
Götz Schwan / Jahreszeiten Verlag: S. 137
Birgit Klemt / Jahreszeiten Verlag: S. 144 und Cover
Monika Kaiblinger: S. 183, 187